医療現場のヒューマンエラー対策ブック

河野龍太郎
株式会社安全推進研究所 所長

人間の行動モデルをベースとした
ヒューマンエラー対策シート

$$B=f(P,E)$$

日本能率協会マネジメントセンター

はじめに

平成27年10月、長期にわたるたくさんの議論を経て、医療事故調査制度が始まりました。これは医療に起因する予期しない死亡事例を科学的に調査して、「二度と同じことを繰り返さない」ために具体的対策をとるという制度です。

現実を見ると医療事故は非常に多く発生しています。これらの医療事故を調べてみると、ヒューマンエラーが関係していたものがかなり多いことがわかります。しかも「あのとき、ちょっと注意をしていれば防ぐことができた」と考えられるものも多いため、エラーが関係した事故は、「原因は不注意にある」と考えている医療関係者が多いように見えます。とくに、この傾向は責任感の強い医療関係者に多いようです。

「事故の原因は不注意にある」と考えてしまうと、対策は「注意せよ」という人間の意識に対する対策しか出てきません。しかし、事故は不注意だけで発生するのではありません。また、原因とされた不注意も、その背後にある要因をさらに探っていくと、「不適切な注意の配分の結果」であることがわかります。すなわち、注意には「方向性がある」「選択的である」「容量に限界がある」などの特性があり、必要なところにではなく、他のところに注意が奪われてしまい、結果として「そこに注意が払われなかった」ということになるのです。このことから「ヒューマンエラーは結果であり、原因ではない」という理解が重要です。

たとえば、ある死亡事例が不注意によって起きたと考えられたとします。しかし、何が、どのように、なぜ、起こったのかを詳しく調べていくと、不適切な注意配分にあったことがわかり、その特性から「注意が他のものに奪われたため」であり、この部分を解明しないと、有効な対策をとることは困難です。そのためにはまず、ヒューマンエラーの発生メカニズムを理解することが重要で、このメカニズムの理解により合理的で有効な対策を考えることができるのです。

ただし、医療の現状を直視するとリソース（人、モノ、金など）が限られていますので、エラーを激的に低減するような対策は非常に限られています。そこですべてのエラーを防止することはできませんが、エラーに対する理解を深めることで、これまで以上にエラーの発生と拡大を抑えることはできるのです。

本書では、このエラーメカニズムを理解し、そのメカニズムを考慮したエラー対策を紹介します。

巻頭インタビュー

スタートは、人間の行動メカニズムを知ることから!

河野龍太郎

自治医科大学 名誉教授
（株）安全推進研究所 代表取締役所長

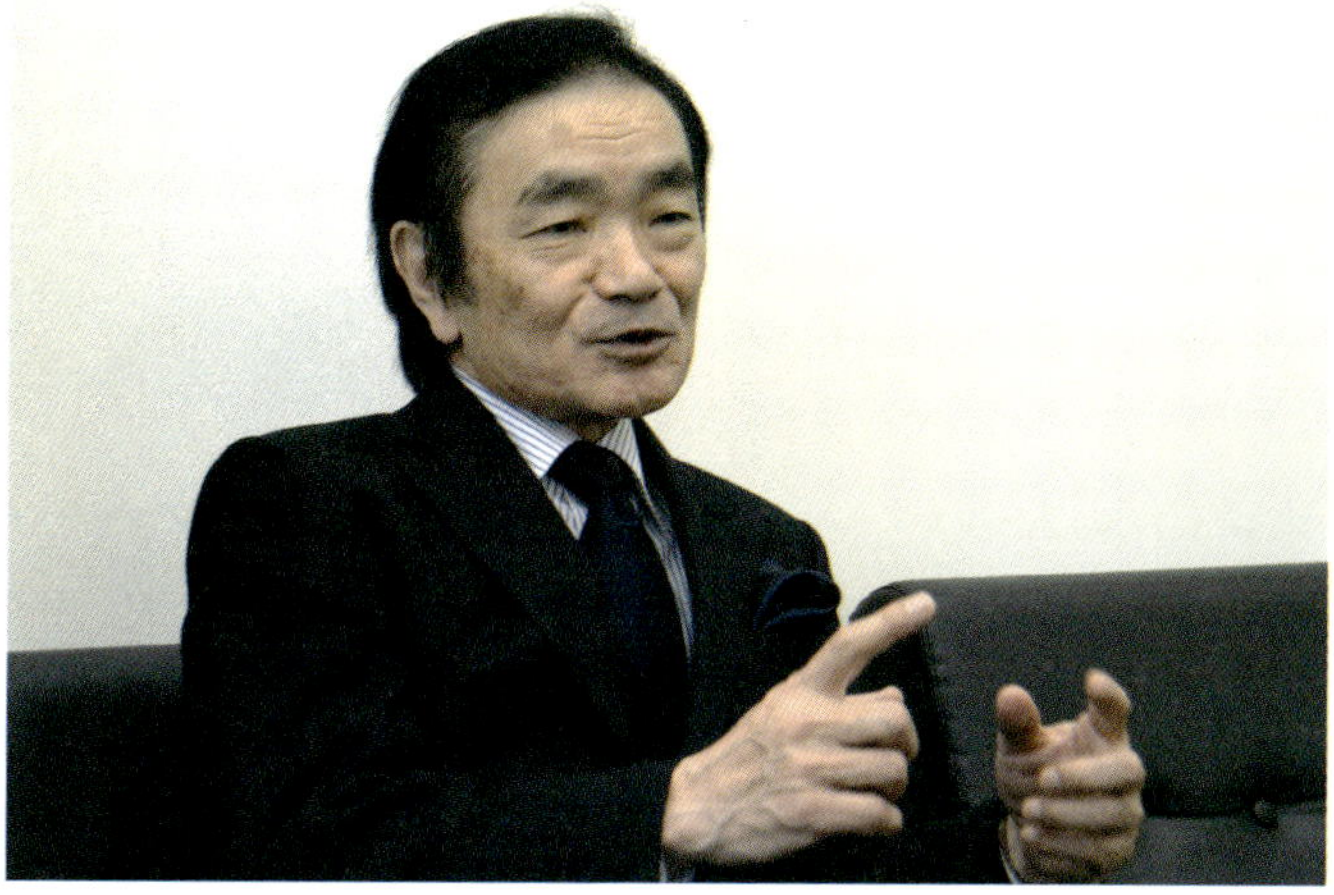

河野龍太郎（かわの・りゅうたろう）：株式会社安全推進研究所 代表取締役所長、学校法人東京女子医科大学 理事長特別補佐（医療安全・危機管理担当）。防衛大学校（航空要員、電気工学）を卒業し、航空局東京航空交通管制部で 12 年間、航空管制官として勤務。その業務中に航空機を衝突コースに誘導するというエラーを経験し、エラー防止を目的に心理学を専攻。その後、東京電力（株）技術開発本部で原子力発電プラントのヒューマンファクターを研究。偶然、ある医療事故の関係者と出会い、医療が安全に関して極めて問題の多いことを認識。その後、医療安全の問題に本格的に取り組むため、2007 年に自治医科大学医学部メディカルシミュレーションセンターに勤務（センター長、医療安全学教授）。2018 年 3 月に退職し 4 月から現職。一貫して航空、原子力、医療、交通、製造システムなどのリスク管理および事故におけるヒューマンファクターの問題を研究し続けている。ヒューマンファクター工学をベースにした体系的なヒューマンエラー事象分析手法や対策立案の方法を提案している。日本心理学会、日本人間工学会、医療の質・安全学会などの会員。日本人間工学認定人間工学専門家、博士（心理学）、自治医科大学名誉教授。

「発生防止」と「拡大防止」のリスク管理

――医療現場のヒューマンエラーによる事故が頻繁に起こっています。なくすためには何をすればいいのでしょう。

河野　まず、理解していただきたいことは、ヒューマンエラーはゼロにはならないということです。安全などどこにも存在しません。あるのはリスクだけなのです。私たちは非常に低いリスクのことを勝手に安全と言っているだけなのですね。エラーの発生確率を極限まで低減することはできても、ヒューマンエラー自体をゼロにすることはできないのです。

――エラー防止のためにヒヤリハット情報の収集などは、広く現場に普及していますね。

河野　リスクを低減するためには、「起こったものを分析して対策をとる」と「起こる前に対策をとる」の2つのアプローチがあります。その意味でヒヤリハット情報の収集と分析は「起こる前」のアプローチだと言えます。確かにリスクは低減するし、アプローチ自体は間違っていません。ヒヤリハット事象

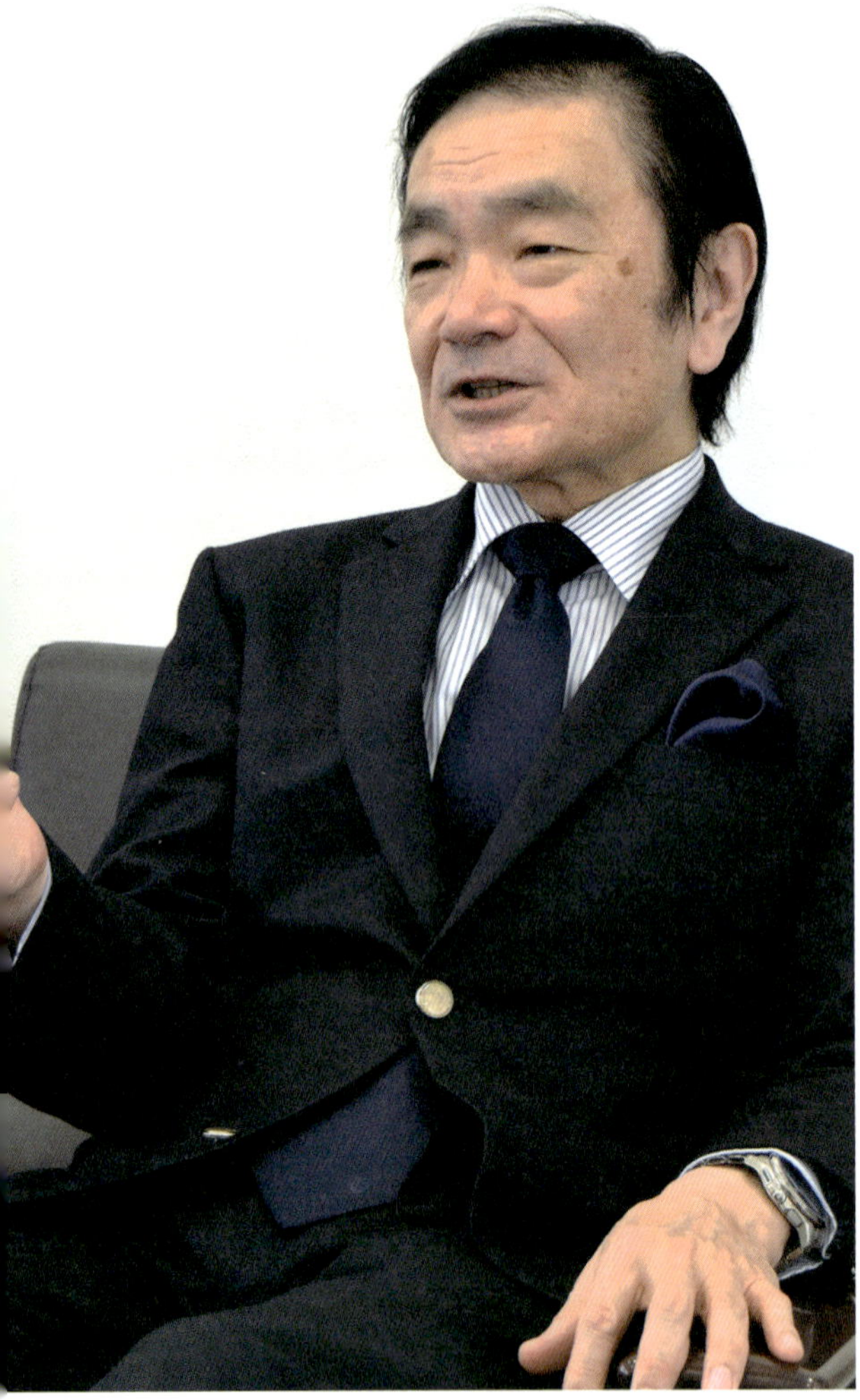

が正しく分析された場合には有効な対策が期待できます。しかし、エラーとなった行動やその背後の要因全体が分析されていない場合には、対策は限られたものになってしまうでしょう。ヒヤリハット事象の分析は絶対にやるべきですが、単にやるだけでは有効な対策の立案と実行には限界のあることを知っておいてください。

――では、減らすためには、何を知って何をすべきでしょう。

河野　まず最初に行うべきは、ヒューマンエラーがなぜ起こるのかという発生のメカニズムの基本的考え方を理解し、具体的にどのように起こったのかを明らかにすることです。従来、エラーの原因は「不注意だった」「ボンヤリしていた」といった個人の状態を問題視し追求してきました。しかしそうなると、最終的な対策は「注意しよう」といったシュプレヒコール（スローガンの唱和）で終わってしまうのです。そうではなくて「人は環境や体調などの特性によって結果的にウッカリしたり、間違った判断をするものだ」という理解のもと、なぜその行動を取ったのかについて考えるべきなのです。

――提唱されるヒューマンファクター工学的アプローチとは、発生メカニズムを明確化するということですか？

河野　ヒューマンファクター工学的アプローチとは理論に基づいて理に適った具体的な対策を実行するという一連の考え方です。まず、人はその能力を越えることができません。仕事で能力以上のことを要求されても、それ自体がムリな話です。この部分をきちんと管理することです。さらに、エラーを減らしたければ、まず、起こりにくい環境をつくることが大切です。次に、人がエラーを誘発するような環境に置かれても、それに負けないようにすることです。ヒューマンファクター工学的アプローチは万能ではないけれども、それを管理する強力な手段であることは事実です。

――なくすことはできなくても、管理することはできる？

河野　ここでいう管理とはリスクの管理、可能な限りリスクを減らすという意味です。ヒューマンエラーをトリガー（引き金）として事故が発生するのであれば、「エラーそのものをなくす」「エラーが起きても拡大させない」という2段階があることに注目しなければならない。これはヒューマンエラーだけでなく、システムセーフティの基本的な考え方です。この発生防止と拡大防止に対して工学的アプローチを応用すると有効だということです。

モデルとは、複雑なものを簡単に理解するための道具

――ヒューマンエラーの定義・モデルについて説明してください。

河野　私は、ヒューマンエラーを「もともと人間が生まれながらに持っている諸特性と人間を取り巻く広義の環境が相互に作用した結果決定された行動のうち、ある期待された範囲から逸脱したもの」と強調して説明しています。ヒューマンエラーついては、実に多くの人が定義していますが、それを要約すると3つに整理できます。「ある行動があり、その行動が期待するところから外れてしまったのがヒューマンエラーであり、それは偶然そうなったものを除く」、簡単に言うとこうなります。次の3つのモデルが理解を助けます。

- レビンの行動モデル（人の行動を決めるのは、人の要因と環境の要因があり、2つに分けて考える）
- コフカの行動モデル（環境には、物理的空間と心理的空間の2つがあり、人間の行動は常に心理的空間に基づいて決定される）
- 天秤モデル（当事者にとってもっとも都合のよいと考えられる行動を選択する）

詳しくは、20ページをご覧ください。

行動を理解しようとする場合、これらのどのモデルを使うのかではなくて、それぞれをリンクして考えることが重要です。

――その中で、環境を狭義と広義の2つに分類されていますね。

河野　狭い意味とは、文字どおり目の前にある環境のことです。また広義の意味では、その背景にある環境のことです。判断や行動は、たとえばその病院の組織文化や風土に左右されます。これらはすべて、背景にある広義の環境です。また、院内に教育制度があり正しい教育を受けているか、あるいは、そのときの人員配置などにも判断や行動は影響されます。私たちは目の前の物理的環境だけで考えがちですが、このように背景にある環境も、深くヒューマンエラーに関係してきます。近年、ようやくその理解が広がってきて、背後要因として抽出されたことに対して対策が立てられるようになり、徐々に効果も出てきたように感じています。

――モデルについて、もう少しご説明ください。

河野　先ほど、ある行動があり、その行動が期待された範囲から外れた、それこそがヒューマンエラーだと説明しました。つまり、ヒューマンエラーは行動した結果であり、エラーを理解するためには、行動のメカニズムを理解することが大前提となるのです。

そうはいっても、人間の行動は複雑で、そのままでは理解できません。その複雑な行動を極力シンプルにとらえる、それがモデルという考え方です。モデルとは「複雑なものを簡単に理解するための道具」であり「目的に応じて考えやすいように、不要なものを切り捨て、必要なものに範囲を絞って考え、目的を達成しようとするものの見方・考え方」と考えてください。実は、人は、このモデルを無意識に使い分けているのです。

――少し難しいです。

河野　たとえば、貧血のときには横に寝かせて、足を高くしたりしますね。これは足を巡っていた血液を心臓側に戻し、頭に血液を送ることを目的としています。このとき、そ

の人は足から心臓へという血液の循環モデルを利用し、モノは高いところから低いところに流れるという重力モデルを利用しているのです。こうすればこうなるだろうと、人は無意識にモデルを選んで頭の中で操作しているのです。専門的で難しいことは場合によっては必要ないので、人は常に考えやすいようにモデルを選びながら行動しています。行動のモデルを理解し、結果的にエラーとなってしまった具体的な判断と行動を理解することが、ヒューマンエラー対策に直結する、そう考えています。

すべては B＝f(P、E)の理解から

――次に、強調されているB＝f（P、E）について説明してください。

河野 定義で説明したとおり、ヒューマンエラーとは行動で考えなければなりません。行動が、ある期待された範囲から外れてしまったものがエラーだからです。まず、ある行動があり、それが評価されてエラーと呼ばれるのです。したがって、期待される範囲が異なれば、同じ行動がエラーと評価されない場合もあるのです。ということは、エラーであるか、エラーでないかの前に、まず、行動を理解することが先なのです。この理解のためにモデルを使うとわかりやすいのです。この式は、行動を理解するときは「人間側の要因」と「環境側の要因」の2つに分けるとわかりやすい、ということを簡潔な数式で表現していると考えるといいと思います。数式に惑わされず、意味を理解してください。

Bはその行動、そしてPは人の要因、Eは環境の要因を示しています。fは関数という意味で、ここでは「〝関係する〟」ということを示している記号」という程度に思ってもらってかまいません。つまりこの式は「人間の行動は、人の要因と環境の要因の関係によって決められる」という意味です。

「人の行動を理解するには、P（人の要因）とE（環境の要因）に分けるとわかりやすくなる」、これがレビンの行動のモデルです。たとえば、Pには、長時間労働による疲労、加齢による能力低下などの要因があります。また、正しい知識や技術を保持しているかどうかなども含まれています。これらの人の状態によって、行動が変わってくることになります。

一方、E（環境の要因）はというと、実際に目の前にあるE（物理的空間）と、それを頭の中に描いて理解したE（心理的空間）に分かれます。これを、コフカが提示した例で説明しましょう。

湖も凍る真冬に、旅人が薄く凍結した湖の上を歩いてある宿屋にやってきた。その土地の住人ならば薄氷のはった湖の上を歩いたりなどしません。しかし、旅人は湖があることを知らないわけですから、危険だと思うこともなく湖の上を歩いてきたのです。

この場合、物理的空間にあるのは凍った湖です。氷は割れてしまうかもしれません。しかし旅人は湖の存在を知らないので、目の前に広がるただの平原だと解釈しています。人は自分を取り巻く環境を目や耳で見たり聴いたりして、自分はどんな世界にいるのかを理解します。これが人が頭の中につくり上げた世界、すなわち、心理的空間です。そして判断して行動をとるとき、そのよりどころとしているのは、この心理的空間なのです。

では、その土地に住んでいる人ならどうでしょうか。その人は同じ情景を見て、頭の中に心理的空間をつくります。しかし、目の前

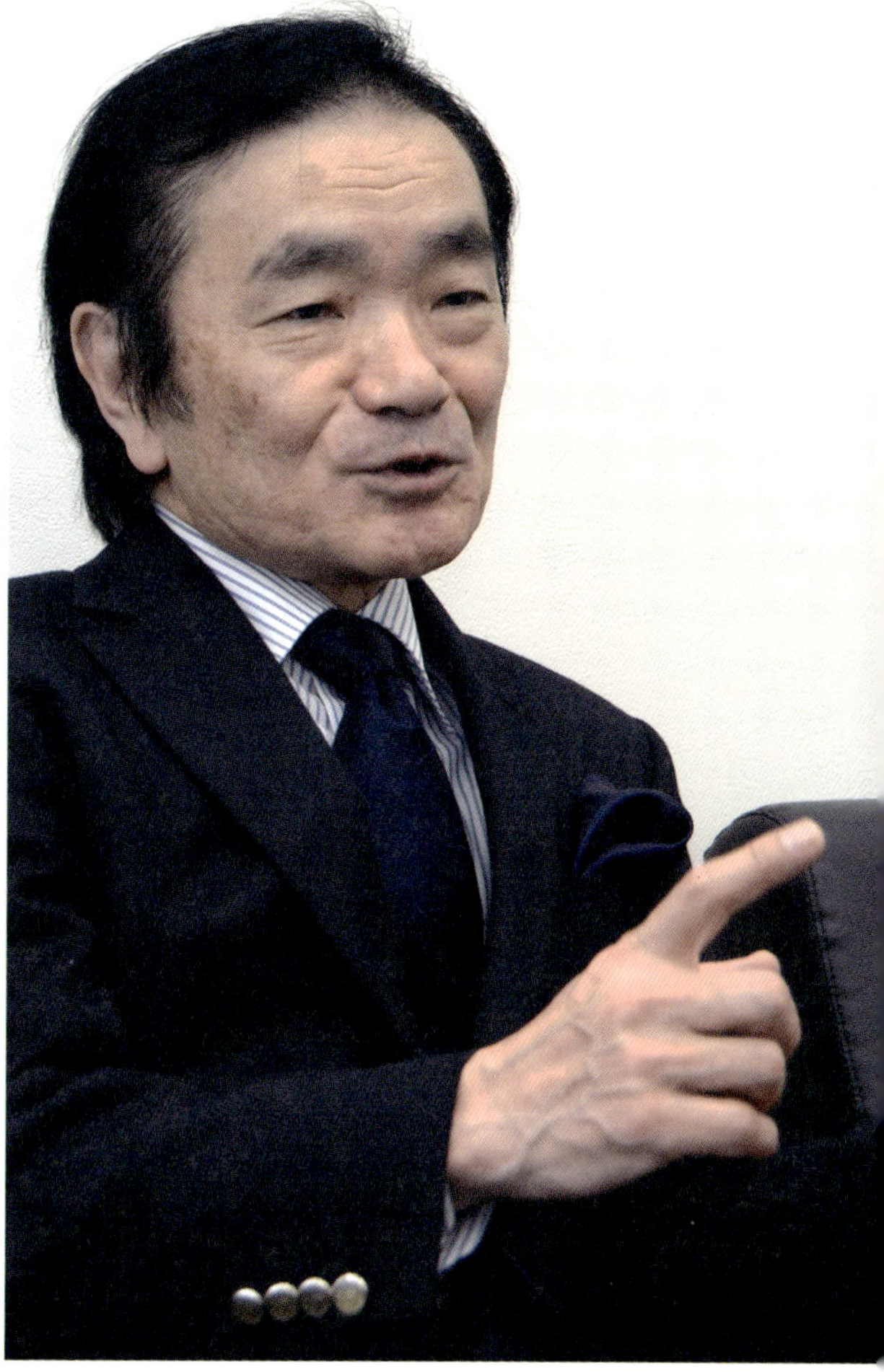

に広がる平原の下には湖があることを知っているので、単なる情景が頭の中に映し込まれるだけでなく、すでに湖の存在を情報として持っています。したがって、土地の人の心理的空間には環境に湖が存在しています。土地の人は湖が見えるので、そこを横切ることはないのです。ある物理的空間があって、それを見て解釈した心理的空間によって人間は行動していると言えるのです。

　ということはつまり、同じものを見ても、人によって思い描く心理的空間は異なっていることがあり、そこで行動も変わってくるということです。私たちはみんな同じ環境の中にいても、それぞれはそれぞれの心理的空間を構築するのです。

——では、同じ人が同じものを見ると、いつも同じに見えるのですか？

河野　必ずしもそうなるとは限りません。同一人物であっても、思い描く心理的空間も変わります。たとえば、若い頃に読んだ小説を読み返すと、当時とは違った感想を持つことがあります。物理的空間にある小説自体はなんら変化していません。しかし、それを読む人が年齢を経ていろいろと経験をすると、それに伴って心理的空間も変わるので、小説の感想も変わってしまうのです。

　このように、人の状態（要因）によって、また認知している環境（心理的空間）によって、人の行動が決められたり、変わったりするのです。

　もう一度整理しましょう。行動Bは、人の要因Pと環境の要因Eによって決められます。人の要因Pは、その人の特性や状態（疲労度や加齢、知識の量など）によって変わります。一方、環境の要因Eは、物理的空間と心理的空間の2つに分かれます。物理的空間をもとに描いたその人の心理的空間によって、人間の行動は変わります。つまり、人の要因Pと、心理的空間という環境の要因Eによって、人間の行動は決まってしまうのです。

　本書の核となるのは、人間の行動のメカニズム、つまりこのB＝f（P、E）の理解です。これを中心にして、3つのモデルで考えると理解しやすくなる。言いたいのはここなのです。

——ここがポイントである？

河野　まさにそうです。これを理解してもらえれば、この本の使命はほぼ達成できるのではないか、私はそう思っています。

安全と効率は同一ベクトル上にあり！

――ヒューマンエラー対策の11段階について。

河野　11段階の発想手順の元となっているのが4ステップからなる戦略的エラー対策です。ステップ1は「作業の数を減らす」、ステップ2は「エラー確率を低減させる」、ステップ3は「多重のエラー検出策を設ける」、ステップ4は「被害を最小にするために備える」であり、それを分解して具体的な11段階のエラー対策としました。ここでは発生防止と拡大防止に分けて、人間の行動モデルを組み込んでつくりました。詳しくは、51ページを参照してください。

　こうして11段階をよく見ると、2次元のマトリックスとなっていることがわかります。時間軸で見ると、発生防止と拡大防止、もう1つの軸では人間側か環境側かに整理されています。これも、B＝f（P、E）が基本となっています。これに時間が加わっています（**図表4-2**）。

　11段階の発想手順については、後半で現場の事例を元に説明しています。具体的なものから、その背景となる考え方を合わせて読み解いてもらえればと思います。

――さて、これまで個人としての考え方について説明いただきました。では、職場でのチームについてはどうでしょう。

河野　確かに、ここまで述べてきたのは個人としての情報処理モデルです。現場ではチーム特有のコミュニケーションやリーダーシップに関係したヒューマンエラーも発生しています。ただ、基本的なアプローチは同じなのです。リーダーであっても、行動は心理的空間によって判断しますから、誤った情報しか届いていなければ、確実に間違った判断をしてしまいます。リーダーが積極的に正しい情報を取得するなどの対応は必要でしょう。こうしたコミュニケーションやリーダーシップなどは、その組織の組織文化につながります。

　医療の現場でヒューマンエラーを減らしていくには、個人としての対策、組織全体・組織文化というように、双方からアプローチしなければなりません。トップの方にも読んでいただいて、トップダウンとボトムアップによって、ヒューマンエラーを減らす取組みをしていただきたいですね。

――読者の皆さんにひと言。

河野　本書を手に取っていただいているのは、第一線で活躍している人が多いでしょう。ここで紹介している考え方は、ヒューマンエラーだけに限るものではありません。最低限知っておいてほしい「行動のメカニズム」であり、パフォーマンスを最大にする考え方です。

　作業をやりやすくする、間違いがないようにする、効率的にする、これらは一見相反するトレードオフの関係にあるように思われますが、安全と効率は同じベクトル上にあり、両立させることが可能です。

　ヒューマンエラーの問題は、エラーをしてしまった個人に責任を押し付けるようなものではありません。そうした職場では、また必ず重大なヒューマンエラーが再発してしまいます。そうしないためにも、システムとしての考え方を理解して、科学的に人の行動を理解する、また、メカニズムをモデルによって把握して、理にかなった対策を取るようにしてください。このように人の本質を見極めてこそ、ヒューマンエラーを減らしていくことができます。エラーに怯えながら日々の仕事をするのでなく、行動という切り口からエラーに立ち向かうような考え方を持っていただきたいと思っています。

目次

Column

虫が知らせた

いつもと違う何かがある

筆者は、航空管制官にヒヤリハットのアンケート調査をしたことがあります[1]。自分の業務中にヒヤッとしたり、ハッとしたりした経験についての調査でした。

「なぜそのような状況に気づいたのですか？」という質問に対して、複数の管制官が「虫が知らせた」と応えました。この「虫」とは何でしょうか。あるいは「虫が知らせた」とはいったいどういうことなのでしょうか。

筆者の推定はこうです。管制官は毎日たくさんの航空機を管制しています。そのなかでもっとも取り扱う機会が多いのは定期便の航空機です。定期便ですから、大部分はタイムテーブルどおりに飛行します。そうすると、管制のワンパターン化が出てくるようになります。A空港からB機が出発して○○に到達したころC空港からD機が出発して、その×分後には△△を高度□□フィートで通過させるというように、ある範囲で同じような管制となるのです。

そんなあるとき「何かいつもと違うな」と思って、運航票（フライトプログレスストリップ）やレーダースコープを見直すと、そこに何か対応しなければ危険な状態にある航空機を発見することがあります。このことを管制官は「虫が知らせた」と表現したのでしょう。「なんとなくいつもと違う。はっきりとした異常を見つけている訳ではないが、何か落ち着かない」、そんな感覚でしょう。

管制官は無意識レベルでこの「いつものパターンと異なる状況」を検出しているのでしょう。だから落ち着かないのです。そこでもう一度、トラフィックを見直してみると、潜在的なニアミスの可能性のある航空機がいたという訳です。

経験豊富なベテランの経験を無視してはいけません。とりあえず「虫が知らせたら」何をすべきか？　まずとるべきアクションは「とりあえずストップ」です。そして、自分のやった仕事を見直してチェックをします。たとえば、指で指したりしながらチェックをします。あるいは、もう一度、全体を見直すのです。

虫が知らせる。一見、非科学的なことのように思われるかもしれませんが、そのことにも根拠があると考えられます。いつもの慣れたパターンからのズレが引き起こす心理的不安感を「虫が知らせる」と表現していると考えています。

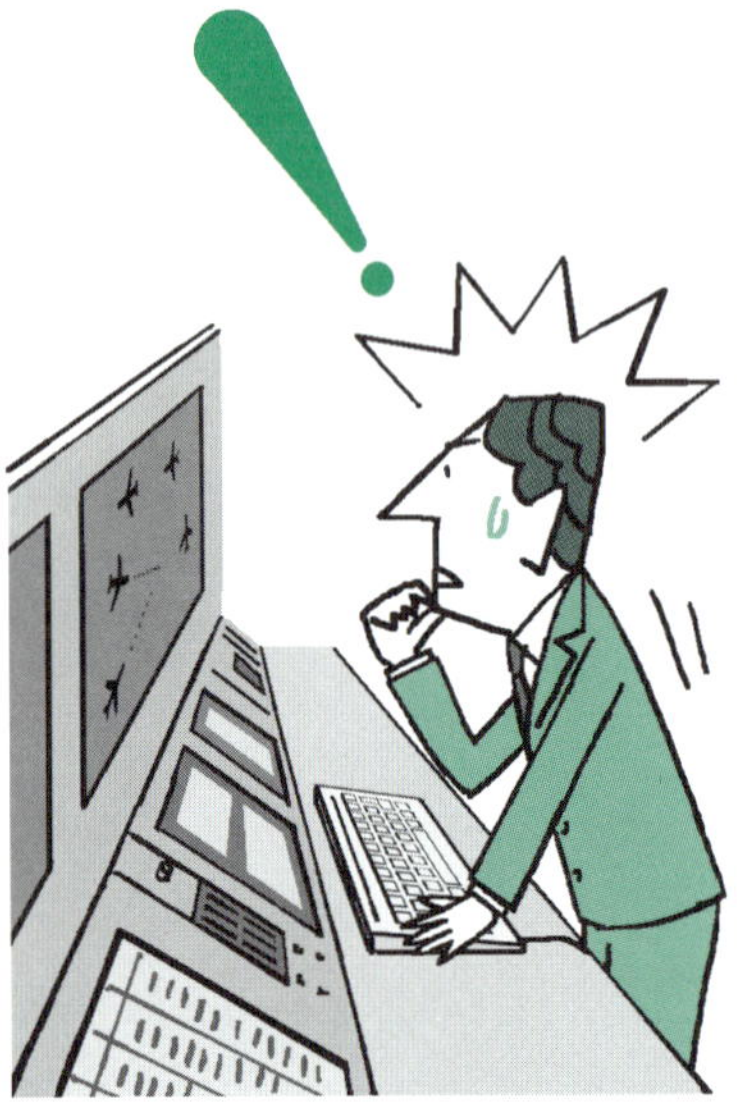

参考文献
[1] 河野龍太郎：航空路管制における潜在的事故分析と防止策、東京都立大学昭和57年卒業論文

ヒューマンエラー対策

理論編

CHAPTER 1

ヒューマンエラー対策 理論編

看護現場のヒューマンエラー事例

医療の現実を見てみましょう。エラー対策は、まず現実を、そして現場をよく見ることです。
私たちは現実を見ているようで、実際はあまりよく見ていません。
エラー対策は結局リスクマネジメントであり、
まずは現場で何が起こっているのかという現実を直視することです。

1-1 ヒューマンエラー事例

事例1 食事配膳の間違い

7月17日昼頃、患児Aは腹痛があったため、医師Bにそれを訴えた。そこで医師Bは、指示簿に「指示があるまで食止め」を指示して、日勤リーダの看護師Cと患児Aに伝えた。指示を受けた看護師Cは、日勤メンバーの看護師Dに患児Aが食止めになったことを伝え、看護師Dは患児Aの昼食を配膳しなかった。

16時頃、日勤リーダの看護師Cは遅番の看護師Eに、患児Aが食止めになったことを申し送り、看護師Eはこれをメモした。同様に、看護師Cは準夜勤務の看護師Fに患児Aが食止めになったことを申し送った。

夕食時、看護師Eは自分のメモを見て、患児Aの夕食を配膳しなかったため、患児Aは夕食を食べなかった。

7月18日0時、準夜勤務の看護師Fは引き継ぎの深夜勤務の看護師Gに、17日は患児Aが食止めであったことを伝えた。

朝7時頃、医師Bは患児Aの診察をした。医師Bは「採血をして、その後、食事を開始するかどうかを決めます」と、患児Aに伝えた。ところが、これを聞いた患児Aは「医師Bは食事を食べてもいいと言った」と理解した。

ちょうどそのころ、深夜勤務の看護師Gは、早番勤務の看護師Hに引き継ぎをしたが、そのとき、患児Aが食止めになっていることを伝えなかった。引き継いだ看護師Hが見たホワイトボードには、患児Aの食止めという記述はなかった。

7時30分頃、看護師Hは患児

Aに食事を配った。患児Aのベッドサイドには「食止めカード」はなかった。患児Aは届いた朝食を食べ始めた。

7時35分頃、深夜勤務の看護師Gは患児Aが食事をしているのを見つけ「食事をたべてもいいとB先生に言われたの?」と聞いた。すると、患児Aは「B先生は検査したので食べてもいいと言ったよ」と応えた。

看護師Gは確認のために、医師Bに連絡をとろうと電話したが医師は電話に出なかった。約10分後に連絡が取れたので「患児Aの食事は再開されたのですか?」と尋ねると、医師Bは「採血後に食事を開始するか検討すると患児Aにいった」と応えた。そこで、間違いが発見され、医師Bは患児Aの食事を直ちに止めるように指示した。看護師Gは直ちに患児Aに伝えたが、すでに完食した状態だった。

この病棟では、長期で食事を止めない場合は指示簿で「食止め」と指示を出すことがあった。これはいつでも食事が再開できるようにするためであったが、その場合には、①指示を受けたリーダ看護師がホワイトボードに「食止め」を記入し、「食止めカード」を置く、②指示が出された日の遅番はホワイトボードを確認し、もし記入されていない場合は遅番が記入する、という運用をしていた。この事例では、指示は食止めになっていても栄養部に「食止め」の指示は出ていなかった。

事例2 食物アレルギー

9月10日午後に患児Aが入院予定だった。患児Aは3歳男児で、9月11日に鼠径ヘルニアの手術をする予定だった。

10時5分頃、日勤業務の看護師B（15年目、小児外科2年目）は、患児Aにおやつが来ないことに気がついた。おやつは昼食と同時に配るので、入院当日はオーダーできなかったからである。この病棟では、他の患児がおやつを食べているときに一緒に食べられるようにとの配慮で、紙ベース（予定入院リスト）のオーダーをしていた。その予定入院リストには、患者ID・氏名・禁止食品の欄があった。

看護師Bは予定入院リストに患児AのIDと名前を書いて栄養部にFAXを送った。受け取った栄養士C（5年目）は、禁止食品の記載がなかったので、食札を手書きして、通常のおやつメニューであるマッシュポテトとオレンジジュースを上膳した。

13時頃、患児Aが入院した。14時50分頃、病棟におやつが届いたので、看護師Bが母親におやつのマッシュポテトを食べるかと確認したところ、食べるとの返事であった。看護師Bはおやつを母親に渡した。

15時頃、患児Aがおやつを食べた後、嘔吐と全身発疹が出現したので、看護師Bがカルテを見てみると、アレルギーがあった。栄養部にマッシュポテトの材料を問い合わせて、牛乳・バターが入っていたことがわかった。栄養士Cもカルテを確認していないことに気付いた。医師がアレルギーと判断して抗ヒスタミン剤が投与され症状が改善した。

患児Aは牛乳・乳製品アレルギーがあり、以前の入院歴にはアレルギー対応となっていた。

事例3 インスリンによる低血糖症状

11月14日昼間、医師Aは看護師Bに、患者Cの翌日の腹部超音波検査の指示を出した。検査指示をコンピュータへ入力はしたが、インスリンの指示は出していなかった。指示を受けた看護師Bは、インスリンの指示について確認しなかった。

11月15日検査当日、患者Cは、腹部超音波検査のため、昼食が延食となっていた。患者Cのオーバーテーブルには「延食」と書かれた札が置かれていた。看護師D（患者の受け持ち）と看護師Eは、夜勤者からの申し送り後、（患者Cの）情報交換を5分ほど行った際に、昼の血糖値チェックのことしか話していなかった。看護師Dは、夜勤者からの申し送りとカーデックス（患者に関する情報や治療内容、実際に行われた処置、看護計画などを、患者ごとに紙にまとめ専用ファイルにはさんだもの）で、患者Cが昼延食になっていることを知っていたが、看護師Eはそのことを知らなかった。

11時45分、看護師Dは、看護師Eに患者Cの血糖値チェックを依頼し、お昼休憩に入った。依頼を受けた看護師Eは、自分の受け持ち患者にも昼食前血糖値チェックをする患者がいたので、2人の患者の血糖値チェックを行った。自分の受け持ち患者の血糖値は208、患者Cの血糖値は189だった。看護師F（他の看護グループ）と指示簿を確認、血糖値の結果に従い、それぞれのカーデックスを見て、インスリンを準備した（インスリンの指示欄しか見ていない）。そして、看護師Eはいつものようにインスリンを投与した。投与のとき、患者Cから昼延食や検査のことについて何も言われなかった。

13時頃、昼食を摂取しなかった患者Cは手足の震え、冷や汗、気分不快を訴えた。看護師Eが血糖値を測定したところ、30以下に下がっていた。報告を受けた看護師G（リーダー看護師）は昼食を摂取していなかったことに気づいた。すぐに、医師Hに状況を報告し、その指示で、看護師Gが50%グルコースを静注したところ、患者Cの症状は改善し、床上安静となった。

1-2 ヒヤリハット事例に対するこれまでの考え方

これらの3事例で、それぞれヒューマンエラーについて分析が行われ、再発防止対策が立てられると考えられます。

最初の「食事配膳の間違い」事例では、患児Aの食止め情報をホワイトボードに書かなかったことが根本原因であったと考え、看護師Cや看護師Eへの注意喚起や手順の見直しなどの再発防止策がとられるだろうと想像されます。次の「食物アレルギー」事例では、途中で入院となった患児Aに「おやつがないのはかわいそうだ」という看護師の善意からの行為が逆に原因となったことが残念です。医療事故の中には、患者への思いやりや同僚看護師を手助けしようと善意で手伝ったために、逆に間違いを引き起こしてしまったという事例も散見されます。3番目の事例も、検査の見落としが根本原因とされ、チェックの徹底やダブルチェックなどが対策に挙げられることが多いと考えられます。

そして、以上の事例に対して、従来の解説では、

＊

これらの事例はいずれも、患者に致命的な影響はありませんでしたが、他の悪条件が重なると重大な結果をもたらす可能性があります。事故に至る前の小

さなインシデントを集めて分析することにより、潜在的な問題を明らかにすることができます。そして、重大な事故への連鎖を切ることができるのです。

＊

と書かれているものが多いと思います。一般に事例の中の、あるヒューマンエラーに着目して、その再発防止を狙っていることが多いと考えられます。それでもいいのですが、リスクマネジメントの視点では、もう少し広い枠組みで事故の構造を理解し、リスクの低減を考える必要があります。

1-3 被害極限の考え方の導入

医療を低リスクなものにするためには、医療関係者のヒューマンエラーを低減するという考え方では不十分です。重要なのは「被害を可能な限り小さくする」という考え方を理解し、対策を考えることです[1]。

事例1の「食事配膳の間違い」では、確かに患児Aの食止め情報をホワイトボードに書かなかったことが重大なヒューマンエラーだと考えられます。もっとも考えなければならないのは、「患者への被害」です。この患者への被害を可能な限り小さなものにするという考えに立ってほしいのです。すなわちこの事例を極端な仮定で考えてみると、もしこの患児の胃に穴が開いていたら食事が全部胃の中に入ってしまったのですから、重大な問題を引き起こす可能性があったと考えられます。事象の経緯を見ると、看護師Bは患児Aが食事を摂っているところを発見しているのですが、そのときにとりあえず「食事をストップして下さい。確認して来ます」と言えれば、最悪の事態は回避できたでしょう。

3番目の事例も、検査の見落としが根本原因として対策が取られたのですが、それだけではなく、インスリンを投与したにもかかわらず食事をしなかったことが発生したとしても、どうすれば血糖値を30になる前に発見できるか、つまり、ヒューマンエラーが発生してもその影響を可能な限り小さい段階で止められないだろうかと考えるのです。

CAPTER 4の「4-3戦術的エラー対策の考え方」で説明しますが、従来のエラーの発生防止だけでなく、エラーの拡大阻止も医療のリスク低減に重要な考え方なのです。

参考文献

[1] 河野龍太郎：医療におけるヒューマンエラー 第2版 なぜ間違える どう防ぐ、医学書院、2014

CHAPTER 2

ヒューマンエラー対策
理論編

ヒューマンエラーとは

ヒューマンエラー対策をとる前に、人間の行動メカニズムを理解することが大切です。そのためには、複雑なものの必要な部分だけを切り取って考えやすくする道具であるモデルを使うと理解を助けてくれます。ここでは3つのモデルを紹介し、エラーの分類についても解説します。

2-1 ヒューマンエラーを定義する

エラー対策をとるのですから、まず「エラーとは何か」を理解しなければなりません。多くの研究者によって、さまざまな意見や定義があります。

たとえば、リーズン(Reason, J.)は、ヒューマンエラーとは、「事前計画に基づく一連の精神的あるいは身体的活動が、意図した結果を得られないという状態の総称。ただし、偶然による失敗のものを除く」と説明しています[1]。何だか難しくてよくわかりませんね。また、JIS（日本工業規格）では「意図しない結果を生じる人間の行為」と定義しています[2]。

こうした説明や定義を簡単に要約すると、

①人間のある行動があり、

②その行動がある許容範囲から外れたもので、

③偶然によるものを除く、

ということになります。この中でもとくに「ヒューマンエラーは行動の結果である」という理解が重要です。エラーを理解したいのならば、まず行動のメカニズムを理解することが第一歩です。

2-2 エラーは「行動の結果を評価」したもの

定義の中で、まず「ある行動が先にあって、その結果がある許容範囲から逸脱している」という点に着目してください。エラーが先にあるのではありません。まず行動が先にあって、その結果として許容範囲を逸脱したものがエラーだと言っています。ということはつまり、許容範囲が変われば、ある行動はエラーでないとも言えるのです。

また、偶然である場合もエラーとは言いません。たとえば、ある患者に医師が薬を処方したとします。ところが、その患者は特殊な体質であったため、ショックを起こしてしまいました。そのとき、標準のガイドラインではその薬は適切な薬として推奨されていました。そうなるとエラーではありません。結果として望ましくない状態になったのは偶然であるので、ヒューマンエラーの定義からは外れます。

2-3 まず行動メカニズムを理解する

エラーは行動を理解することが重要だとわかっても、人間の行動メカニズムを理解することは簡単ではありません。なぜなら、人間は状況に応じていろいろ異なった複雑な行動を取るからです。

そこで複雑なものを簡単に理解するためのツールを使うことにしましょう。そのツールをモデル*1といいます。意思決定を伴う人間の行動について心理学から3つのモデルを紹介します。

＊1 モデルという用語は非常に広い意味で使われているのでわかりにくい。たとえば、自動車の型式、形を模倣した模型、模範となるもの、画家や彫刻家などが作品の対象にする人物、小説など素材になった人、ファッションショーでの人、事象を模倣し単純化したり論理的にしたもの、など多岐にわたって使われている。事象を理論的にしたものとして「天動説」「地動説」も一種のモデルと考えていい。

2-4 モデルとは？

モデルというと、何か難しそうだと思うかもしれません。たとえば、「ボーアの原子モデル」とか「集団行動の数理モデル」などと言うと、それだけで諦めてしまいそうです。しかし、決してそうではありません。私たちは「モデル」による考え方を無意識に使っているのです。

たとえば、ある人が脳貧血になりました。すると、まずその人をベッドに寝かせ、足を高くします。このときは、無意識のうちに「血液循環モデル」や「重力モデル」を使っています。ただし、「血管には静脈と動脈があって、静脈には血液が元に戻らないように逆止弁がついている」とか「心臓の構造は右心房と左心房があって…」とかは考えません。その場で必要なもっとも基本的な知識を使って、頭の中で考えて対応しているのです。

モデルは常に必要な部分を切り出して用います。私たちは目的に応じて、その場にふさわしいと思われるモデルを選んで行動しているのです。

たとえば、飛行機のプラモデルをつくる人にとってもっとも重要なのは、いかに本物に近い形に近づけるかです。ランディングギア（車輪式着陸装置）といった細かなところまで丁寧につくります。実物そっくりで精巧なほうがいいのです。しかし、プラモデルが実際に空を飛ぶことはありません。飛行機が飛ぶということは、はなから期待していません。

一方、ラジコンファンにとってもっとも重要なのは、実際に飛行機が空を飛ぶことです。そこで、ランディングギアはごく簡単に省略してつくります。
つまり、世の中には本物と完全に一致したモデルは存在せず、目的に応じてモデルを使い分け、日常生活に利用しているのです。

2-5 重要な3つのモデル

今、私たちにとって必要なのは人の行動を、すなわち、人間の行動メカニズムを理解することでした。であるならば、行動メカニズムの理解を助けてくれるモデルを探して来て活用できればいいのです。この便利なモデルによって結果的に行動が理解できればヒューマンエラーを理解したことにつながります。

＊

では、人の行動を理解するのに便利なモデルを3つ紹介します。

1 レヴィンのモデル

レヴィン（Lewin・K）は、人の行動を理解するには、2つの要素に分けて考えるとわかりやすいと説明しました。すなわち、「人間の行動は、人間側の要因と環境側の要因との関係によって決まる」と言って、次のようなモデルを提案しています[3]。

B＝f（P、E）
B：Behavior（行動）
P：Person（人）
E：Environment（環境）

このモデルで重要なのは、人間が行動を決めるには「人間に関する要因」と「人間を取り巻く環境に関する要因」という2つの要因があるということです（**図表2-1**）。言い換えると、「人間の行動を理解しようと思ったら、「人の要因」と「環境の要因」に分けて考えるとわかりやすい」と説明しているのです。

人間に関する要因とは、たとえば疲労や加齢、体躯などの生理的身体的特性、注意や期待聴取、こじつけ解釈などの認知的特性、さらに同調行動や権威勾配といった集団的特性、業務に関する専門的知識や経験、情報を知っているかどうかなどに相当します。また、環境に関する要因とは、たとえば当事者の目の前にある手順書の文字の大きさ、色、並びなど、薬剤の色、形状、監査机にある電灯スタンドや病室の照度など、さらに作業現場の物品の配置、そばにいる医療者の存在などがあります。

さらに、このモデルを理解する際、人間の要因と環境の要因をダイナミックに捉えることが重要です[4]。この2つの要因は、その場面の瞬間の関係ではなく、時間を考慮した相互作用を理解しなければなりません。

図表2-1●人間の行動は、人間の要因と環境の要因の相互作用の結果である

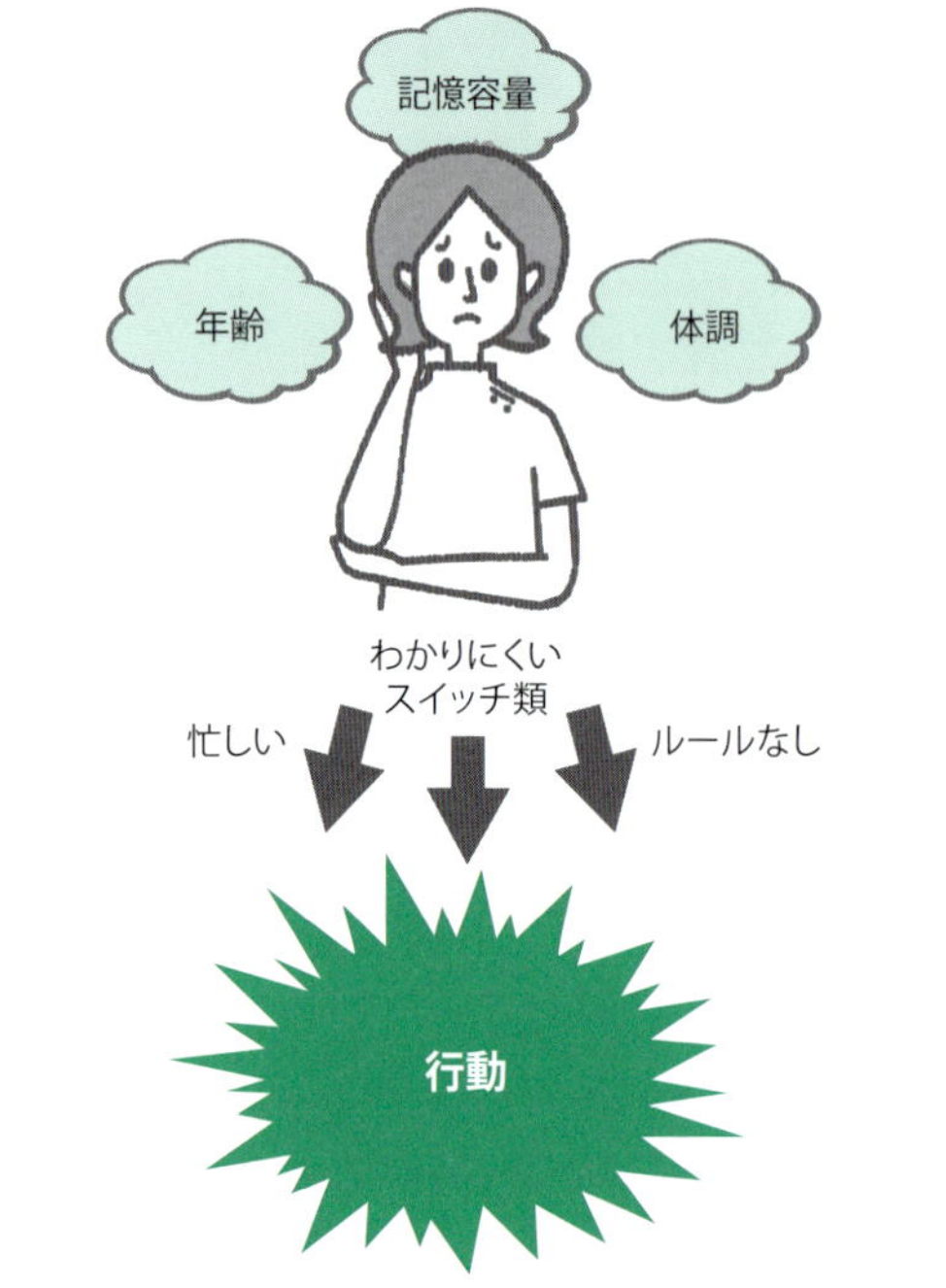

2 コフカのモデル

コフカ（Koffka・K）は、行動のメカニズムを、次のような例を使って説明しました[5]。

＊

雪の野原を馬に乗っていたある旅人が、やっとある家にたどりつき、一夜の宿を請うた。その家の主人は、旅人が通って来たコースを聞いて旅人の無謀さに驚いた。主人からそのわけを聞いた旅人は、卒倒してしまった。なぜなら、旅人が雪の野原と思って（**図表2-2a**）平気で歩いて来たのは、実はそうではなく、湖面に張った氷上の雪の野原であったことを知ったからである（**図表2-2b**）。そこは、土地の人ならとても怖くて通れるような所ではなかったのである。

＊

図表2-2a●旅人は雪の平原と理解している

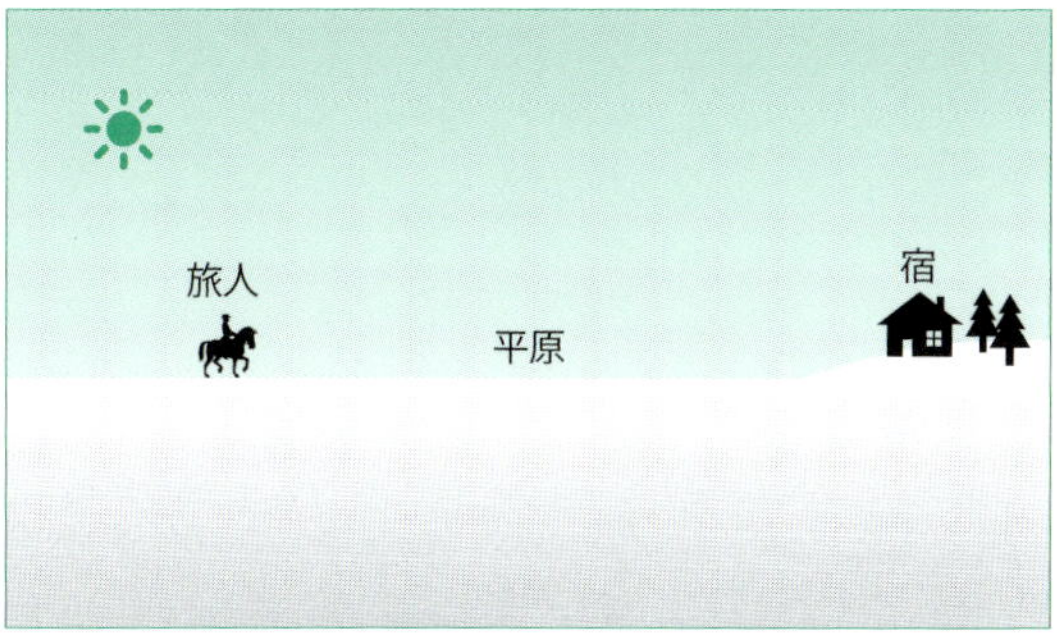

図表2-2b●実際は湖の上だった

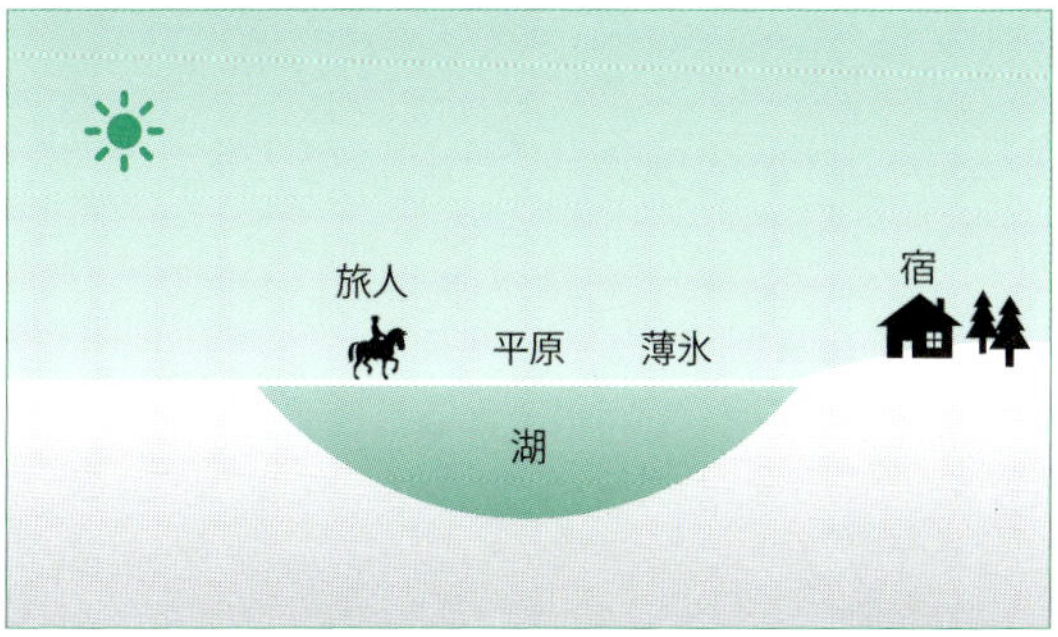

では、なぜ旅人はこの危険な湖の上を通ったのでしょうか。コフカは、この理由を次のように説明しています。

人は周囲にある実在の物理的環境を知覚・認知して理解し、頭の中に世界を構築します。ここでは、この人間を取り巻く物理的環境を「物理的空間」、頭の中に構築した世界を「心理的空間」と呼ぶことにします。そして、物理的空間から心理的空間へ写すプロセスをマッピング（mapping）といいます[6]。

さらに、人の行動を理解するには、当事者の立場になって考えることが重要です。旅人にとって目の前は雪の平原です。湖の存在を知らなかったので、彼の心理的空間には湖がありませんでした。つまり、旅人の立場になって考えてみると、雪の平原を通ることは、ごく自然な行動だったのです。

このことからコフカは、「人間が行動を決定するときは、実在の物理的空間ではなく、物理的空間にあるさまざまな刺激を知覚・認知し、記憶などを利用して理解し、頭の中に構築した心理的空間に基づいている」と説明しました。別な表現で言えば、「人間の行動は心理的空間の制約を受けている」ということです。

3 天秤モデル

ヒューマンエラーへの理解を深めるには「当事者の立場で考える」ことが重要です。人は心理的空間に基づいて行動を決定しますが、結果的にエラーとなった行動をとった当事者は、そのとき「間違っている」とは思っていないという点に着目してください。むしろ、正しい、あるいは、合理的と判断しているのです。

一方、「正しくない」と意識して行動することもあります。たとえば、手順を守らなければならないとは知っていても、決められた手順を省略してしまうようなときです。これを当事者の立場で考えてみると、手順を守らないことが自分自身にとって「合理的で都合がいい」と判断しているのです。

手順を守って負担が増加するという損失と、手順をスキップすることによる負担軽減という利益、あるいは間違ったときの損失と間違う可能性を考慮して天秤にかけ、手順をスキップするのが合理的と判断したのです。このとき、忙しい、手間がかかって面倒、さっき確認したなどのように両方の重みづけをして、失う損失と得る利益を天秤にかけ、自分にとってもっとも都合のいい方を選択したということです（**図表2-3**）[7]。つまり、人が行動するときは、心理的空間に基づいて、知識や経験をベースにして総合的に判断し「正しい」「合理的」「利益が多い」などの、当事者にとってもっとも都合のよいと考えられる行動を選択していると説明することができます。

図表2-3●行動選択の天秤モデル

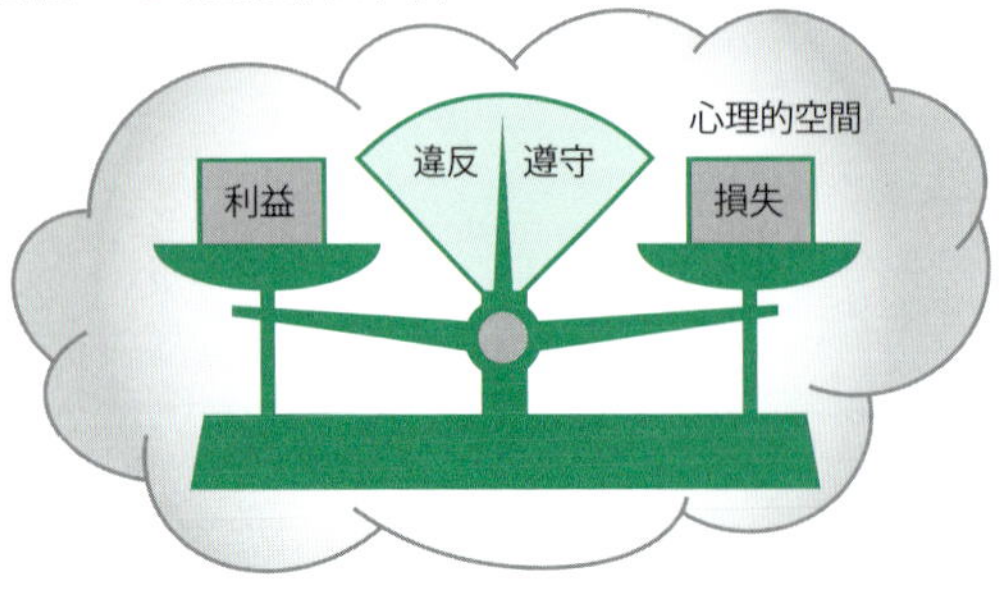

2-6 統合化モデルとヒューマンエラー

以上の3つのモデルは、それぞれが独立しているのではなく、これらは連続しています（**図表2-4**）。

まず、第一段階として、私たちは環境を知覚認知して頭の中にマッピングして心理的空間をつくります。これはレヴィンの行動モデルで説明することができました。私たちは同じ環境（物理的空間）に置かれても、人によって違ったものを心理的空間として形成することがあります。

次に、**図表2-4**のように、心理的空間と人間の要因により、正しいあるいは合理的と判断して行動します。ここでは、レヴィンの行動モデルが、二段階で用いられています。注意しておきますが、これはエラーのモデルではありません。行動のモデルです。

このことから、行動に関して以下の特徴が出てきます。

図表2-4●3つのモデルによるヒューマンエラー発生のメカニズム

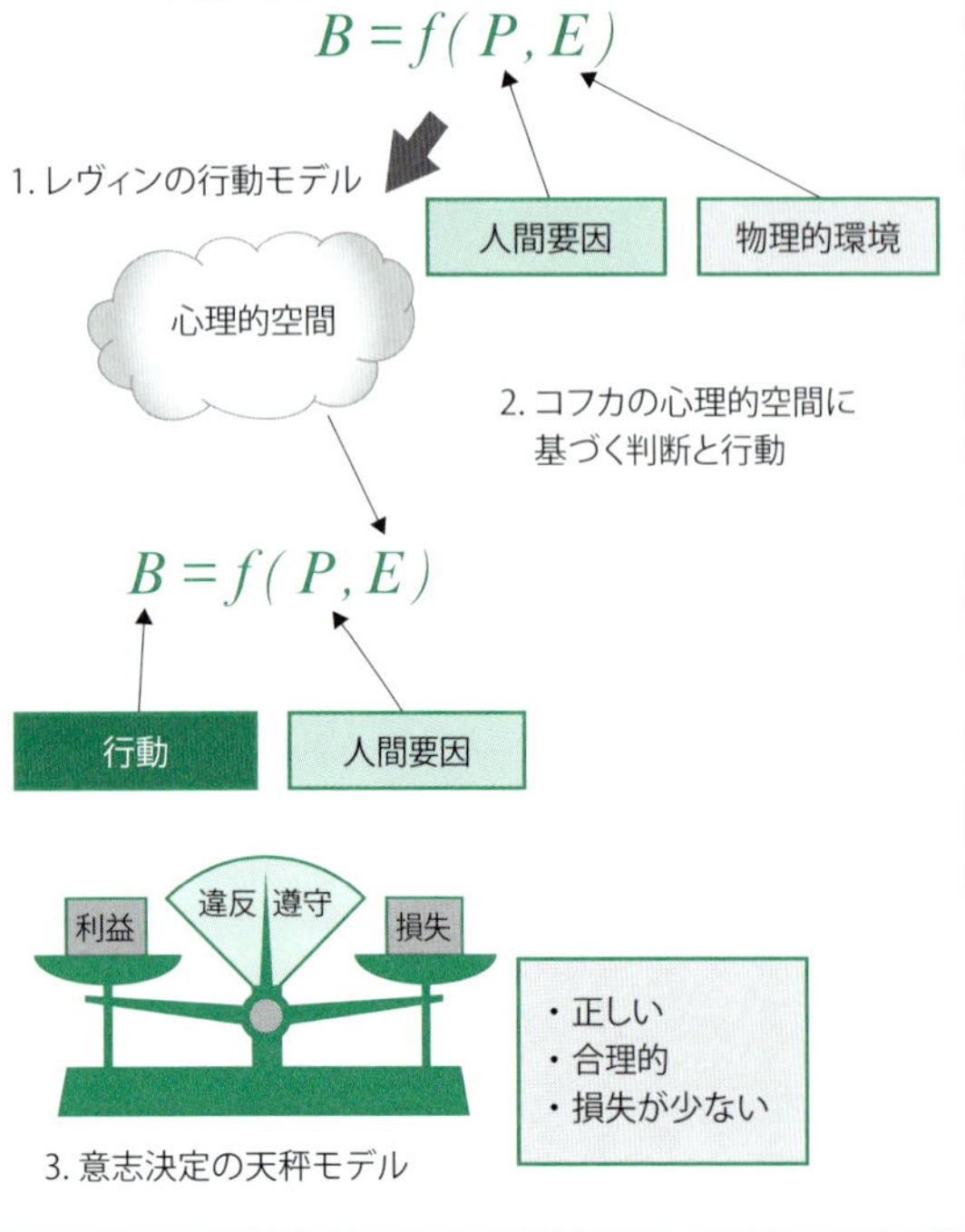

1 誤った心理的空間に基づく「正しい」判断はエラーとなる

人間が行動を決定するのに重要な役割を果たしているのが心理的空間であり、人間はこのマッピングによって構築した心理的空間に基づいて判断をします。

図表2-2の旅人の心理的空間には湖は存在しません。問題は、旅人が物理的空間に存在する湖を心理的空間にマッピングすることに失敗していることにあります。そして、いったん誤った心理的空間が形成されてしまうと、それに基づいて、もっとも合理的、あるいは正しいと判断して行動することになります。十分な知識と経験があるにもかかわらず、それが結果としてエラーとなってしまうのは、構築した心理的空間が物理的空間と異なっていることによる場合が多いのです。誤った心理的空間に基づいた「正しい判断」は誤った行動となる可能性がきわめて高くなります。

このように考えると、人が正しく行動するためには、まず、心理的空間と物理的空間を一致させることが重要であることがわかります＊2。

＊2 旅人の例では、看板などにより湖の存在を表示することが考えられる。

2 人は同じものを同じように見ているとは限らない

次のようなヒヤリハット事例がありました。

＊

新人看護師Aが、医師Bの指示書に従い、薬剤△△を生理食塩水500㎖に入れて準備した。看護師Aは決められた手順に従い、患者の名前を確認して点滴を始めた。

その後、引き継いだ看護師Cは点滴バッグに110㎖と書いてあったものを見て「これまでの量と比べて多いな」と思った。そこで調べてみると、指示書には10㎖と記載されていた。10㎖との薬剤が110㎖なっていたのである。幸い、発見が早かったので、患者への実害はなかった。

＊

この事例では、看護師Aが10㎖の指示を110㎖とマッピングしてしまったために10倍量と

図表2-5●マッピングによって構築される心理的空間は、個人により異なる

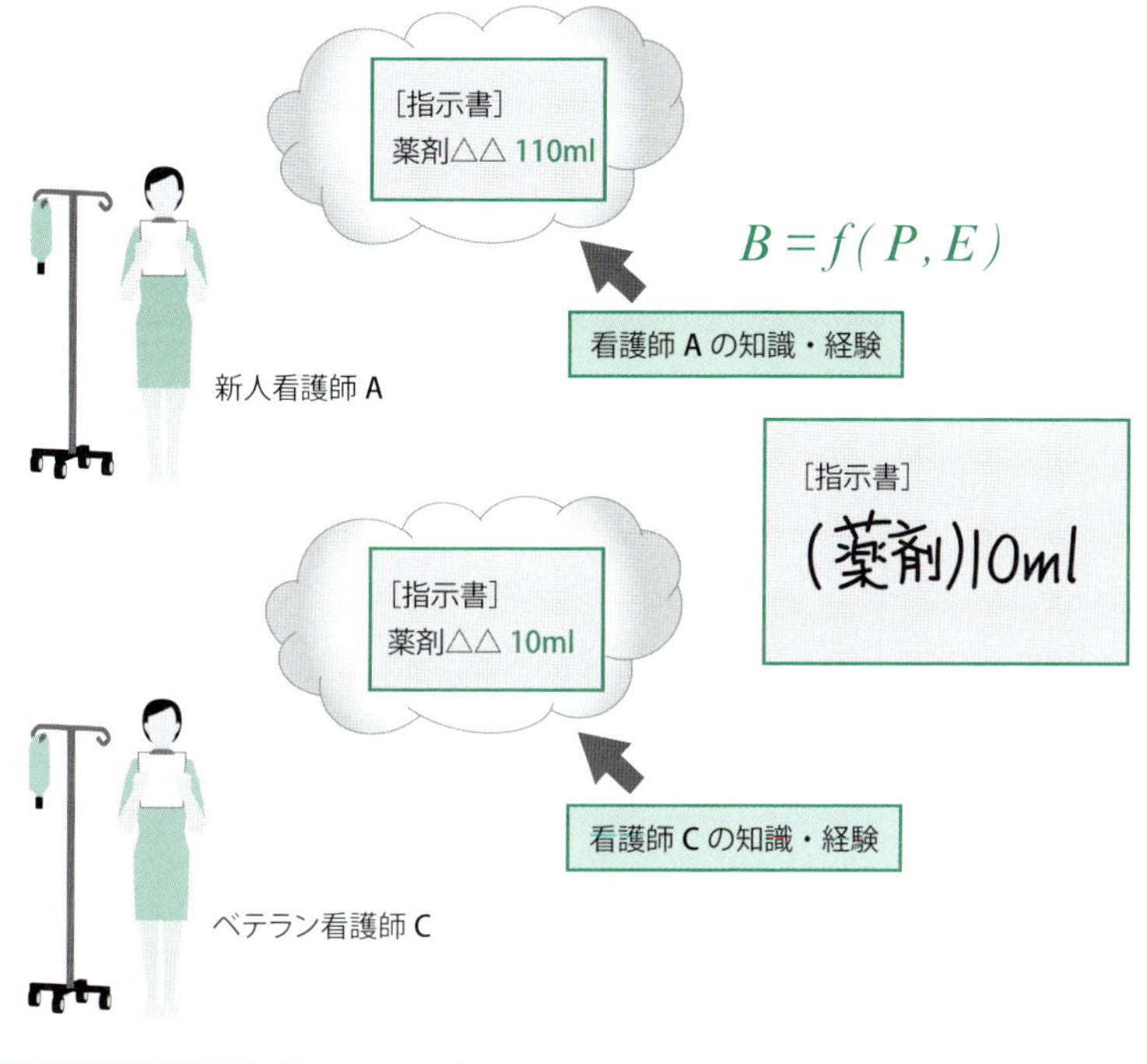

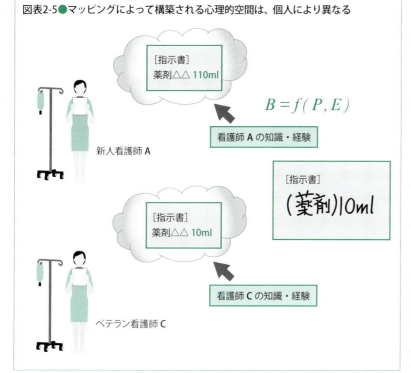

なってしまいました。この原因は、**図表2-5**で示された指示書の「(薬剤) 10 mℓ」でカッコの右側が「1」に見えて110mℓとマッピングされたためでした。医師Bが「薬剤名と薬剤量をわかりやすくしてあげよう」という気持ちからカッコを使ったことが逆効果となって間違ってマッピングされたのです。しかし、ベテラン看護師Cにとっては「10 mℓ」にしか見えないと考えられます。なぜなら、知識と経験を積んでいる看護師Cにとって、薬剤△△で110mℓはあり得ない数値だからなのです。この薬剤に関する知識があれば10 mℓにしか読み取れません。

図表2-6●わかりやすいと考えてつくられたアイコン

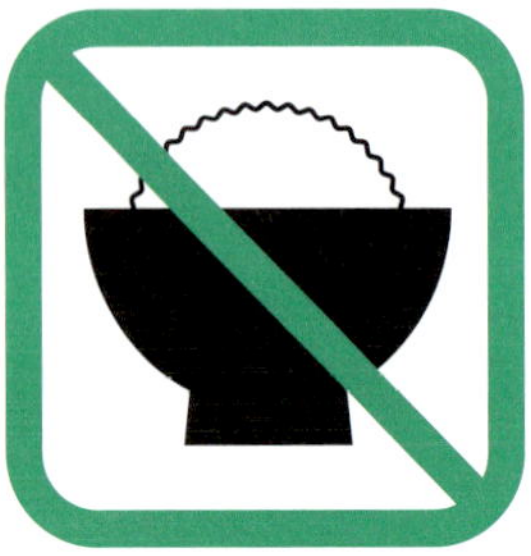

同じものでも見る人によって違って見える例としてアイコンがあります。**図表2-6**のようなアイコンは最終的には採用されませんでした。病院側は「食事禁止」のつもりでつくったのですが、ある高齢の患者はこの表示を見て、「ご飯を食べてはいけないが、パンならいいだろう」と解釈して菓子パンを食べてしまい、検査は延期となってしまいました。人間側の要因である「空腹」が、環境であるアイコンを自分の都合のよいように解釈させてしまったのです。

＊

以上のことから、まず、物理的環境を自分の心理的空間へマッピングするという行動がB=f(P、E)で行われ、次に、マッピングによって構築された心理的空間に基づく、B=f(P、E)によって最終的な行動が決定されることになるのがわかります。

これらのモデルから、さらに言えることは、人が正しく判断し行動するには、まず、前提として、

①判断に必要な情報(レヴィンの行動モデルのE)が揃っていなければならない

次に、

②判断と行動に必要な能力(レヴィンの行動モデルのP)がなければならない

ことが不可欠だとわかります。さらに、①が満たされていても、②が不十分ならば実際のモノと異なった心理的空間が形成され、期待された行動と異なった行動となる可能性があります。

3 同じ人で同じ物理的空間でも心理的空間が異なる

人によるだけでなく、同じ人でも知識や経験が変われば同じ物理的空間でも異なったものと理解されることもあります。**図表2-5**の例では、新人看護師Aが経験を積んで知識が増えるとPが変わるので、同じ指示書を見ても正しく10 mℓと解釈するようになるでしょう。

また、その人の体の状態によっても見え方が変わってくるのです*3。日常生活においても、意識的に立場を変えてみたり違う場所から見ると同じものが異なって見えたり*4、さらに判断が違ってくることもあります。たとえば、小説*5(文字は一字一句同じである)は若いころと歳を経て読んだ印象は異なることが多いものです。小説そのものは同じでも、読む

側の知識や経験が変わってくるのでマッピングされる個所やそれに基づく感情などが異なってくるからです（図表2-7）。

このように、レヴィンの行動モデルを中心としたモデルは、極めて簡単なモデルですが、その応用範囲は非常に広いのです。

＊3 検査のために食事禁止の患者に限らず、一般の人でも空腹になると、テレビを見ていると食べ物のコマーシャルがよく目につくようになる。

＊4 ヒヤリハット事例として、血糖値を測定し表示された文字を反対から読んだために誤った量のインスリンを投与した例がある。

＊5 看護師はF・ナイチンゲールの看護覚え書き書を、学習の最初の頃に読んだであろうが、現場経験を踏まえてもう一度読んでみると最初読んだ時のものと印象が異なるであろう。

図表2-7●同じ人で同じ物理空間でも心理的空間が異なることがある

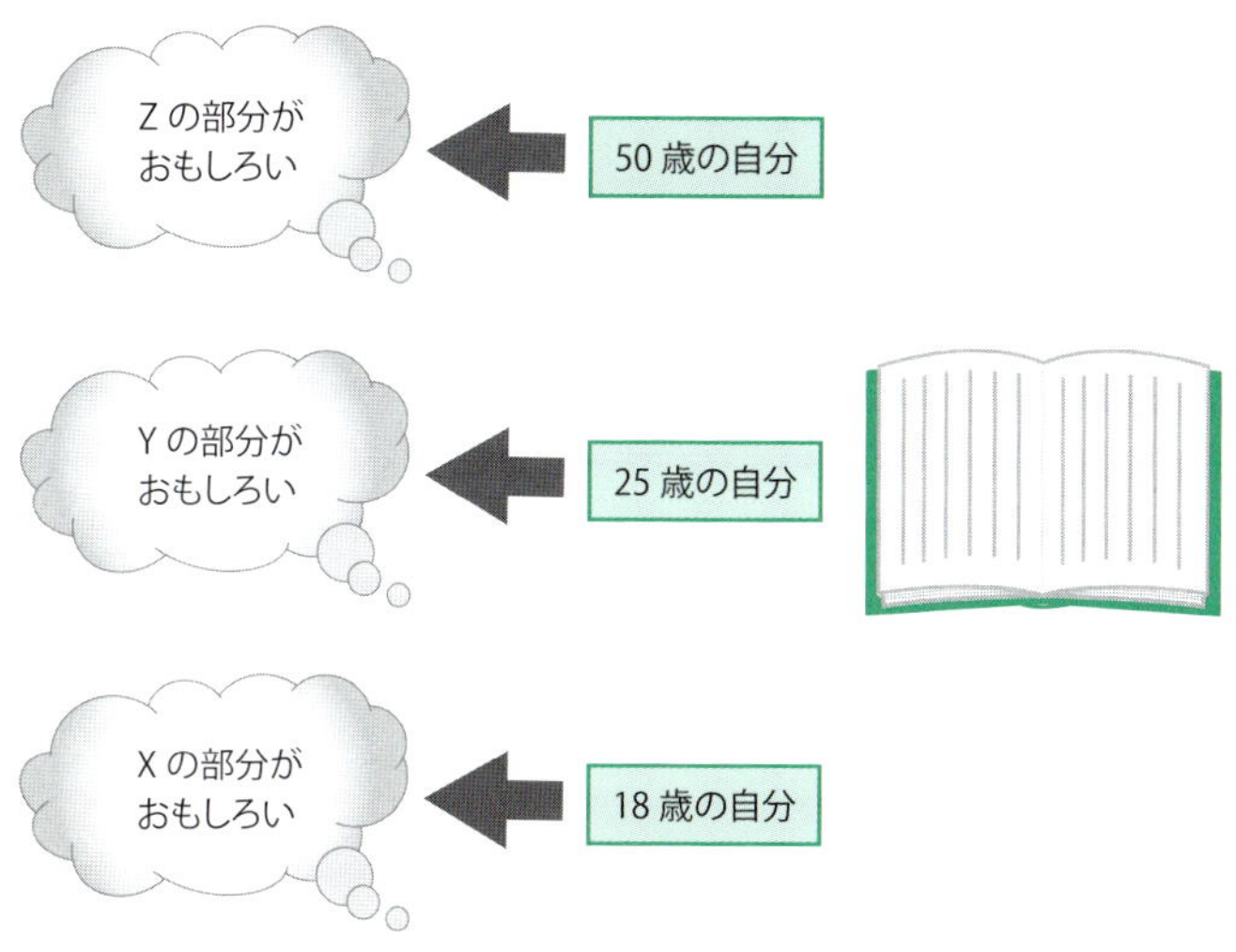

$$B = f(P, E)$$

2-7 ヒューマンエラーの分類

ヒューマンエラーは、人間のもつ特性と人間を取り巻く環境によってある行動が引き起こされ、その行動がある期待された範囲から逸脱したものと説明しました。エラーとひとことで言っても、いくつかの分類が試みられており、エラー対策を考える上でエラーの種類を知ることは重要です。

エラーの分類には、大きく、①「行動」という目に見えるものによる分類と、②「原因」、すなわち行動の手前の意志決定の場面での分類に分けることができます。この観点の違いによりヒューマンエラーの種類もいろいろなものが提案されています。

1 行動主義による分類（結果からの分類）

第一に、目に見える行動、すなわち結果がどのようなエラーになったかによる分類があります。行動主義による代表的な分類は、スウェイン（Swain, A. D.）によるものです＊6。彼は、まず、①未実施エラー（omission error）と②誤実施エラー（commission error）の2つに分けました。未実施エラーとは、必要なタスク（やらなければならない作業）、あるいはタスクを構成するタスクステップをやらなかったエラーのことです。一方、誤実施エラーとは、必要なタスクは実行したが違うことをやってしまったというエラーです。誤実施エラーは、本来やるべきではないことを実施したという余計な行為のエラー（extraneous error）と、やるべき行為は合っていたが、順序を間違えたという順序間違い（sequential error）、そして、実施すべきことはやったがタイミングが早すぎ、あるいは遅すぎといったタイミング間違い（time error）に分類しました。

2 認知心理学による分類（原因からの分類）

第二に、認知心理学の原因による分類があります。ノーマン（Norman, D. A.）は、①記憶違い（lapse：ラプス）、②実行しようとする判断は正しいが異なった行為の実行（slip：スリップ）、および、③判断そのものが誤り（mistake：ミステイク）といった、認知科学による分類を提案しています[9]。この分類に従えば、心理的空間に基づく判断のヒューマンエラーはミステイクに分類されます。また、次の事例は典型的な乗っ取り型といわれるエラーであり、前の作業が後の作業に乗っ取られています。

＊

看護師Ａは、点滴バッグに指示された薬剤を詰める作業をしていた。点滴パックに患者の名前（田中義之）を書く直前、同僚看護師Ｂから聞かれた。「昨日、３０１号室に入院した患者さんは誰だったっけ?」。看護師Ａは手を休めることなく、「アァ、あの人？ 山本義男さんよ」と応えて、点滴バッグに「田中義之」と書くべきところを「山本義男」と書いてしまった。

＊

この種のエラーは扱いがやっかいです。なぜなら、本人自身が気づくのは非常に難しいからです。

また、頭の中には明確なイメージがあるにもかかわらず、言葉に表すときに間違ってしまうこともあります。たとえば、ある母親は、次女の名前を呼ぼうと頭の中には次女の顔が浮かんでいるにもかかわらず長女の名前が出てしまったというエラーの経験を語ってくれました。これがまさにスリップです。日常におけるスリップは笑って済まされるエラーですが、仕事上のスリップは重大な結果を引き起こすことがあります。

２００１年1月31日午後3時55分ころ、羽田発那覇行き、Ｂ７４７型機と釜山発成田行き、ＤＣ-10型機が焼津上空でニアミスを起こしました。両者の間隔は、１１０ｍ（機長の報告では約10ｍ）でした。衝突回避に伴う操作により、１００人の負傷者が出ました[10]。東京地検はＪＡＬ９５８というべきところ、ＪＡＬ９０７と言い間違えたことが原因だとして、２人の管制官を業務上過失傷害罪で在宅起訴しました。一審判決では無罪、二審で有罪、これを不服として控訴しましたが最高裁で棄却され、刑が確定しました[*7]。この裁判結果を見る限り、最高裁判所の判決要旨に書かれているエラーに対する考え方は、まさに〝エラーは不注意によって起こる〟という考え方であり、正直なところ、これが日本の最高の知性のレベルかと疑問をもたざるを得ませんでした[*8]。

２０１６年、長崎の病院でインスリンの過剰投与により患者が死亡しました。原因は看護師がインスリンの量を間違えたためと考えられました。インスリン１mlは１００単位なのですが、これを10単位と間違えて投与したのです。記憶していなければキチンと確認するので正しい値を知ることもできますが、自分が間違っているとは思っていないのですから、その記憶によって薬を投与したのです。このように、ラプスは自分で気付かないので怖いのです。インスリンに関するエラーは日本各地で起こっています。

このノーマンの分類は、「知覚」→「認知」→「判断」→「行動」といった人間の情報処理プロセスのどの部分にエラーが発生したのかに基づいていますが、足りない部分があります。

＊6 刺激・反応（S-R）という図式による行動主義心理学はしだいに、個人差の説明には単純なS-Rでは限界があることがわかってきた。そこで、刺激→個人差→反応（S-O-R）という図式で説明する新行動主義心理学が提唱されるようになった。そこにコンピュータの発達に伴い情報科学が発展し、人間を情報処理プロセスマシンと仮定した情報科学の考え方が心理学に取り入れられ、認知心理学という分野が成立した。

3 表現型と原型

以上、行動主義による分類と認知心理学による分類を紹介しましたが、ホルナゲル（Hollnagel, E.）は、ヒューマンエラーという言葉そのものを使うことに疑問を投げかけています[14]。

彼は、「ヒューマンエラーという用語が、望ましからざる結果が起こり、その原因が部分的であれ全体的であれ、人間の行為の何らかの面に求められる状況や事象を記述する単語して確立されてきた」ということを認めながら、「〝ヒューマンエラー〟という語句の一番の問題は、それがある事象の原因と、ある特定の種類のどちらも表すことである」と説明しています。要するに、「ヒューマンエラーが起こる原因」「ヒューマンエラーの種類」のどちらにも違和感がなく使える「ヒューマンエラーという言葉自体」が問題だと言っているのです。つまり、世間で広く使われているヒューマンエラーという言葉は事故の分析などでは使わない方がいいということなのです。

しかし、原因も種類も重要なので、混同を避けるために原因には触れない用語として「過誤的行為」という用語の導入を提案しています。その定義とは「過誤的行為とは、期待された結果を生むことに失敗し、したがって望ましからざる結果を招く行為」です。これは行為だけに着目しているところが重要です。行為と原因が切り離され、さらに行為と評価は別物としています。行為の評価は立場によって違い、本人にとっては正しい場合でも上司や規制当局にとっては望ましくない場合もあります。また、失敗の原因には天災のような自然な成り行きも含めています。

前述のリーズン[1]は「ただし、偶然による失敗のものを除く」と説明しています。その説明と異なっていると思うかもしれませんが、ホルナゲルは「過誤的行為」という用語に対しての定義であり、「ヒューマンエラー」の定義をしているのではないのですから、問題ではありません。

ここで述べられている「行為」と「評価」を分けるということ、そして、過誤的行為においては「行為」と「原因」を分けるということは事故分析の中で重要な考え方です＊9。この区別を理解することで、背後要因推定の場合に頭の中を整理することができます。ホルナゲルは過誤的行為の考察には、顕在的な行為として表れ、観察可能な形態、あるいは表現型（phenotype）とそれらの原因あるいは原型（genotype）に分ける必要があること述べています＊10。

ヒューマンエラーという用語の定義に対する彼の批判は、たとえば、「スリップとラプスとは、実行の失敗や記憶保持の失敗により、行為が現在の意図から外れた場合」、「ミステイクとは、行為は計画により実行されたが、計画がその望ましい結果を得るために不適切である場合」に従った分類は、表に現れる形態と原因とをまったく区別できていないので有用とはいえないというものです。

行為は観察可能です。私たちはある人の行為を観察することができます。そして、どんな行為であったのかという行為のパターン化は同定可能です。その結果、どのような悪い結果をもたらしたか（誤り）を分類することができます。さらに、その原因を推定することも非常に難しいですが可能と考えられます。しかし、その行為の瞬間、その行為が誤りであるかどうかはわかりません。観察不可能ということになります。前述のように、ある人が行為をする場合は「自分は正しい」、あるいは少なくとも「自分は間違っていない」と思っていることが圧倒的に多いと考えられます。

＊7 筆者は、二審の有罪判決直後からコールサインの言い間違いと負傷者が出たことの因果関係はないとして航空安全のシンポジウム[11]でその根拠を発表したり、航空安全の専門家との連名による意見書[12]を裁判所に提出した。システムが複雑になると単純な因果関係でエラーと結果を論じることは非常に難しい。この事故は中途半端なＴＣＡＳ（航空機衝突防止装置）の導入こそが問題であると主張した。それは不幸なことに翌年のドイツ上空の空中衝突事故で証明された。２００２年７月１日23時40分ころ（日本時間７月２日午前６時40分ころ）、モスクワ発バルセロナ行きバシキール航空のＴＵ－１５４型旅客機（乗員12名、乗客57名）とＤＨＬのバーレーン発ブリュッセル行きのＢ７５７型貨物機（乗員２名）が、スイス国境に接するドイツ南部のボーデン湖の北岸ユーバーリンゲン上空で空中衝突した[13]。状況はまったく同じであった。

＊8 唯一の救いは、５人の裁判官のうち一人が「この判決は事実誤認である」と反論したことである。

＊9 筆者の提案しているエラー事象分析手法（ImSAFER）では、行動に着目して分析をすすめていく。

＊10 よく引用される例としてニュートンの万有引力の法則がある。ニュートンは、庭に座っていて，りんごが木から落ちるのを見て、りんごの上に見える月はどうしてりんごのように落ちないのかと自問した。その２つの現象型 phenotype は非常に異なっていた。しかし、ニュートンはその観察から最終的に引力の法則という原型 genotype を発見した。

参考文献

[1] Reason, J. (1990) Human Error, New York, Cambridge University Press.（林喜男監訳 (1994) ヒューマンエラー ―認知科学的アプローチ―、海文堂出版）

[2] JIS Z8115:2000

[3] Lewin, K. (1951) Field Theory in Social Science, New York: Hopper.

[4] 河野龍太郎（2010）医療安全へのヒューマンファクターズアプローチ、日本能率協会

[5] 島田一男・杉渓一言他（1981）基本マスター心理学、pp.10－11、法学書院

[6] 古田一雄（1998）プロセス認知工学、海文堂出版

[7] 河野龍太郎（2016）、ヒューマンエラーメカニズムと行動分析、478 - 484、Vol.26, No.06 看護管理、医学書院

[8] Swain, A. D. and Guttmann, H. E. (1983) Handbook of Human Reliability Analysis With Emphasis on Nuclear Power Plant Application, Sandia National Laboratories, NUREG/CR-1278, U. S. Nuclear Regulatory Commission, Washington, DC, August.

[9] Norman, D. A. (1988) The Psychology of Everyday Things, Basic Books Inc., New York.（野島久雄訳「誰のためのデザイン？ 認知心理学者のデザイン原論」、新曜社，1990）

[10] 航空・鉄道事故調査委員会：航空機事故調査報告書 2002-5 日本航空株式会社所属 JA8904（同所属 JA8546 との接近）：２００２年７月12日

[11] 河野龍太郎：航空管制における情報と意思決定、航空安全緊急シンポジウム、東京、平成20年10月29日

[12] 柳田邦男他：「事件番号 平成20年（あ）第９２０号（上告人：蜂谷秀樹）」の判決についての要請書、平成21年1月27日

[13] German Federal Bureau of Aircraft Accidents Investigation : Investigation Report AX001-1-2/02 May 2004.

[14] Hollnagel, E. (1993) Human Reliability Analysis Context and Control, Academic Press Ltd.（古田一雄監訳「認知システム工学 ―情況が制御を決定する―」、海文堂出版、1996）

Column

職業的正直

できないことをできないと口に出して言う勇気

人にはプライドがあります。自分の弱みを人に見せたくないという気持ちがあります。上司や同僚、あるいは後輩から「なんだ、こんなことも知らないのか」と言われると、元気がなくなってしまいます。しかし、医療行為において知らないのにやることは極めてリスクが高いことを理解しなければなりません。

ある中堅の病院での出来事です。夜勤当直勤務についていた外科医は、救急で診察を受けに来た患者を診察しました。その患者は以前、病院の内科を受診したことがありました。カルテを開くと内科の処方がありました。よくわからなかったので、おそらく以前と同じ薬を処方すればいいだろうと、カルテに記載されていた薬剤をオーダーしました。そして翌日になって、患者が急変しました。その原因は、医師の処方した薬剤であることがわかりました。後の調査でこの外科医は「こんなことを看護師や薬剤師に聞くと恥ずかしいと思った」と答えました。

医師Aからジャクソンリースを装着するようにと看護師Bに指示が出ました。看護師Bはこれまでジャクソンリースを使ったことがありませんでした。使っているのを見たことはあったので思い出しながら用意しましたが、自信がなかったのでそばにいた看護師Cに聞いたところ「いいんじゃないかな」と答えがあり、安心してその場を離れました。しばらくして医師が患者を見に行くと、ジャクソンリースのバルブが完全に閉められている状態でした。後で調べると、看護師Cも使ったことがないのがわかりました。

この2つの事例からの教訓は、あやふやな知識で医療行為を行うことは非常に危険であるということです。完全な人間は存在しません。もし、知らなかったら聞くことです。また、自信がなければ自信がないことを正直に言うことです。これを職業的正直（Professional Honesty）と言います。知らないことを知らないと、勇気を持って言えるようにしましょう。

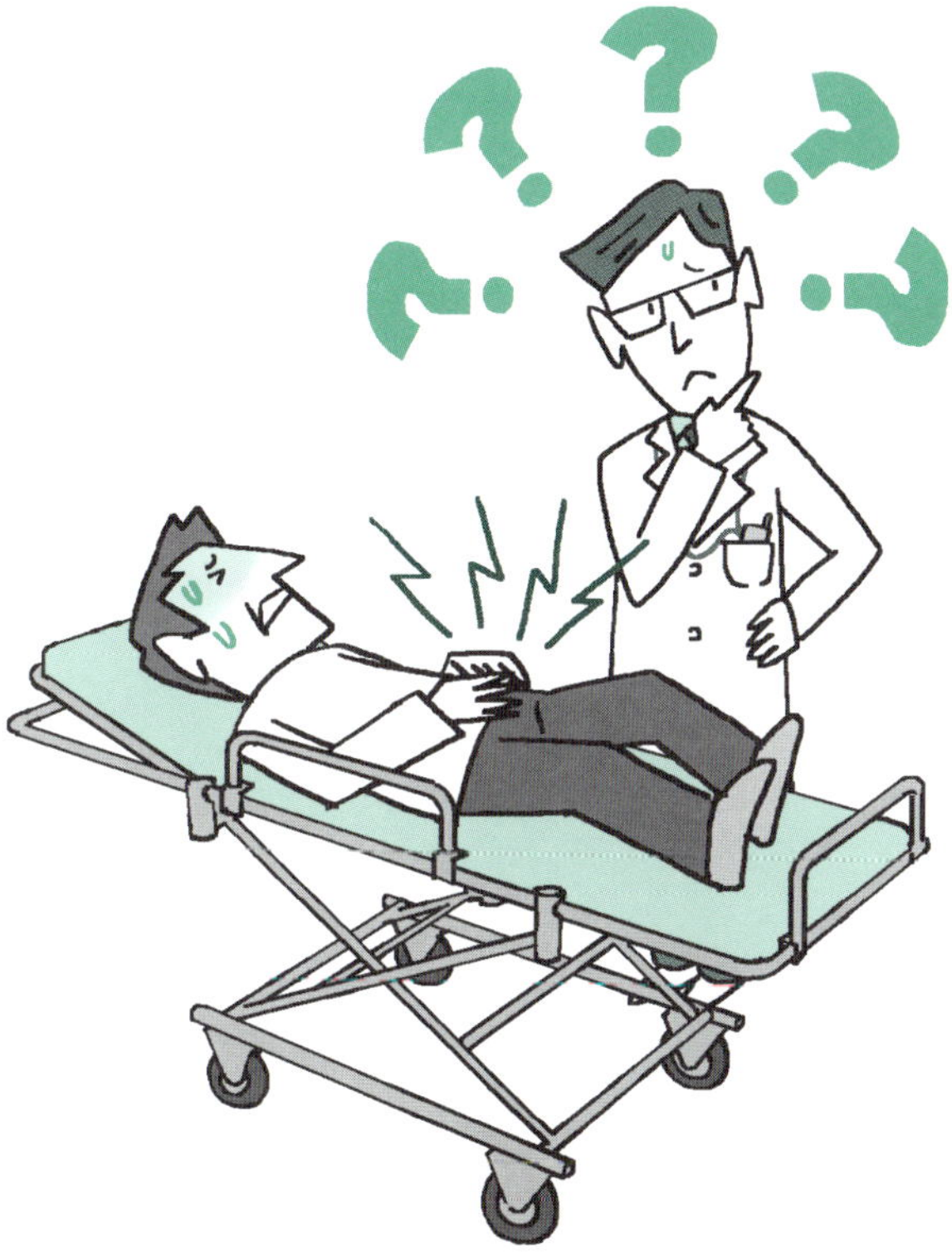

CHAPTER 3

ヒューマンエラー対策
理論編

人間の情報処理プロセス

人の行動を決定するメカニズムは、人の要因と環境の要因に分けられます。
つまり、行動を理解するには、人の持つ特性を理解しなければなりません。
そしてその情報処理は、プロセスの各段階によって異なっています。

3-1 人間の持つ特性

人間の行動を理解するためには「人間に関する要因」と「人間を取り巻く環境に関する要因」に分けると理解しやすいと説明しました。これがレヴィンの行動モデル「B＝f（P、E）」です。言い換えれば、人間の行動の決定は、人間の要因と環境の要因が決めているということになります。そこで、まず、人間の持つ特性（P）について解説します。**図表3-1**は人間の情報処理モデル*1を示しています。各プロセスにしたがって順に説明します。

＊

①まず、人間は自分を取り巻く物理的環境にある物の形や色、あるいは臭いや音などの物理的、化学的刺激を感覚器

図表3-1●情報処理モデル

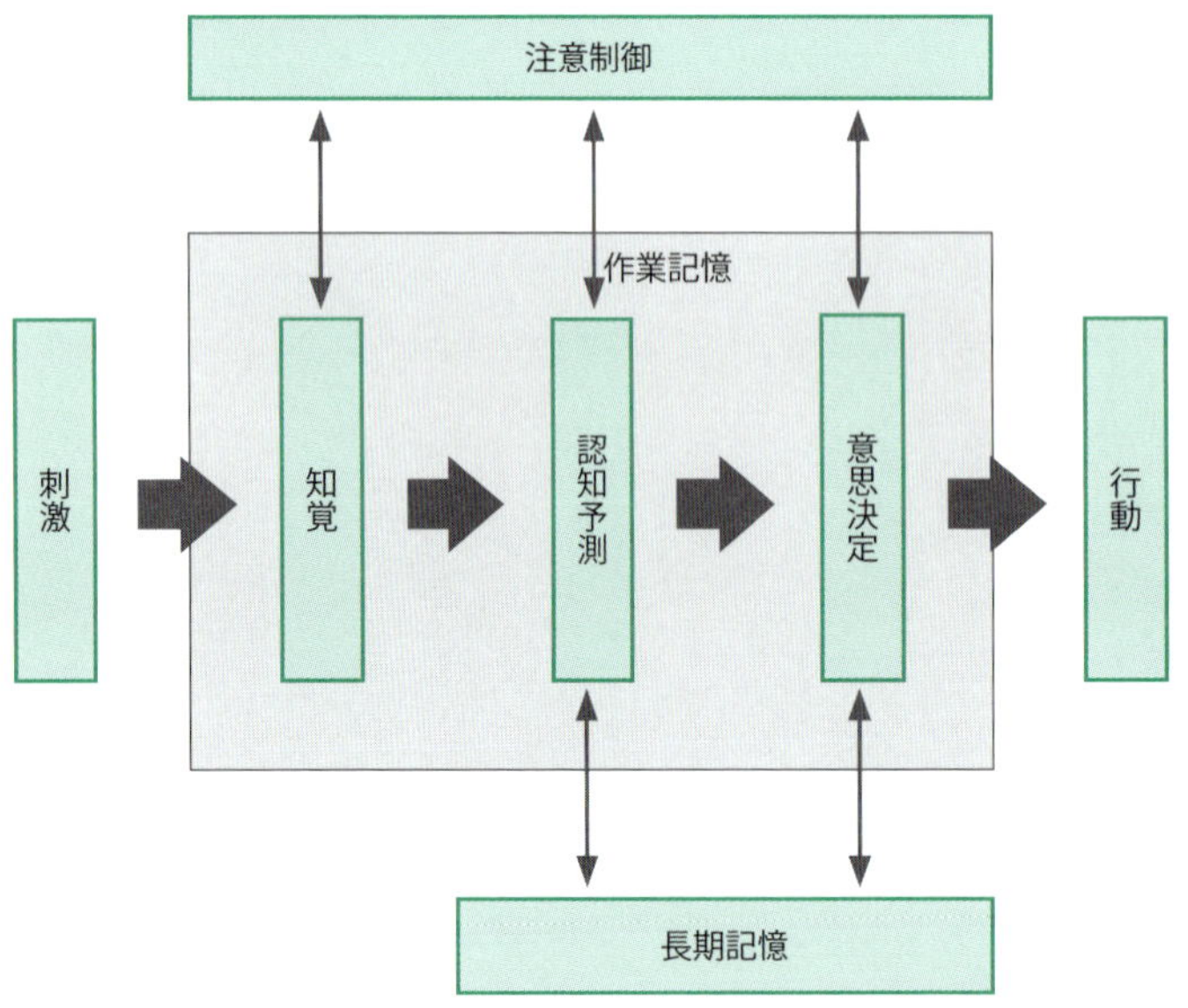

官で検出します（知覚）。②次に、それが何であるかを記憶と照らし合わせて理解（認知）します。この理解して頭の中に構築した世界を心理的空間（CAPTER 2を参照）と説明しました。この心理的空間をベースに現状の理解と将来の予測などを考え（予測）、③いくつかの選択肢がある場合は、それらの利益と損失を比較して最終的にどうするかを決め（意思決定）、④それを実行します（行動）。

これらのプロセスは明確に区別できるものではありませんが、人の頭の中で行われていることをこのように大まかに分けると理解を助けてくれます。これらは図表3-1で示されている作業記憶の中で行われます。行動を決定するとき、当事者は「正しい、あるいは合理的」と思っています。CAPTER 2で説明したとおり、ここが重要なポイントでした。

この一連の各プロセスに、人間のパフォーマンス（目に見える能力）に関する特性がいろいろあるのです。以下、これらの特性について説明します。

＊1 人間の情報処理プロセスはとても複雑である。そのままではとても難しいので、目的に応じて余計なものを切り捨て、簡単に「こう考えるとわかりやすい」と理解を助けてくれるものがモデルだった。

3-2 知覚段階の特性

知覚の段階は、人間の行動に影響するもっとも重要な段階です。見たり聴いたり嗅いだりができなければ環境は認知できません。一般に私たちは、加齢や身体の状態によって感覚器官の能力が鋭くなったり鈍くなったりします。

1 視覚

私たちの目の構造は図表3-2のようになっています。眼球に入って来た光は、網膜にある視細胞によって電気信号として脳に送られます。ここは人間の情報処理プロセスの第一段階であり、ここでキャッチされなければ以後の処理は不可能です。

光のないところでは網膜に映し出されないので、その後の処理ができません。また、水晶体が濁ったり、網膜の感度が悪くなっていると外部の刺激を正しく受け取ることができません。

視細胞には、暗いところで機能する桿体細胞と明るいところで機能する錐体細胞があります。明るいところから急に暗いところに入ると目が慣れるのに時間がかかります。これを暗順

図表3-2●眼球の構造

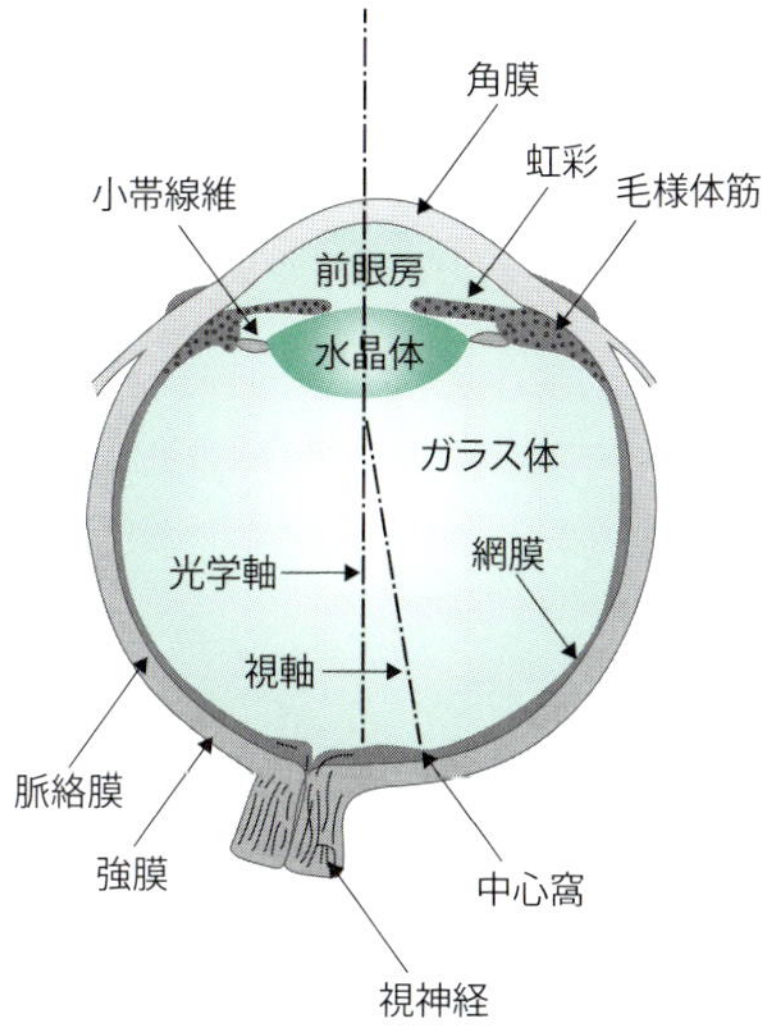

応といい、完全に順応するには30分くらいかかります。逆に暗いところから急に明るいところに入ると見えるのに時間がかかります。これを明順応といい、10分程度かかります。加齢とともにこれらの順応には時間がかかるようになります。また、近くのものがよく見えなくなったり、視力そのものの感度が弱くなったりします。これらの特性が多重に影響して視覚能力に影響します。転倒・転落の事故を防止するには、まず当事者が環境を知覚していたかどうかを調べてください。眼科においては表示を大きくしたり、トイレでは壁の色と便器のコントラストがはっきりするような配色にするなどの配慮が必要です。

2 聴覚

私たちは音を鼓膜の振動で検出し、その情報が脳に送られます。音には大きさ（loudness）、高さ（pitch）、音色（timbre）などがあり、その属性により聞き分けることができます。

音の大きさは、低域では感度が悪く、周波数が増大するにつれて感度が上昇し、3～4kHz付近がもっとも感度がよいとされています。警報はある一定の音の大きさがないと、人は聞き取ることができません。夜間の睡眠をジャマしないようにと医療機器のアラームを小さくしておくと、患者の重大なバイタルサインの変化を見逃す可能性があります。

音は距離が離れるとエネルギーが拡散するために小さくなります。また、ドアで遮断されたりすると人間は知覚できません。

また、ある音が鳴っても他の音がそれを打ち消す（masking）ことがあります。音の大きさには順応があり、定常的な音を長く聞き続けるとその音の大きさの印象が減少したり、消失したりすることがあります*2。音色は、ブザー、ベルなど警報の違いを示す手がかりとして使われます。

3 嗅覚

嗅覚は人類の進化の過程でもっとも古い感覚器官であると考えられています。鼻に吸い込まれた分子と受容器の分子の相互作用により、臭いの感覚が生まれるので化学的感覚と考えられています。

一般に、動物は極めて鋭い嗅覚を持つことが多く、それに比べて人間の嗅覚はあまり感度がよくありません。それでもアルコールや食事の臭いなどを嗅覚で感知することがあり、異常の発見に役立てることができます。しかし、風邪をひいて鼻の粘膜が鼻水などで覆われてしまうと、嗅覚が正常に働きません。

嗅覚は服用している薬剤の影響を受けることもあります。また、長い時間同じ臭い物質にさらされると、最初に比べて嗅覚は衰えてきます。

嗅覚を利用して異常を知らせるために、プロパンガスには人間の嫌がる臭いがあえて付けられています。

4 味覚

味覚は化学的刺激によって発現する感覚です。嗅覚も同じ化学的刺激で生まれ、これらは化学的感覚と呼ばれています。

化学的感覚は、生命維持に必要な摂食行動の調整に重要な役割を果たしています。味覚は飲食物摂取に対し、その物質が生体にとって好ましいかどうかの選別に大きな役割をはたしています。有害な物質の場合は、酸味や苦みなどの嫌悪性味を呈し、生体はこれらの味に対しては非常に敏感で、低濃度のものでも検出して口に入れるのを拒否することができます。

味には、甘味（sweet）、塩辛味（saltiness）、酸味（sourness）、渋味（bitterness）、うま味（umami）があります。味覚は舌にある味蕾という細胞が化学的物質を検出して、その情報が脳に送られて解釈されます。味盲とは、多くの人は苦味を感じるのに、ある特定の物質の味を感じないか、高濃度においてのみ感じる人のことです。味覚の閾値は年齢とともに増大します＊3。とくに60歳以上ではすべての閾値が急激に増大します。酸味の閾値は年齢にかかわらず女性の方が男性より低い値となっています。

5 平行感覚

平衡感覚は耳にある耳石により感知されます。小さな耳石の周りに小さな毛が生えており、その耳石の位置を検知してその情報が脳に送られます。体の動きを検知するのに重要な働きをしています。平衡感覚は加速度や体位の影響を受けます。加齢とともに平衡感覚は低下します。

視覚、聴覚、味覚、嗅覚、平衡感覚、内臓感覚などは単に情報を脳に送るだけですが、注意制御機能（**図表3-1の「注意制御」を参照**）により感覚閾値が下がったり上がったりします。たとえば、空腹の人にとっては、食べ物に関する環境刺激がより知覚されやすくなります。

6 皮膚感覚

皮膚感覚には、触覚、圧覚、温覚、冷覚、痛覚、振動感覚があります。知覚の次は認知・予測段階です。

＊2 大したことではない警報だと考えて、警報を出しっぱなしにすると音に慣れてしまい、重要な警報を見逃す可能性がある。

＊3「閾値が上がる」ということは、「鈍くなる」という意味である。

3-3 認知・予測段階の特性

ヒューマンエラーに関する人間の持つ特性としては大きな影響を持つものです。以下の特性があります。

1 見たいものを見る

人間は外の物理的刺激をそのまま理解しているのではありません。見たいものを見るという傾向があります。あいまいな情報があると、前後の刺激からそのあいまいな情報を勝手に解釈してしまうのです。「13」と「B」などは、場合によっては反対に理解される可能性もあります[1]。たとえば、Bの前後に、数値が12、14と並んでいると「13」と解釈され、A、13、Cと並んでいるとBと解釈される可能性が高くなります（**図表3-3**）。

重要なのは、「私たちはモノを見るとき、そのまま見ているのではなく、見るという行為は、積極的な行動である」ということです。だからこそ、あいまいな文字で書かれた指示書でもベテラン看護師には読めてしまうことが起こるのです。

図表3-3●前後の刺激からあいまいな情報を解釈する

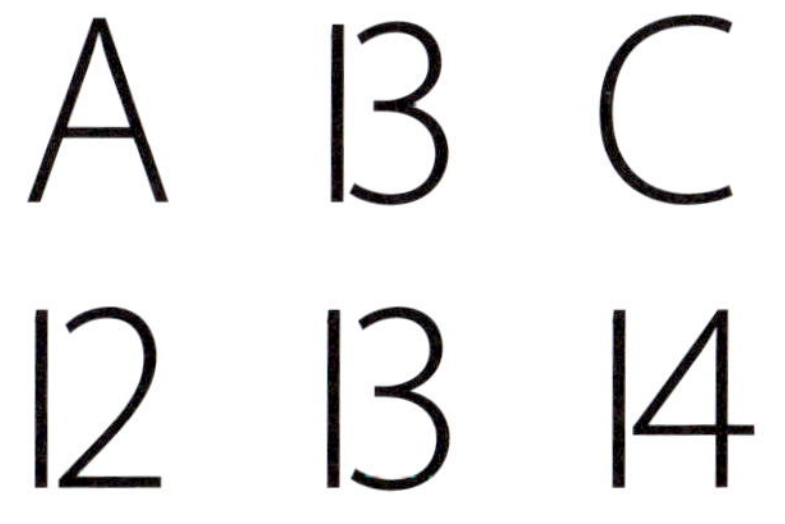

2 期待聴取

医師が電話で薬を半筒（はんとう：アンプル1／2本）投与するように指示しました。しかし、それを受けた看護師には、この指示が三筒（さんとう）（3本）に聞こえました。そこで看護師は「三筒ですね」と復唱しました。ところがそれが医師には半筒と聞こえたため、「そうだ、半筒だ」と応えました。看護師は「わかりました」と言って三筒を患者に投与しました。こうして指示の6倍量の薬が患者に投与されるという事故が発生しました。

電話連絡などでも「B」と「D」は音が似ていることから、ポンプBの起動命令を待っているところに、ポンプDの起動命令がくると、ポンプBの起動命令だと解釈してしまう可能性が高くなります。これは期待聴取（wishful hearing）という人間の基本的特性がエラーを引き起こしたものです[6]。物理的刺激は、周りの環境、または文脈によっては別なものと認識される可能性があるということを十分考慮して、用語やコミュニケーションの方法を確立しなければなりません。患者の観察においても、何か異常があるのではないかと思って見ないと、異常を見逃してしまう可能性が高くなります。

3 こじつけ解釈

一般に、人間はいろいろな情報を集めていて、その集まった情報が自分の持っているものと異なったり、情報そのものがお互いにつじつまの合わないものがあったりすると不安になります。そこで不安低減のために、それらの情報を都合のよいように解釈して、うまく全体が説明できるような「物語」をつくり、安心する傾向があります。これをこじつけ解釈（story building strategy）といいます。

たとえば、1999年1月11日の横浜市立大学附属病院における患者取り違え事故では、手術室で患者が入れ違っていることを示す情報がいくつもありました。しかし関係者たちは、それらの情報に自分たちが納得できる解釈をして、患者を取り違えたまま手術を終了してしまいました[2]。

このとき、いくつかの「おかしいな」と思われた事象がありました。ある医師は患者の髪の長さが、金曜日に会ったときと比べて短いことに気がつき、本人とは違うのではないかと疑問を持ちました。また、肺動脈カテーテル挿入の際、肺動脈圧、肺動脈楔入圧の値は術前のものとは異なり正常でした。さらに、経食道のエコーを観察すると術前の所見と異なり、左房の拡張がみられず、僧帽弁逆流は軽度だったのです。

これらについて、それぞれこじつけ解釈を行い、短い髪の毛には「土日の間に散髪をしたに違いない」と都合のよいように解釈し、納得してしまいました。さらに、「肺動脈圧、肺動脈楔入圧が下がったのは麻酔薬により末梢血管が開いたためである」と考え、「末梢血管の拡張により僧帽弁の逆流も改善し、肺動脈圧が正常化したのではないか」と考えました。さらに、エコーの所見については、医師たちは「まれにではあるが、前回の検査と今回の検査との間に病状が変化したもの」と解釈したのです。

さらにやっかいなことには、人間は一度納得のできる解釈をしてしまうと、それ以上の原因追求をしなくなる傾向もあるのです。

4 ゲシュタルト特性

異質な部分があると形を知覚することができます。ある部分がまとまると図として知覚し、他の部分を地として知覚します。図と地の境界線は図の輪郭線となり、図は手前に知覚され形となります。この特性が図と地の反転図形（**図表3-4**）となったり、本来は何もないのにあたかも存在（**図表3-5**）しているように知覚されます。

図になりやすい条件をまとめたものがゲシュタルトの法則です（**図表3-6**）。逆に、ある対象が基準や典型からずれていると目立つようになります。これをポップアウトといいます。

図表3-4●図と地の反転図形の例：ルビンの杯

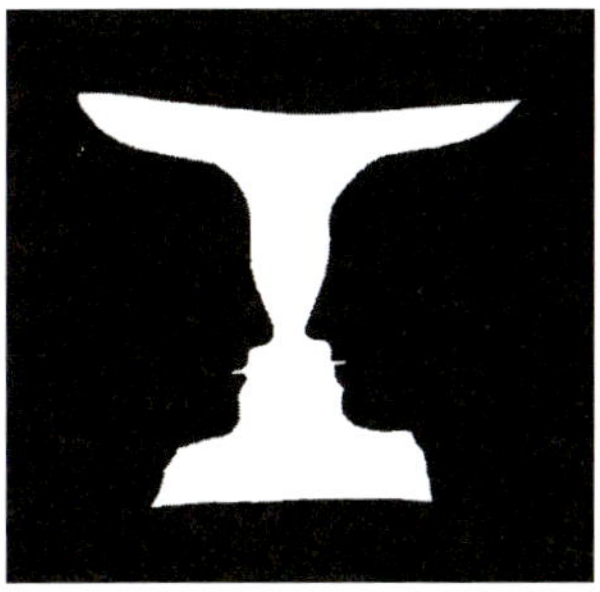

図表3-5●主観的輪郭の例：カニツァの三角形

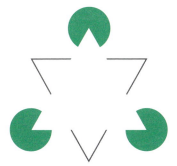

図表3-6●ゲシュタルトの法則

ゲシュタルト法則Ⅰ（図と地の法則）	ゲシュタルト法則Ⅱ（群化の法則）
閉合（閉じたもの） 狭小（小さいもの） 垂直・水平にあるもの 内側にあるもの 対称 その他（単純、規則的、高明度、高彩度、暖色、凸形、動機づけられたものなど）	近接（近くにあるもの） 類同（似ているもの） 共同運命（同じ動きをするもの） 閉合（閉じたもの） よい連続（なめらかに連続するもの） よい形（プレグナンツな形：規則的、対称、単純など） その他（経験など）
法則Ⅰは図になりやすいものの特徴を、法則Ⅱは視野のなかでひとまとまりになりやすいものの特徴を示している。	

（人間工学ハンドブック[3]より）

3-4 意思決定段階の特性

1 大丈夫だと思いたい

人間はもともと保守的で、異常を認めない傾向があります。明確な証拠がないと行動を起こさないのです。これを正常化の偏見（normalcy bias）といいます[4]。たとえば、津波などで逃げ遅れたものの、やっと助かった人の中には、「徴候があったが、大したことはないだろう」と楽観的に事態を解釈した人がいました。地震などについても多くの場合がすぐにおさまることから、窓を開けて退避経路を確保する人は少ないのです。体調が悪くても「軽い風邪だろう」と重要な兆候を見逃すのはまさにこの特性です。これは患者にも医療従事者側にも見られます。

2 集団の圧力（同調行動）

チーム内の他のメンバーが全員、自分と異なる意見を持っているときに、それでも自分の意見を言えるでしょうか。アッシュ（Asch, S.E.）は、こうした個人と個人、個人と集団との間の相互作用に現れる社会的影響過程を明らかにするために、簡単な集団実験を行いました[5]。

被験者8人の集団に、2枚のカードを見せました（**図表3-7**）。1枚には線分が1本だけ描かれており（標準刺激）、もう1枚のカードには、それぞれ長さの異なる3本の線分が描かれていました。3本の線分のうち、どれが標準刺激と同じ長さかを判断するよう求められました。被験者は1人ずつ順に答えていきますが、実は8人のうち本当の被験者は1人だけで残る7人はサクラであり、あらかじめ決められたとおりに「3番」と誤った解答をするようになっていました。そして本当の被験者が答えるのは7番目でした。

実験の結果、解答の約3分の1が、多数者であるサクラと同様な誤りを犯していました。周囲の人間がたった3人でも自分と違う意見をもっている場合には、自分の意見を主張することは非常に難しくなることがわかりました。

このように、周囲の意見に自分も従うということは、日常業務の場面でも起こりやすいことです。

図表3-7●被験者集団に提示した2枚のカード

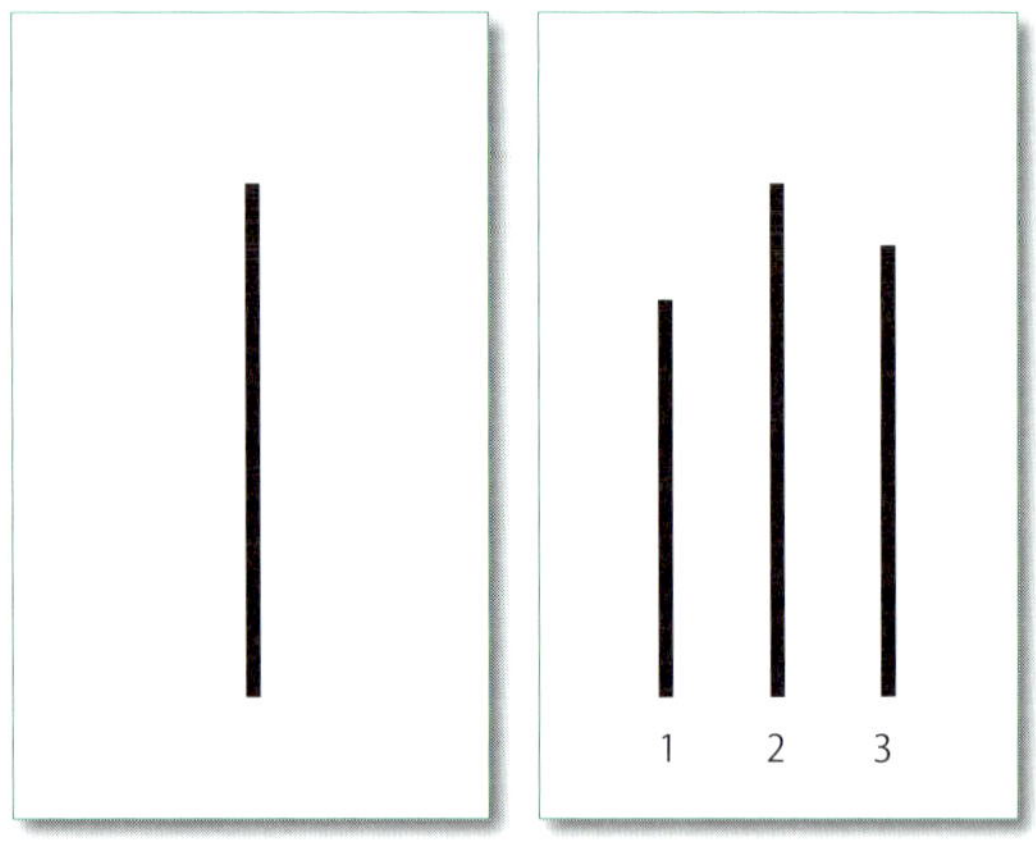

3 権威勾配

複数の人間が一緒にいると、そこには社会的な人間関係が成立します。この人間関係が、人の行動や判断に影響を及ぼします。とくに医療システムでは人間の介在が多いので、大きな影響を受けます。ここでは、社会心理学的特性のうち、人間関係に関連する代表的ないくつかを心理学の知見から紹介します。

ある新人看護師が先輩看護師の医療機器の操作に疑問を持ちました。それを先輩看護師に言えばよいことはわかっていても、そんなことを指摘して自分が間違っていたらきっと怒られるに違いないと考え、言いませんでした。その結果、インシデントが発生したという事例があります。

類似の事例はいろいろなところで起こっています。「疑問があるなら言えばいいじゃないか」と思うかもしれませんが、これがなかなか難しいのです。

一般に、人は権威を持っている人に指示や命令をされると、自分の意思に反してそれに従ってしまうものなのです。米国の心理学者ミルグラム（Milgram, S.）が実施した「権威への服従」の実験では、普通に考えるととても危険でできない操作を、実験という名目で権威ある人に命令されると非常に多くの人がそれを行ってしまう、ということを示しました[6]。この実験は別名「アイヒマン実験」と呼ばれています＊4。

4 社会的手抜き

「自分が患者の確認をしなくても、他の誰かがきちんとやるだろう」と思って確認しなかったところ、事故になった事例があります。このように、自分がやらなくても他の誰かがやるだろうと思って手を抜くとか、チームで作業をすると人は単独のときよりも働かなくなるといった現象を、ラタネ（Latané）らは「社会的手抜き」と名づけました[7]。

社会的手抜きの現象を最初に発見したのは、ドイツのリンゲルマン（Ringelmann, R.）という研究者でした[8]。彼は、1人、2人、3人、8人で綱を引いてもらい、その力を測定し、1人あたりの引っ張る力を計算しました。その結果、1人で綱を引く力を100％とすると、2人のときは各個人が93％、3人のときは85％、8人のときは49％の力しか出していませんでした。1人あたりの作業量は単独作業状況よりも集団状況において低下しており、これはリンゲルマン効果と呼ばれています。

図表3-8は検査する人数と信頼性の関係を示しています[9]。理論的には「多重度を増すとエラーの検出率は上昇する」と考えられますが、実験結果は必ずしも上昇せず、下降することもあることを示しています。これは社会的手抜きの考え方で理解することができます。まず、1人目の人は後に4人の検査する人がいるので、たとえ自分が間違っても誰かが気付いてくれる、という気持ちで仕事をします。2番めの人は「前の人がちゃんとやっただろうから大丈夫だろう。それにまだ後に3人がチェックするので大丈夫だろう」と考え、さらに3人めは「先に2人がやっているし、後にまだ2人がチェックするので大丈夫だろう」と考えます。4人め、5人めも同様で、この相互依存性のためにチェックがいい加減になるためと考えられます。

図表3-8●多重度別のエラー検出率

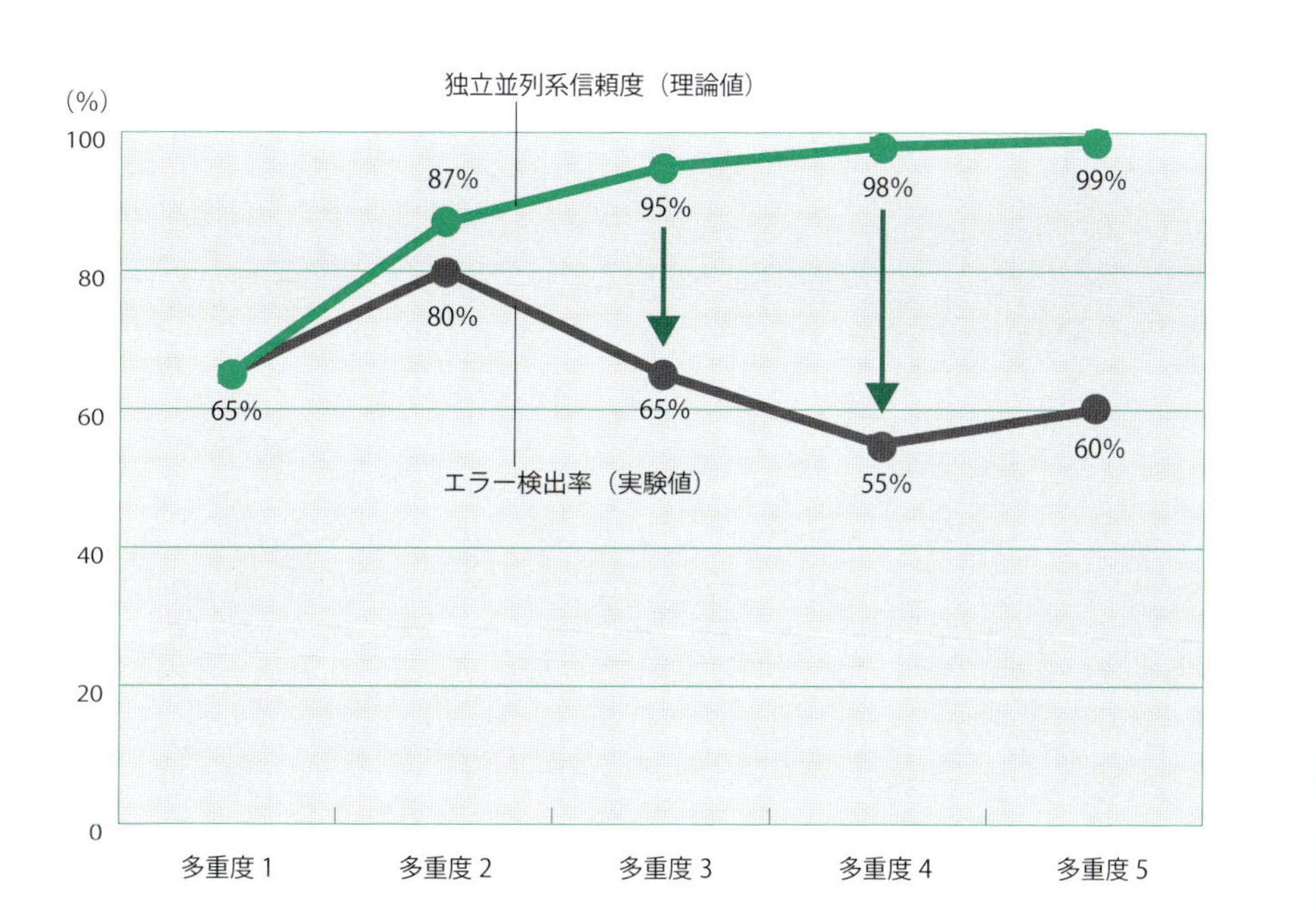

5 リスキーシフト

集団討議の陥るマイナス面として「集団の決定は、個人の決定よりもより危険な選択をする」というリスキーシフト現象というものがあります。

ワラック（Wallach,M.A.）とコーガン（Kogan,N.）の実験では、以下の問題に対して1人ずつ個別に解答してもらった場合と、集団で話し合って全員一致の解答をしてもらった場合を比較しました[10]。

「重い心臓病にかかっている人がいて、大手術を受けなければ普通の生活をあきらめなければならない。しかし、その手術はうまくいけば完治するが、失敗すると命を落とすことになるという。手術するか、しないかを迷っている」。この問題に対する集団討議の結果は、最初の個人決定よりも危険であり、討議後の意思決定も討議前の個人の意思決定より危険な方向になりました。また、討議前のリスクテイキング（risk taking）の程度と集団討議における影響力の間に正の相関が見られました。つまり、危険な選択をする人ほど、討論で積極的な役割を演じていることが示されたのです。

6 集団浅慮

人々が集まって意思決定を行うとき、その人々が優れた人たちであっても、大失敗を犯すことがあります。ジャニス(Janis,I.L.)は、1人ひとりは優れた人が集まっているのに、愚かな意思決定へと導く集団過程を「集団浅慮」と名づけました[11]。

1961年4月、1400人のキューバ人亡命部隊が米国海軍、空軍、CIAの支援のもとにキューバのピッグズ湾に侵攻しました。目的は革命政府を倒すことでした。しかし、すべてが計画どおりにいかず、作戦は大失敗に終わりました。この計画は、優れた人々の集まりであるケネディ政権によって承認されたものでした。

なぜこのようなことが発生するのかについて、ジャニスは、次のように説明しています。

①自分たちこそが唯一、正しい判断力を有していると過信したこと

②批判的な情報の価値を軽視するとともに、そのような外部情報を支持するメンバーを疑問視したこと

③その結果、他の集団や情報から孤立し、誤った最初の仮定や、それに基づく決定を変更できないまま、行動に突き進んでしまったこと

そして、このような集団浅慮を防ぐ方法として、次の4つを指摘しています。

①リーダーは批判的な評価者としての役割を負い、成員が反対意見や疑問点を出すよう鼓舞しなければならない

②リーダーは最初から自分の好みや希望を並べて、偏った立場にあることを明らかにしてはならない

③複数の集団に同じ問題について政策決定させる

④集団内に逸脱者の役割をとる人をおいたり、下位集団に分かれて審議したりすることも有効である

筆者は集団浅慮が医療の現場で発生しているかどうかは知りませんが、私たちはそのような特性をもち、ときには判断を誤る可能性があるということを意識しておく必要があると思います。

＊4 アイヒマンとは、ナチスドイツの官吏の名前である。第二次世界大戦時にユダヤ人が大虐殺された。普通に考えるととてもできないような残酷な行為がなぜできたのかを知るうえで、非常に示唆深い実験である。

3-5 記憶

人間の記憶についてはいろいろな仮説が提案されています。ここでは感覚記憶、短期記憶、長期記憶の3つについて説明します。

1 感覚記憶 (sensory memory, SM)

感覚記憶とは、感覚器官に保持される記憶のことです。刺激に対応する各感覚器官にごく短時間だけ保持されるもので、意識されないことがほとんどです。視覚では長くて1秒程度、聴覚では長くて4秒程度と言われています。外部からの刺激は、まず感覚記憶として各感覚器官に保持され、意識されなかった情報については消失します。意識された情報だけが短期記憶へ、さらに長期記憶へと送られます。感覚情報貯蔵と呼ばれることもあります。

2 短期記憶 (short-term memory, STM)

短期記憶とは情報を短時間保持する貯蔵システムです。短期記憶の情報は時間の経過とともに忘却されますが、維持リハーサル（繰返し）によって時間を延ばすことができます。短期記憶の情報は長期記憶に転送されます。短期記憶は数～十数秒で情報が消えてしまいます。

短期記憶についてはおもしろい論文があります。心理学者のジョージ・ミラーが書いた「マジカルナンバー（magical number）7±2」という論文があります[12]。これは人が一度に記憶できる量は、7を中心として、多くとも9、少ないと5の幅であるという内容でした。

短期記憶と長期記憶の2段階のモデルを記憶の二重貯蔵モデルといいます。

3 長期記憶 (long-term memory, LTM)

長期記憶とは記憶の二重貯蔵モデルのもう1つの部分で、大容量の情報を保持する貯蔵システムです。

長期記憶から消える原因については、減衰説と干渉説、検索失敗説があります。減衰説とは、時間の経過とともに記憶が失われていくという説です。これは次の忘却曲線が示しているとおりです。干渉説とは、ある記憶が他の記憶と干渉を起こすことによって記憶が消えるという説です。検索失敗説とは、想起の失敗は記憶された情報自体が消失しているのではなく、適切な検索手がかりが見つからないため、記憶内の情報にアクセスできないという説です。一方、長期記憶に入った情報は消えることはないと言われています。

4 忘却曲線

一度記憶されたものが永遠に記憶されるのではないことは、経験的、実験的に知られています。忘却に関する研究では、記憶がいかに残らないものであるかが示されています。しかし、管理者の中には、一度注意の通達を出しておけばずっと効果があるものという思い込みをしている人がいます。たとえば「そのことについては、再発防止のためにすでに通達を出してある」という言い訳がその例です。

一般に記憶は保持されることが難しく、2日も経過すれば5分の1も残っていません。**図表3-9**は、記憶心理学者であるエビングハウス（Ebbinghaus,H.）の行った実験結果を示しています。人間の記憶は時間の経過とともに急速に

図表3-9●Ebbinghaus, H.の忘却曲線

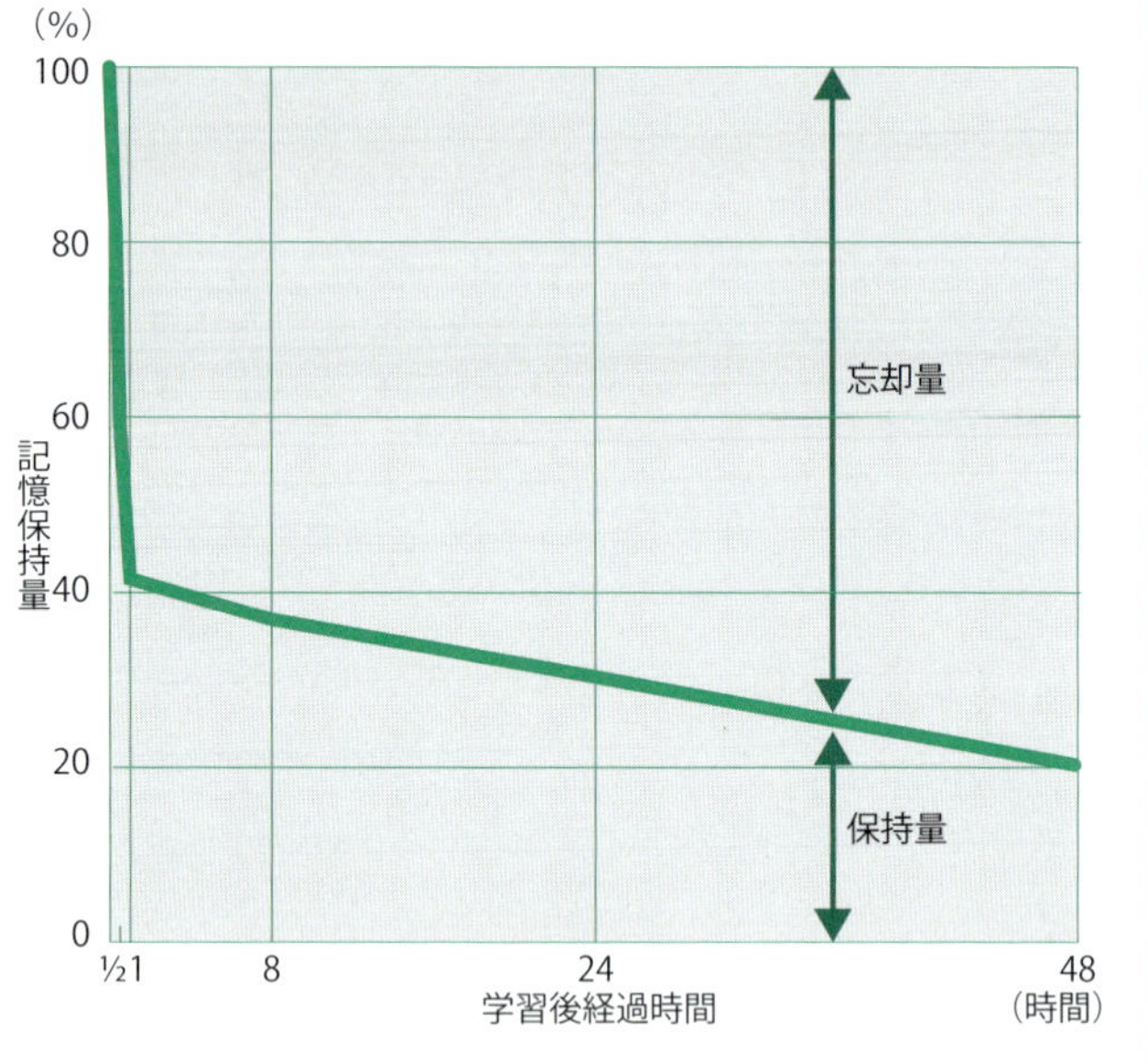

減衰していることがよくわかります。

5 記憶変容

忘却の場合はまだいいのですが、ヒューマンエラーに関する特性で怖いのは記憶変容、間違って覚えているというものです。完全に忘れている場合は業務そのものができませんから、調べるという行動をとるでしょう。調べれば正しいものが得られます。ところが、記憶が変容している場合は、本人自身は問題だとまったく認識していないので、誤った記憶で業務を実施してしまうのです。

頻繁に発生しているのがインスリン関係のエラーです。とくに、インスリンの単位の間違いは繰り返し発生しています。インスリン１㎖は１００単位で、習ったばかりの頃は正しく記憶していますが、使う機会がないといつの間にか「インスリン１㎖は１００単位」や「インスリン１㎖は10単位」と誤った記憶になることがあります。実際に記憶違いから１００倍投与というインシデントが発生しています。

3-6 注意制御

「注意してやりなさい」「ちゃんと注意していればエラーはしない」などと注意を与えることがどれくらい効果があるかは、注意の性質を考慮して判断すべきです。

注意については、非常に多くの考え方やモデルが提案されています。しかし、どれがもっとも適切かという点では、研究者の間で意見が異なっています。ただ、注意の特性については、おおよそ3～4ほどあるといわれています[13]。エラーとの関係で以下の3つについて説明します。

①容量に限界がある：あるものに集中すればするほど、他のものへの注意は弱くなります。たとえばある１つの作業をしているとき、他の作業への注意はおろそかになります

②選択的で方向性がある：関心があるものには注意を向けることができます。たとえば、懇親会などで雑談中に、隣のテーブルの誰かがあなたの名前をしゃべったとすると、あなたは隣のテーブルの話に耳を傾けて理解することができ

ます。これを「カクテルパーティ効果」といいます。

注意の特性を理解してエラー防止のために「注意を意識して向ける」のはよいのですが、ある病院の看護師は、スライディングスケールをしっかり見ることに注意を奪われ、患者の名前を間違ってしまいました。

③強度が変化する：注意は同じ水準で持続させることができません。同じ作業を連続して行うと、最初は間違わずに処理することができますが、やがてエラーの入り込む可能性が高くなります。

さらに経験的に、忙しい後にエラーが発生するといわれています。たとえば、航空管制官の間では「忙しい後に気をつけろ」という言葉があります。レーダスコープいっぱいに映った航空機を一生懸命に処理した後、たった2機しか映っていなかった航空機をニアミスさせたという例がありました。

認知的特性と関係しますが、ある思い込みをすると、その思い込みを正当化する情報に着目するようになります。

注意だけに頼った安全対策には限界があるということを、私たちは現実として受け止めなければならないのです。しかし、一方で、医療タスクの中で、どこでエラーが起こりやすいかの知識があると、その部分に選択的に注意を向けることができます。

3-7 行動

知覚、認知予測、そして意思決定の段階を経て行動の段階になりますが、正しい行動を実行できるためには、必要な技能がなければ対応できません。たとえば、自転車に乗れない人に、いまこの場で自転車に乗るように求めてもそれは不可能です。

行動について参考になるのが、ラスムッセンの行動の分類で[14]、SRKモデルと言われています。このモデルは、これまで説明してきた**図表3-1**の情報処理モデルの各プロセスを含んでいるのですが、**図表3-10**に示すように知識、ルール、ス

図表3-10●RasumussennのSRKモデル

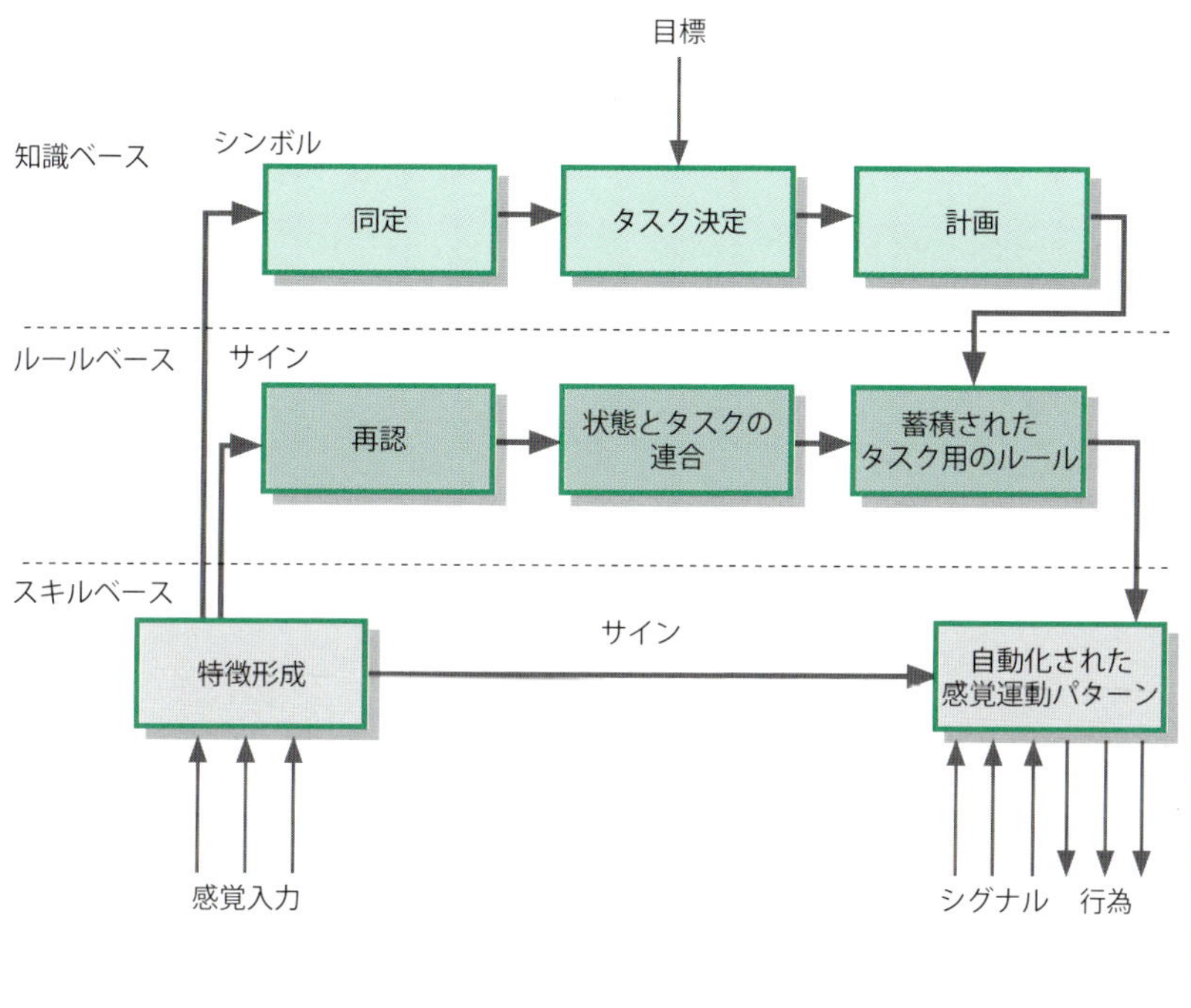

キルの3つのレベルに分けています。

本を読んだり講義を受けたりして得られた知識を行動に変換するのは、まず知識レベルの行動（knowledge-based behavior）です。感覚器官に入力された刺激を知覚し、それがなんであるかを同定し、知識を使って問題を明らかにし、問題解決に向けて計画して適切な行動を選択し、実施するという経過を経ます。

これが繰り返されると、脳のプログラムを簡略化して外界感覚入力の同定だけで、今までに身につけた、決まった行動パターンを実施することができるようになります。これがルールレベルの行動（rule-based behavior）です。比較的慣れた作業で、身についた習慣、規則などに従って行われる行動です。

さらに同じ行動パターンの繰り返しが行われると習慣化し、外界からの感覚入力をあらかじめ期待しながら行動の準備をして、外界刺激を引き金として、直ちに行動を開始できるようになります。素早く、円滑で、疲れを知らない熟練レベルに到達することになり、反射操作レベルの行動になります。通常の人間行動のほとんどは、この熟練レベルの行動（skill-based behavior）です。

ヒューマンエラーはこの各レベルで起こります。日常業務の行動の多くはスキルレベルですが、この段階の問題は、自信過剰や自己納得に陥り、外界情報の変化を見過ごしたり、あるいは見ようとせず、手順を省略したり、思い込みから脱出できなくなったり、勝手に手順違反の工夫をしてしまうことなどが考えられます。

医療にはたくさんのルールがあり、このルールを守って仕事をしなければなりません。ルールベースの行動レベルのトラブルは、間違った規則を選んでしまい、なんの疑念も抱くことなく、とんでもない行動をする可能性があります。また、つくり上げられた規則から抜け出すことができず、マニュアルどおりに事故を起こす結果となることもあります。

知識レベルの行動での問題は、異常事態や緊急時など、自分がこれまで獲得した知識で問題解決しなければならない場合を考えてみるとわかります。うまく処理するためには十分な知識を持っているか、新たに適切な情報を取得しなければなりません。したがって、規則レベルよりさらに処理時間を要することになります。すると大脳中枢の情報処理に余裕がなく、周りに適切な注意を払うことができず、一点集中に陥ることがあります。また難しく、忙しい仕事では情報がオーバーフローとなり、混乱してパニックに陥ることが考えられます。

3-8 情報処理プロセスとレヴィンの行動の法則

以上、人間の情報処理プロセスについて説明してきましたが、CHAPTER 2で説明した行動モデルB＝f（P、E）との関係を見てみましょう。

人の行動を理解するために重要なのは、「その人になりきって考える」ことです。その人の立場になって、その人を取り巻く環境がどのようにマッピングされ、心理的空間を構築するかを考えてみることがとても重要です。いくつかやってみましょう。

1 患者側からみる

情報処理モデルの最初の段階である知覚レベルには、ある限界があることを理解しなければなりません。たとえば、感覚器官の機能レベルが低下し、目が不自由、耳が遠いという患者には、必要な情報が十分に知覚されていません。ということは物理的空間から心理的空間へのマッピングが正しく行われていない可能性があるのです。

病院職員の多くは、平均的な普通の感覚器官のレベルを持っているので、あまり不自由を感じることはないかもしれません。しかし、行動モデルB＝f（P、E）のEが患者にとっては正しくマッピングされておらず、物理的空間の情報が不十分な状態で心理的空間が形成されている可能性があることに気付かなければなりません。

「どんなに優秀な人も、問題解決に必要かつ十分な情報がなければ正しい判断と行動をすることはできない」のです。このことについては、CHAPTER 5のチームによる対策の部分で詳しく説明します。つまり、感覚器官のレベル低下のある患者に必要な情報を伝えるためには、病院の案内表示や薬の説明書、アナウンスなどに患者の立場に立った配慮が必要です。

2 当事者の実際の目線になってみる

感覚器官のレベルが普通であっても、別の観点から当事者の目線になって考えるという配慮が必要です。情報処理プロセスの最初の段階では、子どもの目線、車イスに座った位置から見ることも重要です。病院職員は気付かなくても、子どもは背が低いので洗面所の蛇口を操作するのも大変です。また、車イスの患者にとっては、病院の受付窓口の高さやカードを入れるときのカードの挿入口の位置も、場合によっては大変な労力を要することになるかもしれません。普通に置いてある自動販売機も、成人が使うことを前提として設計製造されていることが多いので、病院で使うには不適切な場合もあります。

3 Pの状態を変えてみる

同じ環境がPの状態によって変わって見えるという理解も重要です。行動モデルB＝f（P、E）はPの状態によっては、同じEがいつも同じに知覚認知されるとは限りません。

ある軽い認知症の患者は、検査のために食事が延期となっていました。患者の部屋の廊下側の壁に掲示物が磁石で貼り付けられており、患者はその磁石を口に入れてしまいました。ピンクやブルーのプラスチックに磁石が貼り付けられていたので、患者にはキャンディに見えたのではないかと考えられました。人間の行動は行動モデルB＝f（P、E）で説明しましたが、通常は何も問題とならないEに存在するものが、Pの状態によっては実際のものとは異なってマッピングされることがあるのです。

図表3-11は誰にもわかるようにと考えられたアイコンです。アイコンは直感的に情報を伝達できるということでいろいろなところで使われています。しかし、このアイコンを正しくマッピングしたとしても、行動を決めるときに期待と異なった行動となる場合があります。

人間の認知的特性の説明で、人は見たいものを見るということを紹介しました。普通はそのような解釈はしないにもかかわらず、Pの状態によっては都合のいいように見えてしまうこともあるのです。人の行動を理解

図表3-11●いろいろなアイコン

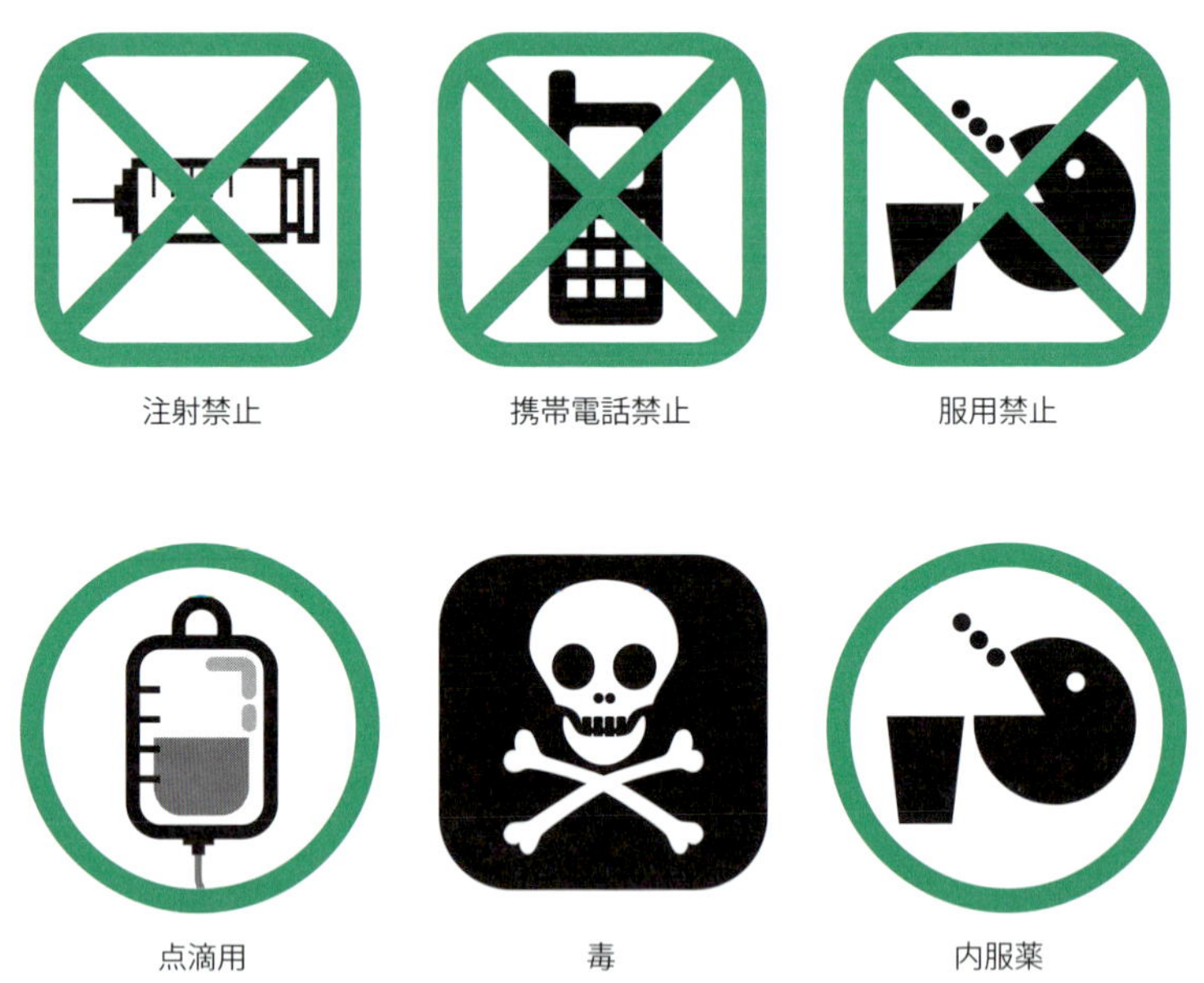

するためには、行動モデルB＝f（P、E）を頭にいれておくことが大切です。

4 Pの心理的空間から考える

認知症の患者の行動を理解するには、その患者の心理的空間を推定すると理解できる場合があります。

ある病院の４人部屋に入院中の患者の変わった行動を看護師や同室の患者はまったく理解できず、この奇妙な行動に悩まされていました。その患者は午後5時になると、なぜか服を脱ぐのです。頭がおかしいと周りの人は思っていました。毎日、その患者は午後5時になると服を脱ぐのです。あまりに変な行動なのでそのことを家族に伝えました。すると、家族は「わかりました」と応えました。家族によると、その患者は自宅にいたときは、午後5時に風呂に入るのを長年の習慣としていたらしいのです。

その患者の立場になって考えると、午後5時を知らせる時計が鳴ると、それが頭にマッピングされ、いつもの風呂の時間が来たことになるのです。したがって患者の頭の中では、午後5時だからお風呂に入る時間なのです。物理的空間は自宅とは異なっているのですが、頭の中にマッピングして構築した心理的空間の中では、病室という物理的空間がなく、それ以外は確かに風呂の時間となるのです。マッピングに失敗して構築された心理的空間にしたがってやっている普通の世界がそこにあるのです。これを理解した看護師さんは、午後5時なると「さあ、お風呂ですよ」と言って、足を暖かい濡れたタオルで拭いてやると、患者の奇妙な行動は起こらなくなりました。

人間の行動を理解するためには「人間に関する要因」と「人間を取り巻く環境に関する要因」に分けると理解しやすいと説明しました。エラーは行動の結果を評価されたもので、行動はB＝f（P、E）で決まりました。どのような特性を人間は持っているのかを理解しておくことは、ヒューマンエラーとなった当事者の行動を理解するのに重要です。

参考文献

[1] 御領謙：5・注意と認知、大山正・東洋編：認知心理学講座　第1巻　認知と心理学 121～141、東京大学出版会、1984

[2] 横浜市立大学医学部附属病院の事故に関する事故調査委員会報告書 1994年3月

[3] 伊藤謙治、桑原園子、小松原明哲編：人間工学ハンドブック・152～154、朝倉書店、2003

[4] 広瀬弘忠：人はなぜ逃げおくれるのか—災害の心理学．集英社、2004

[5] ASch' S.E.：Effects of group pressure upon the modification and distortion of judgments. In Guetzkow' H.（ed）;Groups' Leadership and Men. Carnegie Press' 1951

[6] Milgram' S.：Some conditions of obedience and disobedience to authority. Human Relation' 18：57-76' 1965

[7] Latane' B.' Williams' K. and Harkin'S.：Many bands make light the work：The causes and consequences of social loafing. Journal of Personality and Social Psychology' 37：822-832' 1979

[8] 白樫三四郎：3、社会的手抜き・三隅二不二、木下冨雄編：現代社会心理学の発展II 155-176、ナカニシヤ出版、1991

[9] 田中健次：安全対策の落とし穴　その「仕組み」と「仕掛け」、患者安全推進ジャーナル　No.32' pp.17～32' 2013

[10] Wallach' M.A.' Kogan' N. and Bem' D.J.：Group influence on individual risk taking. Journal of Abnormal and Social Psychology' 65：75～86' 1962

[11] Janis' I. L.：Victims of groupthink：A psychological study of foreign — policy decisions and fiascoes. Houghton Mifflin 1972

[12] G.A.Miller：The Magical Number Seven.Plus or Minus Two Some Limits on Oun Capacity for Processing Information,Psychological Review,Vol.101,No.2,343-352,1955.

[13] 狩野広之：注意力、かんき出版、1997

[14] J・ラスムッセン：インタフェースの認知工学—人と機械の知的かかわりの科学、啓学出版、1990

Column

モデルってなに？

複雑なものを考えやすくする

人間はとても複雑です。見る角度によってまったく違った側面が見えます。生理学的側面、認知的側面、集団的側面、その他いろいろな側面があります。このように複雑な人間を理解するにはどうすればよいのでしょうか。

ヒューマンファクター工学では、この複雑な人間や事象を理解する手がかりのひとつとして、モデルを利用します。

モデルは、現実世界のあらゆる側面をすべて忠実に写し取るのではなく、関心のある部分だけを写し取り、他を捨ててしまいます。たとえば、プラモデルは現実の飛行機を模擬していますが、実際に飛ばすことはできません。ラジコン飛行機は実際に飛びますが、形は現実のものと異なっています。つまり、モデルはどこに関心があるかによって異なります。プラモデルでは形の忠実な模写を、ラジコンでは機能の模写を行っているのです。

複雑な人間を考えるとき、理解しやすいようにいろいろなモデルが提案されます。たとえば、**図表3-10**のラスムッセンのSRKモデル[1]は、プラント運転員の情報処理のレベルを理解するのに便利です。また、**図表1**の黒田のモデル[2]は、人が情報をどのように処理しているかを理解するのに便利です。その他、ハインリッヒの法則[3]も事故のモデルと言っていいでしょう。ハインリッヒのモデルから、事故防止のためには何をしなければならないかが容易に理解できます。

SHELモデル[4]は、ヒューマンファクター研究で広く用いられているモデルで、問題を整理するのに便利です。F・H・ホーキ

図表1●黒田の情報処理モデル

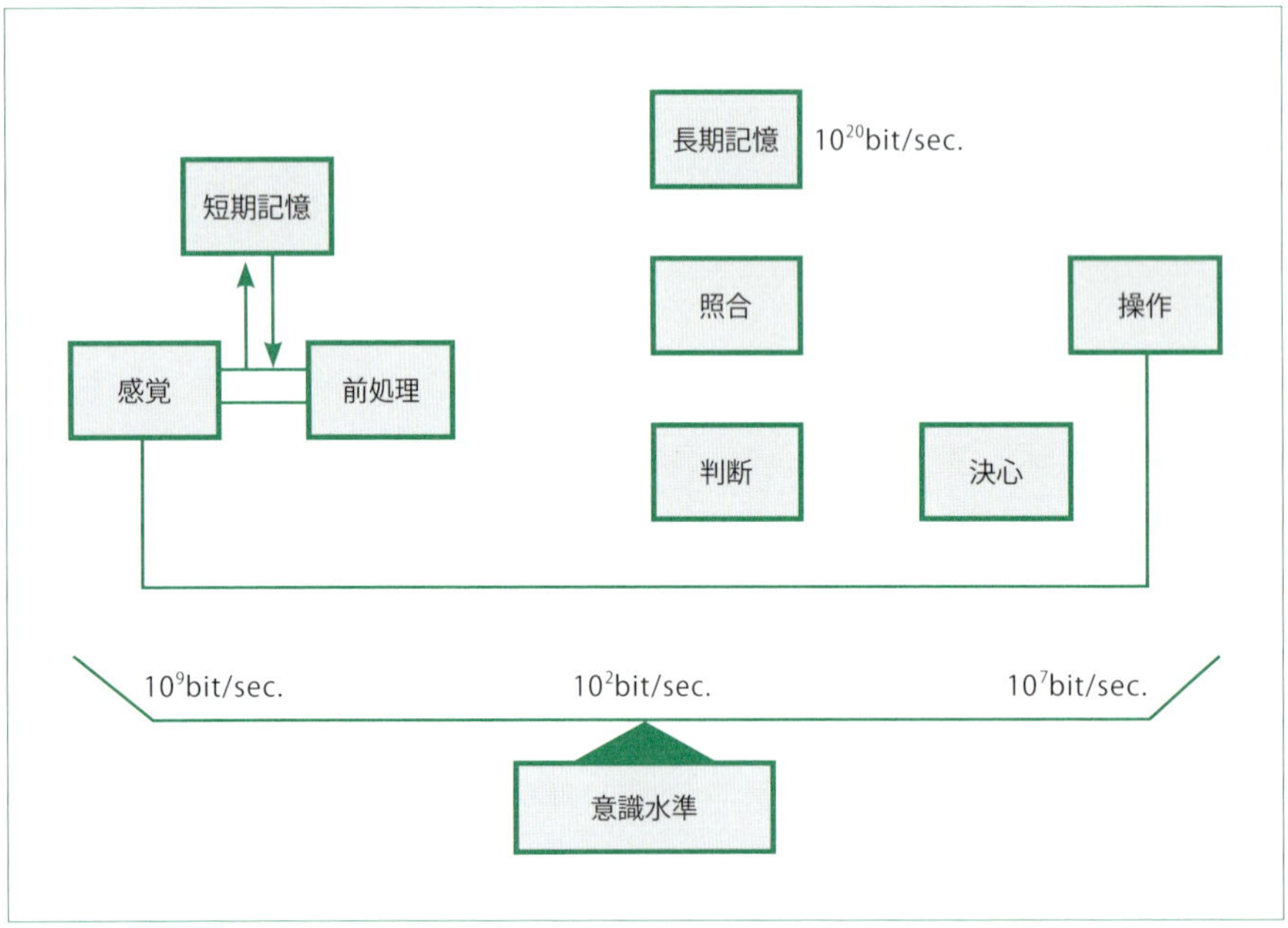

ンスが提案したオリジナルのSHELモデルではManagementがありません。しかし筆者はManagementが見えるようにするためにmSHELLモデル[5]を提案しました。その方が考えるとき便利だからです。医療においては患者が重要なので、患者の要素を加えたのがPmSHELLモデル[6]です。

下の**図表2**は、一般に用いられているモデルの種類です[7]。私たちはこのようなモデルを利用して複雑な人間の行動や事故にかかわる事象・あるいはその他の複雑な現実の世界を理解しているのです。

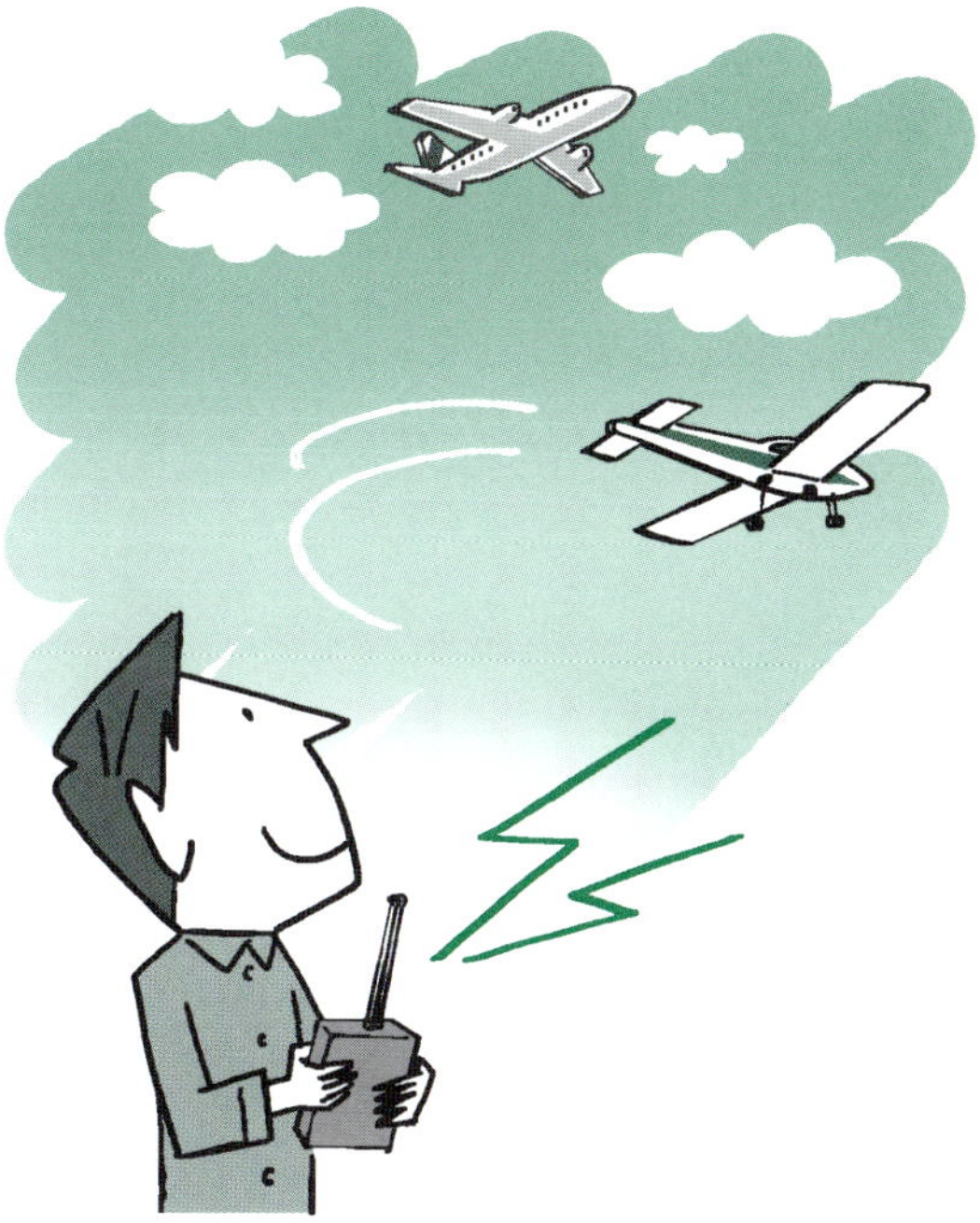

[1] J.ラスムッセン：インタフェースの認知工学―人と機械の知的かかわりの科学、啓学出版、1990
[2] 黒田勲監修：飛行とこころ、鳳文書林、1977
[3] H.W. ハインリッヒ：産業災害防止論、海文堂, 1982
[4] F.H. ホーキンス：ヒューマンファクター、成山堂書店、1992
[5] 東京電力：Human Factors TOPICS ヒューマンファクター研究技報、1994
[6] 河野龍太郎：医療安全へのヒューマンファクターズアプローチ―人間中心の医療システムの構築に向けて、日本規格協会、2010
[7] 池田央：調査と測定、新曜社、1980

図表2●モデルの種類

（池田1980）

	特　徴	例	長　所	短　所
物理モデル	形を似せるもの 機能を似せるもの	人形、模型自動車、都市模型、 擬音、録画テープ、ロボット	具体的で理解しやすい	作成が高価で、複雑なものは不向き
言語モデル	術語によるもの 文章によるもの	構成概念、用語 学説、理論	柔軟性大 複雑なものでも自由に表現可能	用語の規定範囲が不明確 一義的コミュニケーションがむずかしい
図式モデル	概念図式によるもの 幾何図式によるもの	ベン図式、模式図、略図 統計グラフ、計算図表、縮尺図	直感的理解が容易 パターン認知	単純化・強調化の危険大 複雑なものはかえって煩雑
数理モデル	数式によるもの 準数理的なもの	y=f(X) 計算機プログラム、シミュレーション	正確な表現 一義的理解 モデルの反証可能性あり	単純化・強調化の危険大 一般人に難解

CHAPTER 4

ヒューマンエラー対策
理論編

エラー対策の考え方

ヒューマンエラー対策では、発生を防ぐことだけに目を奪われがちですが、本来の目的は、被害を最小とすることです。そこで、「トラブルの未然防止」と「トラブルの拡大防止」という2段階の考え方に基づいて考えます。

4-1 ヒューマンエラーは行動の一部

では、エラー対策について考えてみましょう。エラーとは、

- ある人間の行動があり、
- その行動がある許容範囲から外れたもので、
- 偶然によるものを除く

ということでした（「**CHAPTER 2 ヒューマンエラーとは**」を参照）。さらに、人間の行動は、レヴィン（Lewin,K.）の行動モデルB＝f（P、E）で説明することができました。この結果としてのBがある許容範囲から外れたのがエラーですから、エラー対策の考え方としては、許容範囲に入るようにすればいいのです。

モデルが示しているように、人間の行動を決めている要因は2つあります。人間側の要因であるPと環境側の要因であるEです。ということは、

- エラーの起こりにくい環境を構築する
- エラー誘発環境に置かれても、それに負けない耐性を身につける

という2つの対策が引き出されます。この要因別の対策については後ほど詳しく説明します。

4-2 エラー対策には発生防止とエラーの拡大防止がある

ヒューマンエラーが原因となって重大な医療事故が発生しているのですから、私たちはその原因である「ヒューマンエ

ラーを防止したい」と考えています。さらに、無意識のうちに「ヒューマンエラーを防止したい」＝「ヒューマンエラーの発生防止」として理解している傾向があります。つまり、ヒューマンエラーの発生を防ぐことだけに目を奪われているのです。

しかし、エラー対策とは、被害を最小とすることこそ本来の目的です。この「被害を最小にしたい」という考え方は、あらゆるシステムの安全を考えるうえでの基本であり、それは2段階からなっています。まず「トラブルの未然防止（prevention）」です。航空機や原子力発電システムでいえば、定期的な点検、何かトラブルの徴候があったときの修理といったトラブルの発生を未然に防止することに相当します。次に、システムの安全では、さらに機器がトラブルを発生した場合に、それが事故とならないように「トラブルの拡大防止（mitigation）」という考え方に基づいて、いろいろな安全装置を設計段階から組み込んでいます。

医療も同じです。2段階とは、病気にならないようにする予防医学の考え方と、定期検診をして悪いところを早く発見して病気を拡大させないという考え方に相当します。

これらのシステム安全の考え方はヒューマンエラー対策についても同じで、「ヒューマンエラーの発生防止」と「ヒューマンエラーの拡大防止」に相当します。ヒューマンエラー対策を考える場合には、この2段階を考えなければなりません。

1 ヒューマンエラーの発生防止

ヒューマンエラーの発生防止の段階では、できるだけエラーの数を少なくする、つまりヒューマンエラーの絶対数を少なくすることを考えます。これは、

ヒューマンエラー件数＝作業数×各作業でのエラー発生確率

で表すことができます。したがって、ヒューマンエラーの数を減らすためには、次の2つの対策が引き出されます。

- 作業の数を減らす
- 各作業でのエラー発生確率を低減する

2 ヒューマンエラーの拡大防止

どれだけエラーの発生防止策を取っても、完全な対策は非常に限られています。ヒューマンエラーをゼロにするのは不可能か、あるいはきわめて困難です。ということは、ある確率でエラーは発生します。そうであるならば、エラーは避けられないものという前提で考えるのがリスクマネジメントの基本的な考え方です。つまり、たとえエラーをしても、それが最終的に事故やトラブルに結びつかないようにすればよいのです。したがって、上記の2つの対策に加えて、次の対策が考えられます。

- エラーをできるだけ早く発見して修正作業を行う

これも完全ではないので、ある確率で発見できない場合が出てきます。そのときは次の対策が考えられます。

- 被害を最小とするために備えておく

3 4段階のエラー対策

以上の考察から、戦略的エラー対策の考え方は次の4つの段階に分解できます（図表4-1）。

STEPⅠ：危険を伴う作業遭遇数の低減（Minimum encounter）。

STEPⅡ：各作業における

エラー確率の低減（Minimum probability）。
STEPⅢ：多重のエラー検出対策（Multiple detection）。
STEPⅣ：被害を最小とするための備え（Minimum damage）。

各段階がそれぞれMで始まるので、このエラー対策の考え方を「戦略的エラー対策の4M」、あるいは「エラー対策の4ステップのM」と呼ぶことにします*1。

図表4-1●戦略的エラー対策の考え方

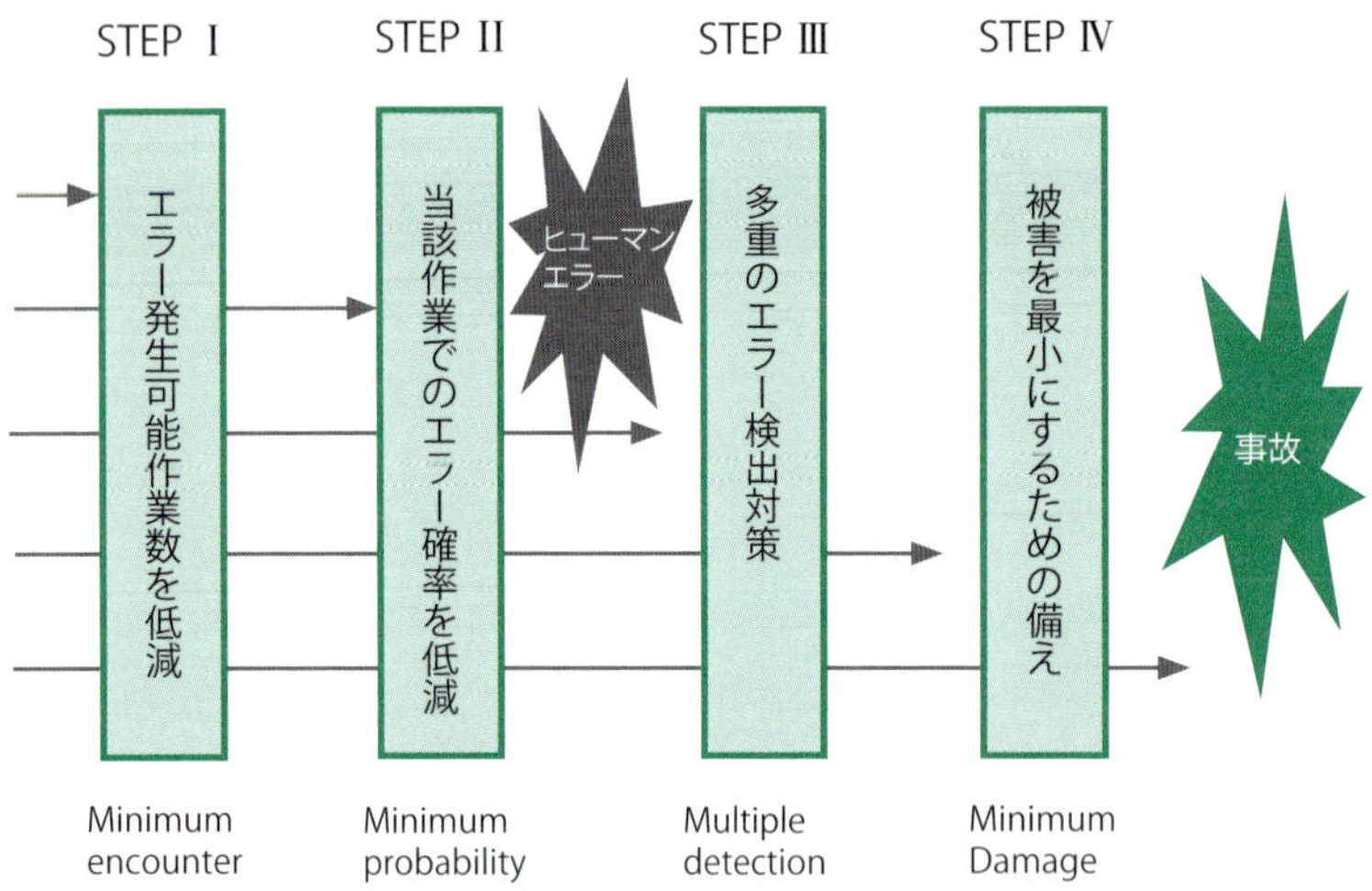

4-3 戦術的エラー対策の考え方

戦略的エラー対策の4Mは、エラー対策を大まかに理解するにはよいのですが、具体性に乏しく、実際になにをすればよいのかがわかりません。そこで、この4つのステップをさらに分解することにします。実行できるレベルまで分解するので、いわば戦術的エラー対策の考え方となります。以下、具体例とともに説明します。

StepⅠ 危険を伴う作業遭遇数の低減

1 危険の排除

もともと、危険が存在するからエラーをしたときに被害が発生するのです。そうであるならば、まず行うべきは「危険の排除」です。危険がなければ、エラーをしても影響はあまりないでしょう。産業界では本質安全と呼ばれています。

たとえば、身体に重大な影響を及ぼすような強い薬は使わない、使う場合は薬を何回かに分けて投与する、1回のエラーが持つ潜在的な危険の程度を下げる、などが考えられます。

平成28年度の交通事故のデータを見てみましょう[1]。交差点を含んだすべての場所での車両同士の衝突では、すれ違い時の衝突事故が5169件、左折時の衝突事故が21555件、そして右折時の衝突事故が41137件でした。

右折時の衝突事故が発生するのは、直進する車両と右折車両が接触する機会、つまりリスクがあるからなのです*2。対向車がいなければ衝突することはありません。したがって、接触の機会をなくせばよいのです。

具体的には、対向車には赤信号を出しておき、右折車には右への方向指示信号を出せばよいと考えます。これは時間差を利用して、物理的接触の機会を排除しています。この考えに基づけば、たとえば宅配便のトラックの配達ルートを考える際、配達先が事前にわかっていればまず地図で確認して、できるだけ左折するようにルートを組むことをお勧めします。左折を基本に配達ルートを決めることは危険遭遇の機会を排除するという意味で理に適っています。

また、相手がルールを守ってくれるという条件では、信号のない交差点を通るよりも、信号のある交差点を通る方が衝突の機会は少なくなります。

こうした考え方に基づいて、感染防止のために、使用済みの医療機器と未使用の医療機器が混在しないようにするのもこの排除の原理が適用されています。

2 作業工程数を減らす

簡単な作業であっても、人間が介在するとエラーをしてしまう可能性があります。人間の介在そのものがエラーを発生させることになるのです。そこで、できるだけ人間の介在を少なくするという考えが引き出されます。

過去において、米国・スリーマイル島や旧ソ連・チェルノブイリでの原子力発電システムの大きな事故は、すべて人間の介在により引き起こされ、拡大させたものでした。そこで考えられる対策は、ヒューマンエラーの発生を少なくするという目的のためには、まず、可能な限り人間の介在を少なくするということです。

具体的には、与薬プロセスを記述して、不必要な作業があればそれをやめて、可能な限り与薬プロセスの工程を少なくするという対策が考えられます。「昔からやっているから」ではなく、本当にそれが必要な作業かどうかをもう一度考え直してください。

一方、医師が処方する薬剤の種類を少なくするということもぜひ考えてみてください。極端なことを言うと、10種類ある患者への処方薬を見直して8種類にできれば、薬剤師、看護師の作業量を2割も削減できるのです[*3]。

このように、STEP I は次の2つの考え方に分解できます。

「危険の程度を減らす」と「作業工程数を減らす」です。これをやさしい言葉で表現すると「①やめる（なくす）」と表すことができます。

Step II 各作業におけるエラー確率の低減

次に検討すべきは、各作業でエラー発生確率を低減することです。すでに私たちは、人間の行動のメカニズムを理解するためにモデルを使って学習しました。その中でもっとも重要なモデルは、レヴィン（Lewin,K.）の行動モデルB＝f（P、E）でした。

人は環境を知覚・認知して（つまり、頭の中に環境をマッピングして）心理的空間を構築し、この心理的空間に基づいて判断し行動します。行動に選択肢がある場合には、利益と損失を比較して自分にとって都合のよい方を選び、行動に移します。レヴィンの行動モデルB＝f（P、E）は、2度利用されていることを説明しました。

また、人間の持っている特性

とエラーを誘発する環境について説明しました。これを前提にエラー対策を考えると、

- 環境の中に正しい情報が存在する
- それを正しくマッピングして心理的空間と物理的空間を一致させる
- 心理的空間から正しい判断ができるような能力を人間が備える

の条件を満足しなければならないのです。

そう考えると、まず、正しく判断するために必要かつ十分な正しい情報が物理的空間になければなりません。そして、人間はこの情報を正しくマッピングしなければなりません。ということは、情報が人間の知覚レベルの範囲内になければなりません。わかりやすく言うと、暗い場所であったり音が小さかったりすると、人間は情報を知覚することができません。さらに、それを正しく理解するためには、必要な知識がなければなりません。どれだけ正しい情報と必要かつ十分な知識があっても、正しく判断し、正しく実行するためには技術がなければなりません。

つまり、レヴィンの行動モデル（B＝f（P、E））から、「エラーの起こりにくい環境をつくること」と「人間側がエラー耐性を身につける」という2つの対策が引き出されるのです。

では、順に具体例を示しながら説明します。

2 エラーの起こりにくい環境をつくる

エラーを引き起こしにくい環境とは、期待される行動を引き起こすことを促し、期待されない行動を阻止する環境であると考えられます。よって、人間特性を考慮した作業環境、すなわち、ヒューマンファクター工学の最終目的である「人間中心のシステム」がそれを満たすことになります。

そこでまず、フールプルーフ技術、つまり期待されない行動を阻止するために物理的な制約を与えることが考えられます。「②できないようにする」ということです。フールプルーフ技術についてはたくさんの研究や書籍があります。

次に、作業には必ず負担（effort）が生じます。負担が増えるとエラーをしやすくなります。この負担は、精神的負担と身体的負担に分けられます。精神的負担では、とくに認知的負担がエラーに関係するので、「記憶や判断といった認知的負担を軽減する環境を構築すること」が考えられます。情報処理モデルを参考にすると、知覚的負担、認知的負担の軽減、たとえば、識別、判断、記憶、注意の軽減などが考えられます。短く表現すると「③わかりやすくする」ということです。

一方、身体的負担では「身体的負担を軽減する環境にすること」が考えられます。たとえば、人間の注意力は限られているので、持ちにくいものを運ぶとき、落とさないように気をつけようと、持つことのほうに注意が奪われてしまいがちです。そのため、足元への注意がおろそかになってしまい、つまずいて転倒してしまうのです。そこで、「④やりやすくする」という対策が考えられます。

3 エラー耐性を身につける

次に、エラー確率を低減するもう1つの方法は、作業者がエラー誘発環境に置かれてもエラーを誘発されないように、「作業者自身がエラー耐性を高めること」です。

どんな環境に置かれても、作

業者が正しく知覚し、正しく認知し、正しく理解し、正しく判断し、そして正しく行動すればよいのです。したがって、情報処理モデルを用いて整理すると「⑤知覚能力を持たせる」「⑥認知・予測させる」「⑦安全を優先させる」「⑧できる能力を持たせる」に分解することができます。

図表4-2●11段階の戦術的エラー対策の発想手順

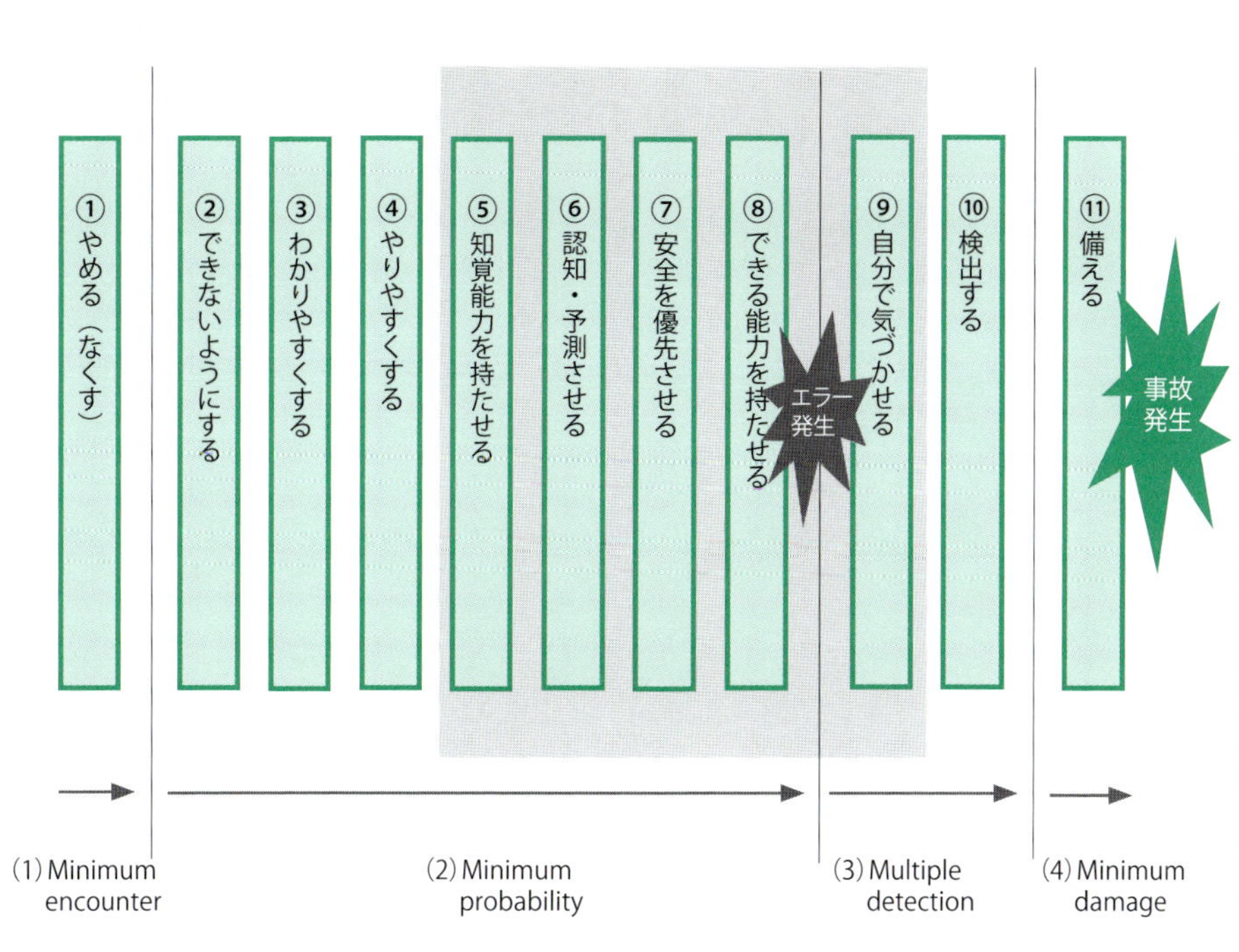

もともと人は自分の能力を超えることはできません。この能力は、生物としての人の能力の限界だと言えます。嗅覚や聴覚はイヌにはかないません。仕事の管理者は、その仕事がムリを強いていないかどうかを事前にチェックしておくことです。

この知覚能力は加齢の影響を受けるので、細かな手作業を必要とする仕事を高齢者にやらせること自体がエラーを引き起こすことになります。また、人間の情報処理は基本的にシングルチャンネルですから、同時に2つの作業を行わせること自体がエラー誘発要因になります。

また、作業者の仕事に必要な知識・技術力がなければ、正しく仕事をすることは不可能です。

さらに、違反をすればエラーとなる可能性が非常に高くなります。もともと手順やルールとは、ある一定の作業を正しく効率よく処理するためにあります。手順書を守らないという違反は、エラーを防止するために手順がつくられていることが多いので、直ちにエラーに結び付く可能性が高くなるのです。

StepⅢ 多重のエラー検出策

ヒューマンエラーをゼロにすることはきわめて困難です。そこで、エラーの発見方法を多重にして、起こってしまったエラーを正しいものに修正させるという対策が考えられます。つまり、エラーを発見しやすいように工夫するのです。これは、自分自身で発見する方法、つまり「⑨自分で気づかせる」と、自分以外のものでエラー発生を検出する方法、つまり「⑩検出する」という2つの方法に分けられます。

StepⅣ 被害を最小にするために備える

エラー防止対策に完全はありません。どれだけ努力してもエラーは発生し、それを検出できない可能性があります。そこで、最後の手段はエラーに「⑪備える」ことです。すなわち、エラー発生に備えて被害を最小にするという対策が考えられます。

以上をまとめると、11段階の戦術的エラー対策の発想手順が得られます（図表4-2）。

4-4 1つでも少しでもできることを実行する

1 安全は存在しない：安全とは、受容できないリスクがないこと

私たちは安全な医療とか、安全な運転とか、安全なフライトなどと使います。では、いったい安全とは何なのでしょうか？ 安全な状態とはどのような状態なのでしょうか？

結論から言うと、そんなものはありません。安全は存在せず、存在するのは危険だけ、あるいはリスクだけです。安全とは、この危険（リスク）が十分受け入れられるくらい低いレベルのものだと言い換えることができます。ISO（国際標準化機構）の機械安全の国際規格では「安全とは、受容できないリスクがないこと（freedom from unacceptable risk）」と定義されています。したがって、安全な医療とは「受け入れられるくらい低いレベルのリスクを伴った医療」のことであり、安全な運転とは、「危険の程度を十分低くしながらする運転」であり、安全なフライトとは「受け入れられる程度の危険を伴う飛行」ということなのです。しかも、このリスクは常に変動していて、高くなったり低くなったりしています。

「これは安全、これは安全ではない」という分類は不適切であり、同じリスクという一次元の線の上に、高いリスクと低いリスクが存在しているというのが正しいイメージだと考えられます。

2 エラー誘発要因の積み木モデル

こう考えると、私たちにできることは、可能な限りこのリスクを下げる努力しかありません。医療の世界では、忙しい、わかりにくい表示、手順がない…など、いわばリスクの積み木が高く積み重なっています。これでは、積み木はやがて崩れてしまいます（図表4-3a）。

私たちがすべきは、不明確な手順を整理検討して標準手順をつくる、類似したものを1つ排除する、わかりにくい表示を改善するなどを積み重ねて、ある一定レベルの高さにリスクを押さえ込むことです（図表4-3b）。1つでもリスクの積み木を少なくする努力しかないのです。

このリスクは油断するとす

＊1 4STEP/Mと記述する。こじつけではあるが"Strategic approach To Error Prevention and Mitigation by 4 Ms"の略。

＊2 財団法人 交通事故総合分析センター イタルダ・インフォメーションNo.47によると、自転車事故の割合は、交差点における車と右折車が21件、左折車7件、直進車は11件となっている

＊3 もちろん、必要な薬剤は省略してはならない

図表4-3●エラー誘発要因の積み木モデル

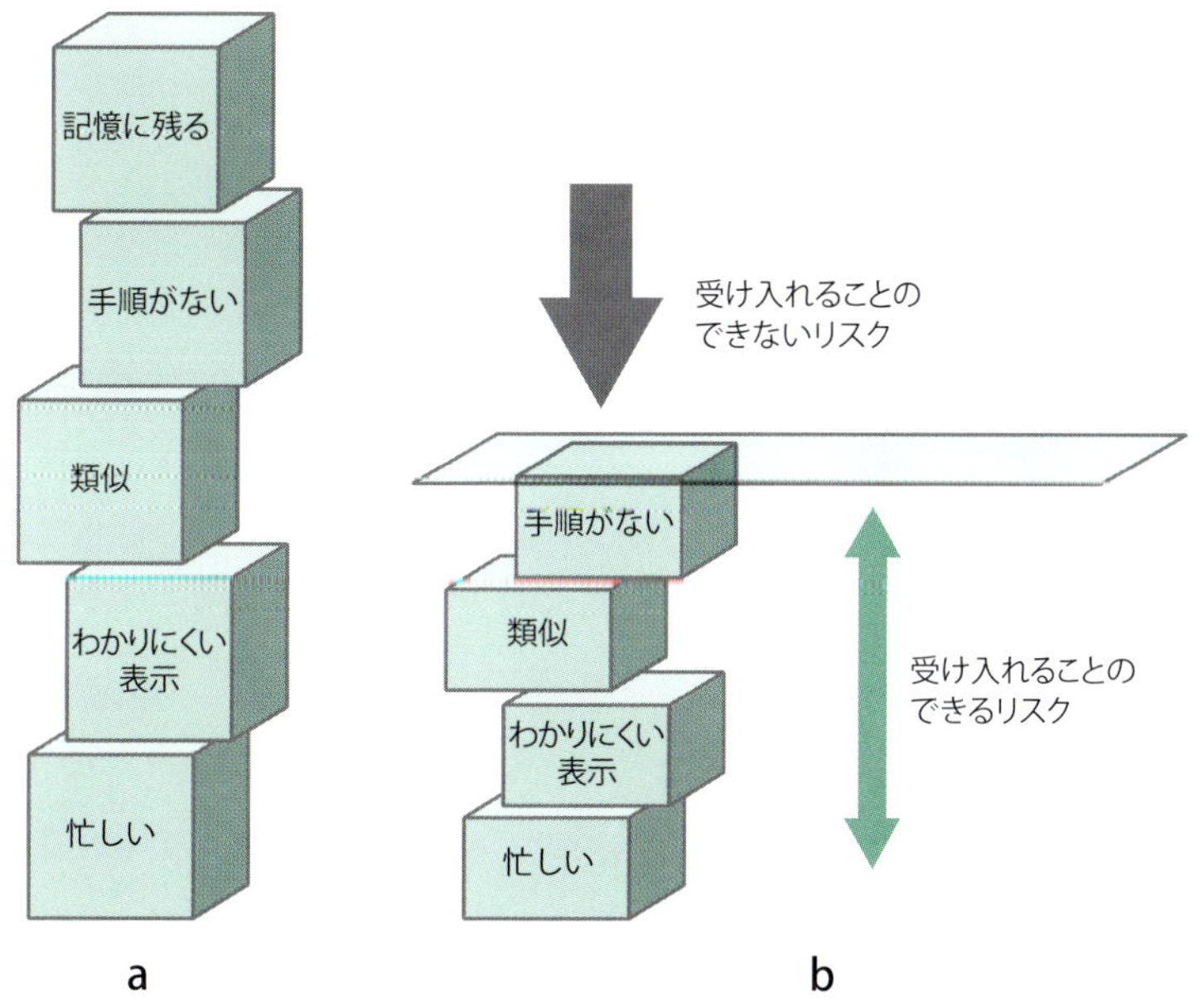

図表4-4●エラー対策のまとめ

対象		エラーの発生防止	エラーの拡大防止
P	リーダー メンバー	指揮命令系統の一本化 情報収集 ↑ SBAR ↓ 指示代名詞の禁止 Check-Back	↑ 疑問の内容を具体的に聞け Two Challenge Rule
	個人	⑤知覚能力を持たせる ⑥認知・予測させる ⑦安全を優先させる ⑧できる能力を持たせる	⑨自分で気づかせる
E	環境	①やめる(なくす) ②できないようにする ③わかりやすくする ④やりやすくする	⑩検出する ⑪備える

ぐに成長するのでやっかいです。私たちは終わりのないリスク低減への努力を続けなければなりません。これをリーズン(Reason,J.)は「安全戦争」と表現しました[2]。安全戦争とは日本海海戦や桶狭間の戦いのような短い時間で勝敗が決まる戦争ではなく「最後の勝利なき長期のゲリラ戦」のことです。したがって決して勝たず、決して終わらず、敵の発見は困難であり、手を抜くとやられてしまいます。そして、リターンマッチはなく、失われたものは二度と戻ってきません。

ある病院の外来に患者が受診しました。X線撮影をして診断したところ、病状がきわめて悪く、すでに手遅れの状態でした。カルテを調べたところ、その患者は約1年前にX線撮影を受け、「問題なし」と診断されていました。たった1年でこれほど病状が進むはずがないとよく調べたところ、1年前のレントゲン画像は別人のものでした。もう元に戻すことはできません。

このように、私たちは終わりのない戦いを続けなければならないのです。

3 エラー対策のまとめ

図表4-4は、これまで説明した対策に次に説明するチームによる対策をまとめたものです。時間軸で見ると、ヒューマンエラーの発生そのものをなくすという「発生防止」と、発生してしまったエラーをそれ以上拡大させないという「拡大防止」の段階があります。

エラー防止の対象としては、人間側に働きかける対策と環境側に働きかける対策があります。人間側については、個人でできる対策と、チームでやる(リーダーのやるべきこと、メンバーのやるべきこと)対策があります。

参考文献

[1] 警察庁交通局：平成28年における交通事故の発生状況、平成29年3月17日

[2] Reason,J.: Managing the Risks of Organizational Accidents, Ashgate Publishing Limited,1997.（塩見弘監訳：組織事故─起こるべくして起こる事故からの脱出、日科技連出版社、1999）

Column

下手な文字はリスクが高い

見たいものを見る

医療の実態を知って驚いたことはたくさんありましたが、とくに驚いたのは、読めないカルテでした。研究会に参加しているうちに、医師や看護師、その他の医療関係者と気軽に話ができるようになりました。あるとき、リタイアした外科医との話の中でカルテの話になりました。ずっと昔は、患者に病気の実態が知られると、落胆したり絶望したりして治療に影響が出てしまうことがあるので、内容がわからないようにカルテをドイツ語で書いていたという話でした。そして、そのベテラン医師はそばにあった紙にペンでなにやらサラサラと書いて、「きみ、なんて書いてあるかわかるか？」と尋ねてきました。私にはさっぱりわかりませんでした。「わからな

いだろう。これは○○と読むんだよ」と説明してくれました。そして、「僕の字を読めるのは、この病院でも看護師の△△さんくらいしかいないよ」と付け加えました。こんなミミズの這ったような字がよく読めるものだ、と感心すると同時に呆れました。

あるとき、ナースステーションをのぞくと3人の看護師が話をしていました。聞いてみると、医師の文字が汚くて何が書いてあるか読めないということでした。そこに中堅の看護師が病室から戻ってきました。試しにその看護師に、指示書を読んでもらったところ、「これは□□だと思うわよ」という答えが返ってきました。なるほど、患者の状態やこれまでの処置を考慮するとうまく説明がつきました。たぶん、間違いないでしょう。その看護師が若い頃には、医師の文字のくせについての勉強会を開催したりしていたそうです。看護師たちはそこまで頑張っているんだと正直驚きました。

では、なぜ読めない文字が読めるのでしょうか。それは、人が文字を見るときは、一文字一文字だけを見ているのではなく、前後の文字や内容を考えながら文字を読むからなのです。病棟の看護師は、患者の病状、過去の指示、経験などを参考にしながら読めない文字を推定しているものと考えられます。素人に読めない文字がベテランには読めるのは、まさにこの人間の特性があるからなのです。

この経験を医療安全の講演会で話すと、ほとんどの参加者は苦笑します。中にはうなずく看護師がいます。1人ではありません、複数の看護師がうなずくのです。「そうそう、うちも同じです」という声が聞こえてきそうです。おそらく、どの病院でも同じようなことが起こっていると考えられます。医師の悪筆に悩まされている病院はたくさんありそうです。

最近は電子カルテやオーダリングシステムの導入で、この悩みも過去のものとなりつつあります。しかし、どんなにシステムが発達しても、医療システムから手書き文字をゼロにすることは不可能です。緊急時にはコンピュータに入力するよりも手で書いた方がはるかに速く処理できます。

問題はまさにここにあります。「読めない医師のカルテや指示が許容されて」いること自体が、これは大問題だと考えます。そして、これを大問題だと捉えていないところに医療システムの関係者のリスク感覚の欠如があると考えます。

医療システムでは、医師が患者の状態を見て、診断して、対処方法を決定します。その医師の決定した指示が、患者に対して処置として実施されなければなりません。すなわち、医師の意図が正しく伝わって、医師の意図どおりに患者に実施されなければならないのです。もし間違って伝わってしまうと、患者の命に直接影響することがあり得ます。ということは、情報の曖昧さは非常に危険であるということなのです。正しく伝わらないと、最悪の場合は人が死ぬ可能性があるということなのです。

ところが医療関係者は、「おれは字が下手なんだよ。ハッハッハ」と笑っているし、「まったく、あの先生の字は読めなくて苦労させられるわ」と笑っているのです。果たして、笑っている場合でしょうか？ 字の下手な医師の指示を許容してもいいのでしょうか？

私の観察では、医療システムは情報システムです。情報システムは情報の発生源からその末端まで正しく伝わることが保証されなければなりません。危険なのです。たとえば、医師が1u（単位）と指示したものを1mℓと解釈されるようなことがあってはなりません。インスリンだと100倍投与になってしまいます。したがって、医師への最低要求事項は、まず読める指示を書くことだと思います。

CHAPTER 5

ヒューマンエラー対策
理論編

チームによる対策

医療システムは、高度な安全を求められる航空や原子力と比較すると、制御することが本質的に非常に難しいという特徴を持っています。
また、チームで対処せざるを得ないというシステム上の構造を持っています。
そこで、医療チームとして、どのようにヒューマンエラーに対応していくかについて解説します。

これまでは、主に個人レベルのエラー対策について説明してきました。しかし現在の医療は、個人ですべてをやることはできない複雑なものとなっています。これは医療に限りません。現代のあらゆる仕事は、1人ですべてを完結するのが難しい状況になっています。医療もチームで行うことを理解し、チームでの対策を講ずることが重要です。

仕事のやり方についてはそれぞれに特徴があります。まず、職場の医療にはどのような特徴があるのかを理解しておくことが有効なエラー対策には必須です。そこで、医療システム＊1の特徴を説明します。この特徴を理解すれば、チームでやることの重要性やどこに気を付けなければならないかが理解できるでしょう。

＊1　システムと聞くと難しいことのように思うかもしれないが、医療では、病院の日常の業務のことである。病院の建物、働く人、薬剤、患者、仕事の流れなど病院全体をさしていると考えればよい。

5-1 医療システムの特徴と問題点

医療の現実を見ると、実に多くの医療に起因する死亡事故が発生しています。また、亡くならないまでも、寝たきりや重度の障害を引き起こしたりすることもあります。なぜこれほど問題が多いのでしょうか。

それは、医療においては、安全に仕事をするために必要な要件が満たされていないからです。この問題点を理解するために、高度な安全を求められる航空や原子力と比較してみましょう。

発電所の運転員は発電システムを、パイロットは航空機を制御（動かすこと）しています。医療ではこれと同様に、主に医師が患者の血圧や体温などの体のパラメータを制御（薬や手術により上げたり下げたり）していると考えてみましょう。医療の場面だけではわからなくても、他の産業と比較することによって、産業システムとどこが異なるのかが明確となり、問題解決の方向性が明確となります[1]。**図表5-1**は各システムの特徴を表しています。

図表5-1●原子力発電、航空機操縦、航空管制、医療システムの特徴

システム	原子力発電	航空機操縦	航空管制	医療システム
オペレータ	運転員	パイロット	管制官	医師
制御対象	プラント	機体	機影	患者
制御対象数	1	1	複数	複数
不確定要素	少	中	中	多
システム規模	大	中	中	小
制御対象の状態	ノーマル	ノーマル	ノーマル	アブノーマル
操作方法	直接	直接	間接	間接／直接
過渡現象	遅い	速い	遅い	遅い／速い
事故の範囲	極めて大	大	大	小
得られる情報	ほぼ十分	ほぼ十分	ほぼ十分	常に不十分

1 制御対象の数と種類

制御対象（動かしているもの）の数でみると、プラント運転員は原子力発電システム1基*2、パイロットは航空機1機を操縦しています。また、航空管制官はレーダスコープに映し出されている複数の航空機を管制しています。一方、医療システムの制御対象は患者です。医師は診察場面では一度に1人を診ますが、入院患者の場合、病棟には複数の患者がいるので制御対象は複数です。

また、航空や原子力では、BWR（Boiling Water Reactor：沸騰水型原子炉）型発電プラント、ボーイング787型機などと特定の型式に限定されているので、特性の種類も少数です。しかし医療の場合、患者の心身構造の基本仕様は同じでも、制御対象の特性は生まれたばかりの状態から死の直前の状態まで多様で、個人差も大きく、全部異なっていると考えられます。

2 不確定要素

もともと原子力発電システムは原子核に関する理論が先にあり、その理論に基づいて技術が開発され、実用化されました。理論が明確なので、他のシステムと比較して不確定要素（わからないこと）は少なくなります。また、航空機や航空管制は気象の影響を大きく受けるため、不確定要素がまだ多く残っています。

一方、医療の制御対象である患者については、現代の医学であっても、いまだに未知の部分が非常に多く、医師の間でも主張が真っ向から対立している場合があります。

3 制御対象の状態

医療システムにおける制御対象の特徴とは、その状態です。この点が他とは大きく異なっています。航空や原子力システムは、ノーマル状態（壊れていない状態）を制御するのが主なタスク（仕事）であり、何かトラブルが発生すると、緊急停止や緊急着陸で対応します。

ところが医療システムの制御対象である患者は、産業システ

ムにたとえると壊れた状態にある*3と考えることができます。すなわちアブノーマルな状態（異常な状態）を制御しているのであり、制御の本質である将来の予測が非常に困難です。

さらに、患者は生まれたばかりの新生児から死の直前の状態までの多様な状態があり、毎日変動しています。朝、観察した患者の状態がずっと維持されるという保証はまったくありません。

4 制御対象への操作方法

プラント運転員やパイロットは、発電プラントや航空機を常に監視して直接制御し、操作の結果としてフィードバック情報（操作後の状態）が人間へ与えられます。また、航空管制では、管制官の判断に基づく指示がパイロットに与えられ、パイロットが航空機を操縦するので間接制御となります。管制官の指示は速やかに実行することがパイロットに義務付けられています。プロとプロの関係なので相互の理解は深く、直接制御に近いと考えられます。

一方、医療の場合、たとえば内科医が注射や服薬などの指示を看護師や患者に与え、それを看護師や患者自身が実行することにより制御が行われています。意識のない患者には看護師が医師の指示を受けて処理するので、制御という観点からは間接制御となります。また、患者には意思があるので、患者の意思を通じて制御することへの配慮、看護師への指示伝達に関する配慮も必要です。

一般に、間接制御の方が困難です。さらに患者には体内に自己制御システムが複数あり、それらが相互に補足し合い、生体としての全体のバランスをとる仕組みがあります。たとえば、医師は患者に対して水分の補給をして体全体のバランスをとったり、薬剤を投与して部分的な制御を行ったりしますが、それらはすべて生体としての制御システムの制御下にあります。

5 リスク低減のためにリスクを一時的に高くする

航空や原子力では、トラブルが発生すると緊急停止や緊急着陸などのリスクを低減する方向に操作します。しかし、医療ではリスク低減のために、あえてリスクを冒さなければならない場合があります。すでにアブノーマルな状況にある患者を改善するには、一時的にリスクが高い状態にせざるを得ないこともあるのです。

たとえば、患者の状態をより正確に把握するためのカテーテル検査においては、挿入したカテーテルが血管を突き破って事故になる可能性はゼロではありません。また、患者というシステムは停止させることができません。患者システムの停止とは死を示すのであり、非可逆（元に戻らない）システムです。

6 予測の困難さ

図表5-2は、エンズレィ（Endslay,M.R.）の状況認識モデル[2]を筆者が将来予測のプロセスを説明するために図を書き加えたものです。制御にとって重要なことは予測です。人間は、システムの現在の状態を把握・理解し、それをもとに将来を予測して操作します*4。その結果がシステムの変化として現れ、人間は自分の予測との偏差を検出して、さらに、修正を加えて目標に近づけるように操作します。

基本的に、航空や原子力システムの制御対象はノーマル状態であるために予測が容易です。ところが、医療システムの制御

図表5-2●説明を加えた状況認識モデル

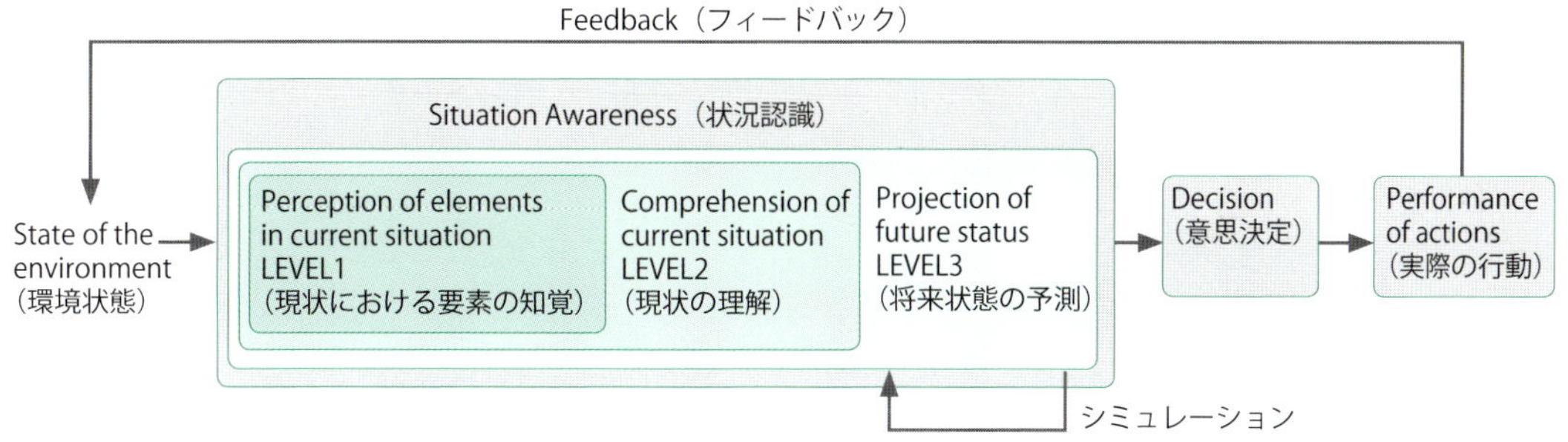

対象である患者は、前述のように故障した状態と考えられます。さらに合併症であれば、システムの複数個所が故障しているような状態と考えられます。しかも停止や着陸して修理はできません。前述の不確定要素も多く、これらのことから制御は非常に難しいと考えられます。

7 問題解決に必要な情報（データ）の提示

　さらに医療が他のシステムと比較してもっとも不利な点は、問題解決に必要な情報の提示がごく一部に限られるということです。原子力発電プラントの制御盤や航空機のコックピットを見れば、たくさんの計器が並んでいます。これらの計器には、通常の操作に必要な情報が提示されているだけでなく、システムに問題が発生したときに必要と考えられる情報がほとんど提示されています。しかも、理解を助けるために加工して提示されています。

　ところが医療では、医師に提示される情報は極めて限られています。医師には、患者の状態を理解するための情報が最初から提示されておらず、まず現状を理解するために情報を集めることから始めなければならないので、問診や必要な検査を決定します。適切な検査の決定を誤ると必要な情報は得られず、正しい診断は不可能となります。産業システムにたとえるとセンサーの故障であり、これは致命的です。

　さらに不利なのは、患者からの問診によって必要な情報を得ようとしても、患者自身が記憶違いや虚偽の応答などによって、情報が不確実になることです。これは制御タスクにとっては致命的であり、「どんなに優秀な人間も、問題解決に必要な情報がなければ正しい判断はできません。にもかかわらず、医師は、常に部分的な情報で判断を求められ、ここに医療の構造的限界がある」と考えられます*5。

　以上の産業システムとの比較から、医療システムは本質的に不完全であることがわかります。したがって、医療事故は必ず起こるのです。

*2 2つのプラントを1つの制御室で運転しているという2プラント1中央操作室のものがあるが、基本的には1つのプラントを運転している。

*3 ここでは、わかりやすくするために患者を壊れたシステムとしたが、完全な人間はほとんどいないと考えられる。私たちは加齢に従って体のいろいろな部分に不具合が生じ、システムが不完全となっていくのが普通である。

*4 予測に必要な情報は微分に使えるデータであり、過去の情報が簡単に得られることが重要である。しかし、電子カルテには画面を選択しなければ予測に必要な情報にアクセスできないものが多い。

*5 電子カルテにはたくさんの情報が保存されているが、ディスプレイの数が2台あるいは3台に限られているため一度に必要な情報を得ることが困難である。必要と考えられる画面を積極的に選択しなければならない。

5-2 システムのリスク低減の方法

では、どうすればこの問題の多い医療システムのリスクを下げることができるのでしょうか。人間の行動モデルや情報処理モデルを手がかりに考えてみましょう。

1 レヴィンの行動モデル B＝f（P、E）から

ヒューマンエラーとは「人間の行動が、ある許容範囲から外れているもの」でした。もっとも重要なモデルは、レヴィン(Lewin,K.)の行動モデルB＝f（P、E）でした。

また、レヴィンの行動モデルB＝f（P、E）は、2度利用されていることを説明しました。

人が正しく行動するためには、CHAPTER 4の4-3 STEP＝で説明したように

①環境の中に正しい情報が存在すること
②それを正しくマッピングして心理的空間と物理的空間を一致させること
③心理的空間から正しい判断ができるような能力を人間が備えること

の条件を満足しなければなりません。とくに②が重要です。

医療システムは正しい判断のために必要かつ十分な情報が不足しているシステムでした。また、リスクの積み木モデルでわかるように「安全は存在せず、あるのはリスクだけ」ですから、どうすればリスクを限りなく低くするかを考えることになります。

前述のエラー対策の11段階の発想手順は、主に個人としてのエラー対策でした。ここでは、医療システムを正しく動かすという視点で対策を考えてみましょう。

2 どんなに優秀な人でも、正しい情報がなければ正しい判断はできない

どんなに優秀な人でも、必要かつ十分な情報がなければ正しい判断・行動をすることはできません。その点、医療は最初から情報が欠落しているシステムです。これを補うためには、仕事はチームでやらざるを得ません。そして、チーム作業では最終的にリーダー個人が判断しなければならず、このためにはリーダーが正しいマッピングをしなければなりません。また、完全な人間はいないので、ある人のエラーをバックアップできるようなことも考えておかねばなりません。

では、どうやって不足している情報を補えばよいかを考えてみましょう。1人では限界があるので、チームで問題を解決するという対策が考えられます。

5-3 チームによるエラー対策

医療は、とくにチームで対処せざるを得ないというシステム上の構造を持っています。これは「5-1 医療システムの特徴と問題点」で説明したとおりです。医療は仕事の中心は医師である場合が多いのですが、医師1人で情報収集はできません。主治医が担当患者を24時間ずっと観察することは不可能です。また、「医師は直接患者を処理できない」ことが多いのです。とくに、内科の医師は処方箋を書き、それを薬剤師が調合し、

さらに看護師が与薬したり、あるいは患者自身が服用したりすることになります。医師の指示を正しく実行してもらわなければなりません。

また、医療はリソース、つまり、人、モノ、資金がまったく足りないという現実があります。したがって、効率よく仕事をしなければ、忙しくなり疲弊してしまいます。そこで、合理的にチームのパフォーマンスを向上させなければなりません。

チームによるエラー対策の基本として重要な点をあげておきます。

1 まず、あいさつ

まず、仕事を一緒にやるのですから、普通に挨拶をしてください。これは社会常識です。朝、職場に来たらまず普通に「おはようございます」と元気に言ってください。たったこれだけで、よい人間関係を構築する第一歩を踏み出したことになります。

2 リーダーを決め、指揮命令系統を一本化

ある病院の精神科病棟で、入院中の患者がパンを口いっぱいに押し込んでしまい、呼吸困難となるという緊急事態が発生しました。「コードブルー」が院内に流れ、数人の医師が現場に急行しました。しかし、それぞれの医師がバラバラに看護師に指示をしたため処置が混乱し、対応が遅れてしまいました。幸い患者の命に別状はありませんでした。

指揮命令系統は一本化されなければなりません。これはチームの大原則です。フランス革命の際、パリ革命政府はイタリア戦線の司令官だったナポレオンの人気を嫉んで、2人制指揮体制を敷きました。そしてケラーマン将軍を派遣しましたが、ナポレオンはケラーマンを追い返し「2人の良将より1人の愚将」という名セリフをつぶやきました。優秀な指揮官2人よりも、平凡な指揮官1人の部隊の方が強いということが歴史的に示されています。これはチームでの仕事の本質を表していると考えられます。

誰か1人をリーダーにすべきであり、これは日常の医療でも同様です。たとえば、患者をベッドから移動させるときも「誰かがなんとなく」ではなく、まずリーダーを決めてから行います。このときのリーダーは、移乗や体位調整前に、患者につながっているものの確認指示を出すなどの、安全の確認が必要です。移乗時には号令をかけ、移乗の後の安全確認を行いましょう。

3 情報収集

「どんなに優秀な人間も、正しい情報がなければ、正しい判断はできない」、これはどのような場合にも普遍的に言えることで、情報収集はリーダーの仕事です。

一般に部下は、悪い情報を上司に報告することを嫌がったり躊躇したりします。なぜなら上司がいい顔をしないし、場合によってはしかられる場合もあるからです。しかし、たとえ悪くても重要な情報を報告されなければ、正しい判断はできません。ということは、どれだけ悪い情報であっても、報告してくれたら感謝するくらいのことが必要なのです。

4 SBAR

報告するときに情報内容の順番を決めておくと、理解するのが容易になります。たとえば、医療におけるチームトレーニング手法であるTeam STEPPS [3] では、

① 状況（Situation）
② 背景（Background）

③評価（Assessment）
④提案と依頼（Recommendation）

の順番で伝えることを推奨しています。これは米国海軍の潜水艦乗務員の間で使われていたコミュニケーション方法を医療に適用したもので、米国海軍の経験に基づいている実績のある方法です。

情報を受け取る側が一種の構えができると当時に、報告の順番は時間軸に沿っていることがわかりやすくしていると考えられます。

5 Check-Back

放射線技師Xは、患者Aの撮影準備ができたので、病棟に「Aさんを検査室に連れてきてください」と電話しました。しかし、電話を受けたリーダー看護師は「わかりました」とだけ答えて電話を切りました。しばらくして看護師がつれてきたのは、別の患者Bでした。

このようなエラーを防止するには確認が必要です。電話や直接会って会話で情報を伝達することをヴァーバルコミュニケーション（verbal communication）といいます。この場合はTwo Way Communicationが大原則です。つまり、伝達エラーを防止するには、復唱（Read Back）と照合（Hear Back）が最低限必要です。送り手の心理的空間と受け手の心理的空間が一致したときをコミュニケーションが成立したということができるのです。

前述のTeam STEPPSはCheck-Backを推奨しています。これはたとえば、医師が「ペナドリル（抗ヒスタミン剤）25㎎を静注してください」とオーダーしたら、看護師は「ペナドリル25㎎を静注します」（Read-Back）と復唱し、さらに医師は自分の指示した内容と看護師の復唱したことを照合（Hear Back）して、「そのとおりです」と応えて（Check Back）コミュニケーション上の誤解を防止するのです。

復唱と照合については、緊急時であっても、医師がある薬剤を看護師にオーダーしてそれを受け取ったとき、薬剤をもう一度自分の目で確かめるという慎重さがほしいものです。注射薬は一度体内に入るとそれを取り出すことは非常に困難です。失敗は許されません。

6 疑問の内容を具体的に聞け

ベテラン看護師は、「いつもの指示量と比べて多い！」と医師の指示に疑問を持ちました。そこで、医師に「これでいいのでしょうか？」と問い合わせました。これを聞いた医師は、「ああ、いいよ。いつもそうだよ」と応えました。ところが、結果的に10倍の薬剤が投与されてしまいました。原因は医師の指示の間違いでした。

疑問を持った看護師は「自分の思い違いかもしれない」と自信がなかったのかもしれません。しかし、第一に考えてほしいのは患者の安全ですから、勇気を持って疑問を持った内容を問い合わせてください。たとえば、「Aさんへ『B薬剤○㎎を静注』は、いつもの量よりかなり多いと思いますが、この指示でいいのでしょうか？」というようにです。医師は他のことで忙しく、うわの空で聞いていることがあります。これは人間の注意の特性上避けられない部分でもあるので、患者の安全のために具体的に問い合わせることをぜひお願いします。

7 Two Challenge Rule
（納得するまで妥協するな！）

研修医が内服薬を点滴投与す

るように指示を出しました。看護師は「内服薬を点滴投与するという指示はこれまで受けたことはありません」と応えました。しかし、研修医は指導医の指示だと答えました。そこで看護師は「内服薬を点滴投与するということは、ミルクを血管に入れることと同じですよ」と反論しました。研修医は「看護師は指示どおりにやればいいんだ」という態度を見せました。納得できなかった看護師が指導医に問い合わせたところ、内服薬ではなく別の薬を点滴投与する指示だったことがわかりました。

要は、納得できるまで食い下がれということです。前述のTeam STEPPSでは、Two-Challenge-Ruleと呼んでいます。指示を受けて納得できず、医師に問い合わせ、指示どおりにやるように言われて、それでもまだ納得できない場合は、さらにもう一度医師に確認するという慎重さが安全のために重要です。

8 指示代名詞は使うな、単位は省略するな

医師が「いつもの（あの）処置で！」と指示をしました。それを受けた看護師は「はい、わかりました」と応えて処置をしたところ、医師の考えとは異なる処置を患者にしてしまいました。

コミュニケーションが成立するということは、送り手と受け手の心理的空間が一致することです。指示代名詞はお互いに異なったことを思い浮かべるという危険性があるのです。

また、単位の省略によるコミュニケーションエラーがしばしば発生しています。医師の「時間4で投与してください」という指示に、看護師は「わかりました。時間4ですね」と復唱しましたが、結局100倍の薬剤が投与されてしまいました。医師の言葉の意味は4単位／時間でしたが、その指示を受けた看護師は4㎖／時間と理解してしまったのです。

小児科病棟のリーダー看護師が「Aちゃんの点滴を終了してきてください」とメンバーの看護師に伝えました。伝えられた看護師は「ハイ、わかりました」と応え、病室に向かいました。

この例には2つの問題があります。まず、ヴァーバルコミュニケーションの基礎である復唱と照合が行われていません。もう1つは、Aちゃんという患者の名前による識別です。Aちゃんという子供に向かって話しかけるときはそれでもかまわないのかもしれませんが、医療スタッフ同士のコミュニケーションでは、患者間違いのリスクを下げるために、フルネームで情報を伝達すべきです。

5-4 安全文化

1 人の判断に及ぼす組織の影響

人間の行動に影響する要因にはさまざまなものが考えられます。人間の行動モデルでは、B＝f（P、E）で説明できました。このときのEを考えてみましょう。

たとえば、環境の中に自分が苦手とする怖い先輩がいたらどうでしょうか。この先輩の存在そのものが判断や行動に影響を与えると考えられます。

環境は物理的空間だけではなく、心理的空間が直接判断や行動に影響を与えます。この環境には組織風土も含まれます。と

にかく仕事をこなすことを最優先にする風土があれば、そこで働く人は仕事をたくさん早く処理することを最優先に考えるようになります。また、コストダウンを口うるさく言う社長がいれば、コストダウンが最優先になります。そうなると、安全に対する優先順位が低くなるのは当然です。そのうちその組織全体が、仕事を早く処理することやコスト削減を最優先にして、安全のためのひと手間を面倒だと考えてしまいます。そして誰もそれに疑問を持たないようになることが考えられるのです。「誰もそれに疑問を持たなくなってしまう」。「それが当たり前になってしまう」これが恐ろしいのです。

　このように、組織が持つ共通した価値観（何が重要か）と信念（それが正しいと堅く信じ込むこと）は組織の構造、制御システムに作用します。行動規範（社会集団におけるルール・慣習）をつくり出すものを組織文化といいます。

　この雰囲気が安全を軽視するようになると、事故は起こりやすくなります。そしてあるとき、大きな事故が発生するのです。組織事故とは、その影響が個人レベルにとどまらず、組織全体にあるいは社会にまで及ぶ事故のことを言います。

　組織事故は、多くの場合、単一個人の独立した作業エラーから起こるというよりも、システムにおける作業のつながりの不備から生じるといわれています。安全を重視するという考え方、すなわち文化が欠如すると組織事故の可能性が高くなるのです。

　1986年4月26日1時23分、ソビエト連邦（現：ウクライナ）のチェルノブイリ原子力発電所4号炉で爆発事故が発生し、周辺地域だけでなく全世界に大きな影響を与えました。ソ連政府は当初、事故は運転員の操作ミスによると発表しましたが、実際は安全を十分に配慮しなかった実験関係者の判断が甘かったと考えられています。後にINSAG（国際原子力機関（IAEA）の国際原子力安全諮問グループ）は、「組織全体が安全を重視するという考えが欠落していたことだ」として、組織全体が安全に配慮するという雰囲気の重要性、つまり安全文化の重要性を強調しました。

　ここで、国際原子力機関の定義を紹介しておきます。安全文化とは、「他の何よりも優先され、原子力プラントの安全問題が最大の重大事であるとして注意が払われ、それを保証する組織および個人の特性と態度の集合体である」。要するに、みんなが安全を最優先に考えるということです。

　この事故後、さまざまなところで安全文化の重要性が着目されるようになりました。

2 安全文化の醸成

　では、安全文化はどのようにすれば醸成できるのでしょうか。誰もが安全文化の重要性を理解しています。しかし、「文化」などというものを、私たちは操作することができるのでしょうか。また、この抽象的なものを、どのように扱えば醸成というような状態にできるのでしょうか。これについて明確な答えは、なかなか見つけ出すことができませんでした。

　この問題に解答を与えたのがリーズンでした[4]。彼は安全優先の考え方が浸透している組織を分析し、1つの共通点があることを見出しました。それは、安全を重視している組織では、ヒヤリハット事象、軽微な事象を積極的に集め、このことが知的で望ましい警戒状態を継続していくもっともよい方法だと考えているということでした。そこで「安全文化を実現するには、情報に基づく文化を構築することだ」と考えました。この「情報に基づく文化（Informed Culture)」が不可欠であり、逆にこれが欠落している、つまり、トップや経営層に現場の問題が十分に理解されていないとか、情報が隠蔽される組織では経営判断を誤る可能性があるということでした。

　これは当然です。これまで学んだように、人間の行動はB＝f（P、E）で説明することができました。このことから、正しい情報がなければ正しい判断は不可能だということがわかります。どれだけ優秀な人であっても、判断に必要かつ十分な情報がなければ正しい判断はできないのです。

　情報に基づく文化が大事だということはわかりましたが、ではどうすればその文化が醸成されるのでしょうか。リーズンは「情報に基づく文化」をさらに分析し、具体的にどのようなもので構成されているかを調べました。その分析の結果、情報に基づく文化は4つの文化で構成されていることがわかりました。それらは、

①報告し続ける文化
（Reporting Culture）
②正義の文化
（Just Culture）
③柔軟な文化
（Flexible Culture）
④学習し続ける文化
（Learning Culture）です。

以下、順に説明します。

①報告し続ける文化
（Reporting Culture）

　トップが現場のすべての状態を常に正しく把握することは不可能です。現場の問題をもっとも直接見つけ出せるのは、現場の人以外にありません。この現場とは、病棟や診察室という具体的な現場はもちろん、会議や部署との関係などの全体を指します。

　そこで現場の問題を報告してもらう仕組み、すなわち安全情報報告システムは、潜在的な危険と直接触れ合う作業員の積極的な参加に頼らざるを得ません。しかし、事象やニアミスの報告を提出するように人々を説得することは、やさしくありません。とくに、自分自身のエラーを報告させる場合であればなおさらです。難しいことです。

　これを達成するためには、「報告し続ける文化（reporting culture）」をつくりあげる仕組みが必要です。後で説明しますが、インシデント報告制度はその1つです。ただし、この報告制度に対して、報告体制への参加を妨げるいくつかの要因があります。たとえば「よけいな仕事だ、本当に大丈夫？」という懐疑、「すでに起きた事故のことを忘れようとする自然な願望」「信頼できないし、報告すると報復される」などがそれに当たります。

②正義の文化（Just Culture）

　報告し続ける文化を構築するには「非難しない文化（no-blame）」、つまり正直者が得をすることが大切です。したがって、必要なのは「正義の文化（just culture）」であり、それは安全に関連した本質的に不可欠な安全関連情報を提供することを奨励し、ときには報酬をも与えられるような信頼関係に基づいた雰囲気です。

　ただし、これはとても難しいのです。許容できる・許容できない行動の境界がどこにあるかについても、各人は明確に理解しておかねばなりません。報告の文化がうまくいくかどうかは、組織が非難や処罰をどのよ

うに扱うかにかかっています。

言語道断な行為（薬物乱用、とんでもない不服従、サボタージュなど）には厳しい制裁が必要です。すべての不安全行動を盲目的に許すことは、作業員には信頼感を欠くものと映り、正義に反しているように見えます。安全関連情報を提供することを奨励し、ときには報酬をも与えられるような信頼関係に基づいた雰囲気が重要です。

③柔軟な文化（Flexible Culture）

リーズンは、高信頼性組織（High Reliability Organizations：HROs）はどのような特徴があるのかを調べました。高信頼性組織とは、米海軍のような完璧で失敗なしで作業を完遂することが求められていて、さらに非常に高度で、かつ複雑な技術指向の組織のことです。その結果、高信頼性組織では、日常においては縦割りの階層・階級による指揮命令系統で仕事をしていますが、戦闘行為や危険に直面したときには、状況に応じて柔軟に対応するという「柔軟な文化（flexible culture）」があることに気が付きました。困難な状況では、作業員および第一線の監督者の技術、経験、能力に大きく依存するからです。この組織運営には、組織全体が構成員の技術、経験、能力を尊重しなければならず、これを醸成するためには訓練が必要で、多大な投資を必要とします。

④学習し続ける文化（Learning Culture）

組織は、常に変化している外部環境、あるいは組織の内部環境の中に内在するリスク要因を、たとえば安全情報報告システムを活用して、なにか問題が起こりそうなことをキャッチして、必要性が示唆されたとき、大きな改革を実施する意思を持たなければなりません。情報をもとに「学習し続ける文化（Learning Culture）」が必要なのです。

「組織の学習障害（learning disability）は致命的である。そのために企業は、人間の人生の半分の長さも存続できない。大部分は40年ももたないうちにつぶれる」（Peter Senge, 1990）と指摘されながら、自らの安全情報システムによって改革を行う必要性が示唆されているにもかかわらず、上層部の経営者はなかなか納得しないという現状があります。なにか大きな問題が発覚すると、後から常にそのような兆候があったと指摘されています。そのときはもう遅いのです。いくつかの大学病院で発生した問題もまったく同じです。

3 経験に基づくリスク低減

航空界では航空安全情報自発報告制度[5]をつくり、潜在的リスクの低減への努力を重ねてきました。航空業界ではとくに米国を中心としてASRS（Aviation Safety Reporting System[6]）がインシデントを収集することに成功しています。

日本の医療界では、公益財団法人日本医療機能評価機構[7]が、平成16年から各医療機関からの医療事故情報及びヒヤリハット事例の収集などを行っており、情報やその集計・分析の結果を中立的第三者機関として取りまとめています。これらを医療従事者、国民、行政機関等広く社会に対して、定期的な報告書や年報、そしてファックスなどの医療安全情報として公表しています。インシデント報告システムは、あらゆる分野のリスク管理の基本として広く取り入れられています。

ところで、インシデント報告システムは自分の経験したヒヤリハット事象を報告する仕組みです。逆に言えば、ヒヤリとかハットしなければ報告する必要はないということです。確かにそうなのですが、皆さんが日常業務の中で、これは危ないのではないか、ここは間違いやすいのではないか、と気付くことがあるでしょう。この情報も積極的に収集して、対策をとるという考えも重要です。

　こうした情報を、気になる事象（間違いそうで気になるなぁ）、あるいはカモシレ事象（間違うかもしれない）、気がかり事象（ちょっと気がかりだな）といいます。これも積極的に集めましょう。

　さらに、ここはこうやった方がいいのでは、という改善情報も積極的に集めましょう。効率よく仕事を進めるための情報も大歓迎です。仕事が早く終わると時間的余裕ができますから、次の仕事に余裕ができます。

　事故調査制度と安全報告制度の基本的考え方は、システムに内在する問題を正しく理解し、理にかなった対策をとるということです。医療界には、これまで事故調査制度がありませんでした。このため、「二度と事故を繰り返さない」という方策が不十分でした。しかし、平成27年に医療事故調査制度がスタートしました。これはようやく医療界にシステマティックな事故防止のための制度がスタートしたものであり、今後の成果が期待されます。

参考文献
[1] 河野龍太郎、宮崎歌津枝（2014）、医療システムの問題点と医療者のパフォーマンス向上による患者安全、pp.3～17,Vol.3, No.1, 医療職の能力開発.
[2] Endsley, M. R.（1995）Toward a Theory of Situation Awareness in Dynamic Systems , Human Factors, 37（1）, pp.32～64.
[3] 東京慈恵会医科大学附属病院看護部医療安全管理部：ヒューマンエラー防止のためのSBAR/TeamSTEPPS、日本看護協会出版会、2014.
[4] Reason, J.：Managing the Risks of Organizational Accidents, Ashgate Publishing Limited, 1997.（塩見弘監訳：組織事故—起こるべくして起こる事故からの脱出、日科技連出版社、1999）
[5] 公益財団法人 航空輸送技術研究センター 航空安全情報自発報告制度［VOICES］ http：//www.jihatsu.jp/index.html
[6] アメリカ航空宇宙局、Aviation Safety Reporting System, http：//asrs.arc.nasa.gov/.
[7] 公益財団法人日本医療機能評価機構医療事故防止事業部、http：//www.med-safe.jp/

Column

指差呼称は有効か？

忙しいときこそ指差呼称

「前方確認、よーし」、電車の一番前に乗ると運転士の大きな声が聞こえます。「停車位置、よし！」、ホームで新幹線を待っていると、車掌が窓から体を乗り出すように指でホームの停車位置を確認しながら大きな声で示しています。この指差呼称はヒューマンエラー防止に非常に有効ということで、広く行われている確認方法です。しかし、この指差呼称は、本当にヒューマンエラー防止に効果があるのでしょうか？

指差呼称とは、読んで字のごとく操作・確認対象を「指で差し」、名前を「呼称して」確認する一連の動作をいいます。この動作によって次のような生理的・心理的効果があるといわれています。

- 大きな声を出し、指を差すことで大脳が活性化する。これは、大脳の運動領域・筋知覚領域・言語領域・視知覚領域が一斉に活動するためです
- 声を出すことで、口の周りやほほの咬筋が働く。この咬筋運動は意識の緊張を高めたり力を発揮するのに役立つ
- 指差しにより、意識が自分の外に向けられる
- 指差しで自分と外界が結びつき、正確に対象を認知する
- 筋肉運動を伴う行動は意識に残る

この指差呼称というエラー防止に役立つと考えられる方法は、もともと運転士が経験的に始めたものだと言われています。これが本当にエラーを防止しているかどうかは、よくわかっていませんでした。そこで鉄道労働科学研究所は、指差呼称の効果を検証するために、ボタンを押すという操作を次の4条件の下で行いました[1]。

①何もしないで、ボタンを押す
②指差しをする
③呼称をする
④指差呼称をする

この結果、①の何もしなかった条件に比べて④の指差呼称を行った場合、押し間違いの発生率が3分の1以下になることがわかりました。また、指差呼称をした場合としない場合で、時間的な遅れもほとんどないことが確認されています。指差呼称が誤操作の防止に有効であることは実験的にも証明されています[2]。

しかし、「ただ声を出し指差すだけでもう大丈夫」というものではありません。自分が確認する対象を視覚でとらえ、聴覚を通して声で確認し、動作によってはっきりと意識づけを行ったり、自分が何をしようとしているのか、自分の行為によってシステムにどのような変化が起きるのかを理解した上で、はじめて指差呼称という行為も生きてくるといえます。

また一方では、いつも指差呼称が有効だろうかという疑問も投げかけられています。別の実験では、時間的余裕がないとき、まじめに指差呼称を行うことが、かえって考える時間を少なくしているのではないかということが懸念されました。

緊急事態は別ですが、「通常の忙しいときに指差呼称をやるとさらに忙しくなるし、声を出すとうるさい」という反論があります。「そんなことはやってられない」というものです。

はたしてそうでしょうか？　忙しいときには、やるべきことがたくさんあります。次々に仕事をこなさなければなりません。目の前の仕事を処理しながら、頭は次のことを考えてしまいます。実はこの状態が極めて危険なのです。今、目の前の仕事への注意が非常に手薄になっている状態に気づかなければなりません。つまり、今にもエラーが発生する、まさにその状態にあるのです。

そこで、次の仕事に行ってしまった注意や意識を取り戻す方法の1つが呼称なのです。人間は認知特性上、指で差しながら声を出しているとき、他のことを考えるのは非常に難しいのです。できないことはありませんが困難です。ということは、その瞬間は注意や意識が目の前の仕事に集中しているということです。

「忙しいときこそ指差呼称」、これが正しい理解なのです。

さらに、いつでも指差呼称をする必要はありません。重要なところに限定すべきです。いつもやっているとマンネリ化します。シーツ交換のときに「シーツの折り目、45度、よし！」なんてやる必要はありません。薬剤のミキシングや配薬、配膳の時などは、もし間違ってしまうと大変な結果をもたらす可能性があります。まさに、このようなときにこそ指差呼称を確実にやるべきなのです。

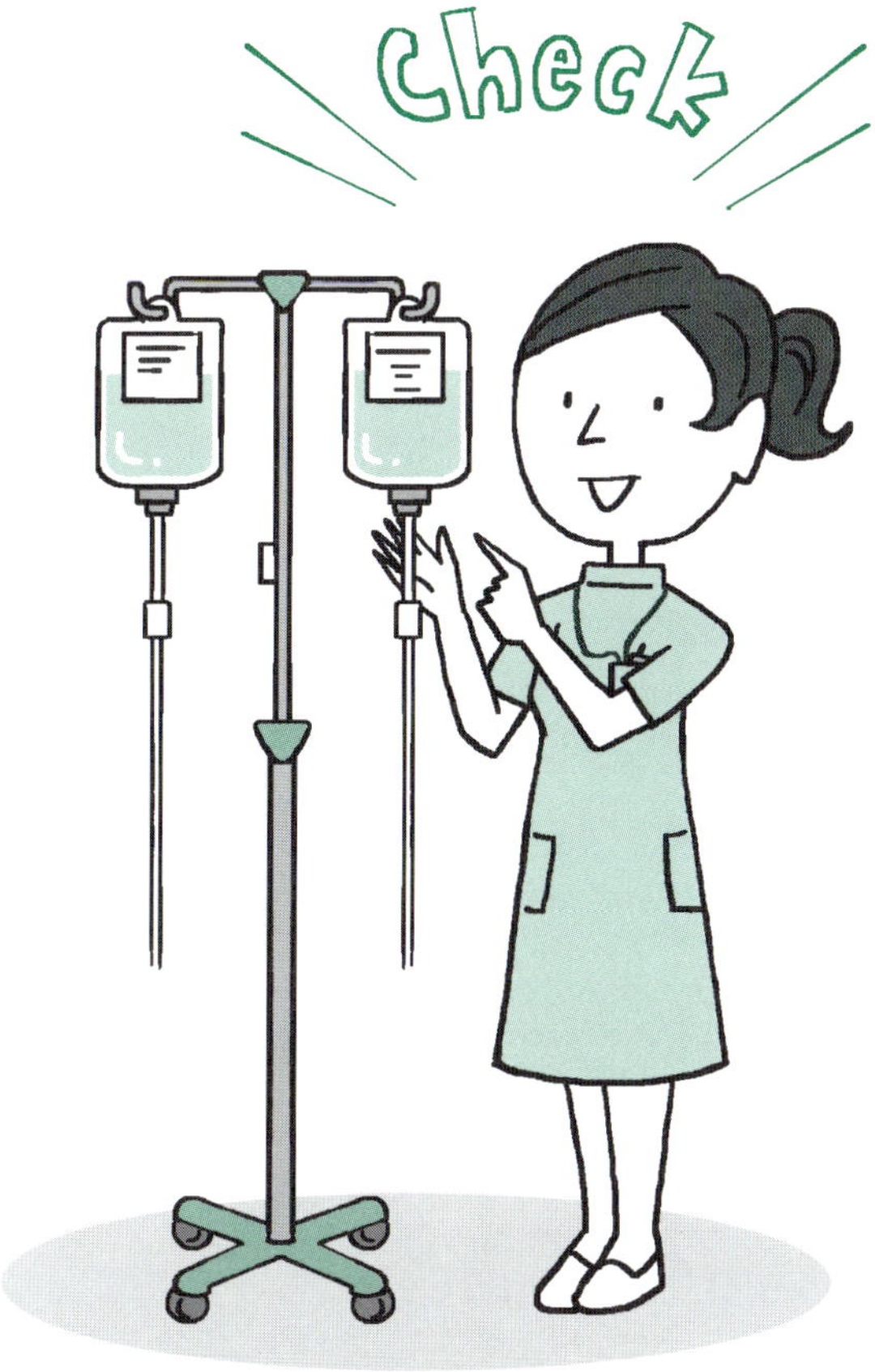

参考文献
[1] 清宮栄一・池田敏久・冨田芳美：複雑選択反応における作業方法とPerformanceとの関係について—「指差・喚呼」の効果についての予備的検討—、鉄道労働科学、Vol.17、pp289-295、1965
[2] 芳賀繁、赤塚肇、白戸宏明：「指差呼称」のエラー防止効果の室内実験による検証、産業・組織心理学研究、Vol.9、No.2、107-114、1996

Column

小さなことにも気をつけて

ハインリッヒの法則

1974年12月1日の日曜日、ワシントンダラス空港に向かっていたトランスワールド航空514便が空港手前で墜落して92人が死亡する事故が起きました。原因は、航空管制官とパイロットの管制用語の解釈の違いによるものでした。進入許可を受けた514便は空港のはるか手前で着陸体制に入り、山に激突したのでした[1]。

事故調査の結果、ユナイテッド社でもその6週間前に同じ場所で事故に遭いそうになったのを回避した例があることがわかりました。ユナイテッド社では、ダラス空港付近での航空管制官との会話に誤解しやすい部分があり、事故が起きそうだということを情報として社内に流していたのでした。

このワシントンダラス空港着陸時の危険性についての情報は、ユナイテッド社からFAA（アメリカ連邦航空局）にも伝えられていましたが、他の航空会社までは伝わっていませんでした。

アメリカの航空界ではこの教訓を生かし、ASRS（Aviation Safety Reporting System）という航空界共通のヒヤリハット情報（事故には至らなかったが、危険性をもっている事象）を活用するシステムを開発しました。

事故の考え方にハインリッヒの法則（図表1）というのがあります[2]。アメリカの保険業界で事故統計を行ったところ、330件の災害のうち300件はケガがなかったが、29件は軽い傷害、1件は重い傷害が伴っているということがわかりました。これは、産業災害の発生率から得られた法則ですが、一般の事故災害にもあてはまると考えられています。

ワシントンダラス空港の例も、同じような失敗をしそうになっていたパイロットは、ほかにもきっとたくさんいたに違いありません。そのときは「ヒヤッ」とはしても「よかった、よかった」といって着陸し、それっきりになってい

図表1●ハインリッヒの法則

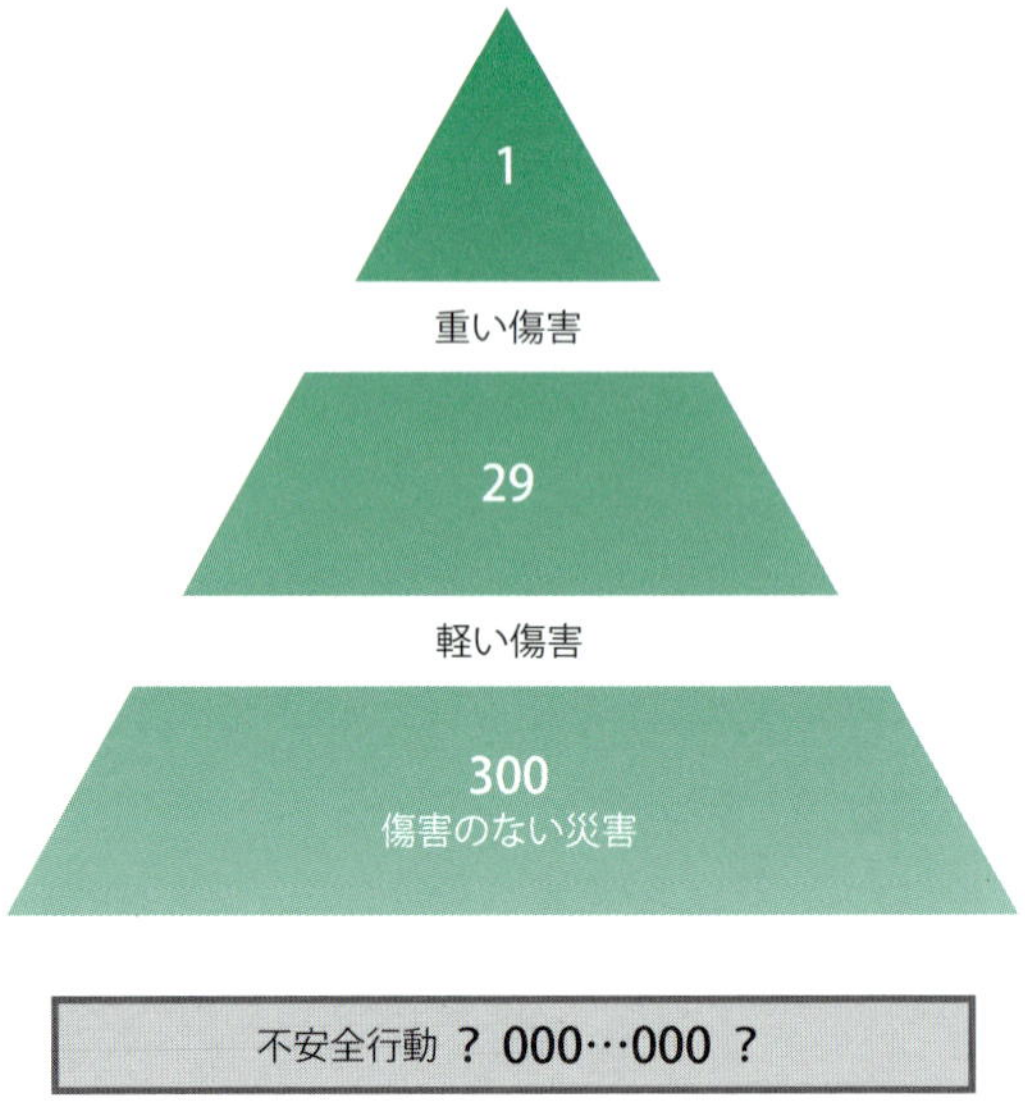

たのでしょう。当時ユナイテッド社では、約1年前から「ヒヤリハット情報」を共有しようと、気がついた事象の報告制度を始めたばかりでした。この制度では、情報を提供した人に対して罰しないことを前提としており、この考え方はASRSでもとり入れられています。

ちょっとした「ヒヤリハット」であっても、何気なく見逃してしまうと大惨事につながってしまう可能性があります。気がついたときにすぐ直したり、全員に周知することが大切です。あなたの貴重な経験とひと言で大事故を未然に防ぐことができるかもしれません。

＊

この事故はコミュニケーションの重要な部分を示しています。TWA514はダラス空港に近づいたので管制官とコンタクトしました。すると管制官が、「Cleared for approach」とアプローチを許可しました。TWA514は「Roger, cleared for approach」と正しく復唱しました。管制官はTWA514が正しく復唱したので自分の指示は伝わったと思いました。ところが、その後TWA514は手前の山に墜落してしまったのです（図表2）。

のちの調査で航空管制官とパイロットの間で大論争となりました。管制官は空港周辺のチャートに書いてある最低安全高度である3400フィートを守ってアプローチ開始高度である1800フィートに降下するだろうと考えていました。一方、パイロットは管制官がアプローチを許可したので、その開始高度の1800フィートまで降下してもよいと解釈しました。原因は同じ管制用語が異なった解釈をされていたことでした。

ここにコミュニケーションの問題があります。すなわち、verbal communication を確実にするための最低要求事項は、read back と hear back を伴う two way communication ですが、その前提として、お互いが同じ解釈をするということです。これが保証されていないと、たとえ、two way communication をやったとしても不完全なのです。

参考文献

[1] NTSB：Aircrot Accident Report "Trans World Airlines,Inc.Boeing727-231,N54328,Berryville,Virginia. December 26,1975

[2] H・W・ハインリッヒ：産業災害防止論、海文堂出版、1987

図表2●トランスワールド航空514便の飛行コース

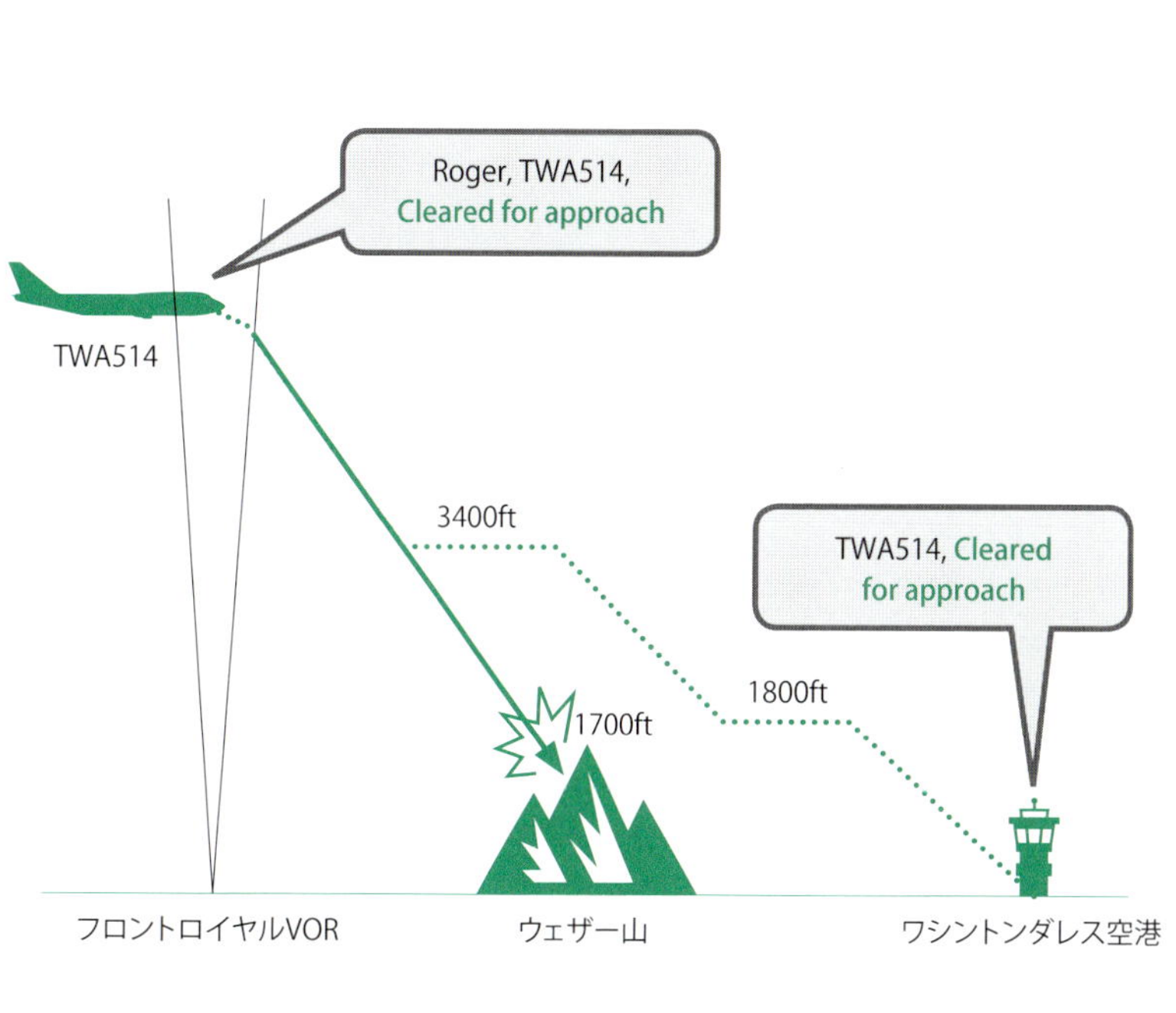

エラーの分析と対策立案のプロセス

ヒューマンエラーが発生すると、分析をして対策につなげます。その際の分析手法は数多くあります。ここでは、人間の行動モデルをベースとした「QuickSAFER」という分析手法を紹介します。

実際にヒューマンエラーが発生した場合、それをどのように分析して対策に結び付けるかについて、事例をもとに説明します。

インシデント分析にはトレードオフがあります。深く詳しく分析しようとすると、時間と労力がかかります。手軽に分析を済ませようとすると分析は表層的となり、原因や対策も場当たり的なものとなる傾向があります。エラーの関係した事象を分析するには、エラーをどのように考えるかという見方・考え方が重要です。分析者が「エラーは不注意や意識が低いために発生した」と考えていれば、分析結果もそれに基づいたものとなってしまいます。エラー事象を分析するには、まずエラーに対する正しい理解が必要です。

エラーとは「意図しない結果を生じる人間の行動」のことです。したがって、エラーを理解するには、まず当事者の行動についての理解が必要です。

筆者が提案しているヒューマンエラー事象分析手法「ImSAFER[1]」は、人間行動に基づく分析手法です。本格的な医療事故調査の場合には、行動モデルに基づく手法である「ImSAFER 分析手法」をお勧めします。ただし、これには時間と労力がかかります。医療の現場の制約を考えると、病棟などのヒヤリハット事例をImSAFERで分析するには、分析の時間が十分取れないことが多いと考えられます。

時間が足りなければ、妥協するしかありません。そこで、手軽にできる人間の行動モデルに基づく分析手法を紹介します。これまでに学んできたことがそのままヒューマンエラーの分析と対策立案に応用できます。

ここで紹介する「QuickSAFER」は、本格的なヒューマンエラー事象分析手法ImSAFERの簡易版です。人間行動モデルをベースにしているので、その本質的な部分をしっかり押さえて分析しましょう。

6-1 QuickSAFERの手順

　ヒューマンエラーは、ある行動が、ある期待された範囲から逸脱したものでした。その人が「なぜその行動をとったのか」を理解するために、モデルというものを使って説明しました。レヴィンは人間行動を理解するためには、2つの要因に分けるとわかりやすいと説明し、そのモデルをB＝f（P、E）で表しました。これによると、なぜその人がその行動をとったのかは、人間の要因と環境の要因の関係で決まるということでした。以下、「主にヒヤリハット体験の報告があったとき、どのように分析すればいいか」を説明します。行動を分析し、因果関係を明らかにすれば、対策を取ることができます。

　行動分析にとってもっとも重要なのは状況の把握です。その意味では、行動分析でもっとも重要な部分は時系列事象関連図です。エラーは結果ですから、問題が発生したときは、時系列事象関連図の作成は必須の作業です。しかし、場合によってはヒヤリハット報告では患者への影響が少ない事象もあれば、時系列事象関連図を作成する時間がない場合もあります。そこで、行動分析の基本的考え方だけを重視して分析する方法がQuickSAFERです。

　次の簡単なヒヤリハット事例を使って説明します。

＊

　20○○年□月△日、朝6時頃、看護師Aは医師Bから「薬剤Xを50㎖／Hで合計500㎖投与」の指示を受けた。薬剤Xは1本50㎖である。看護師Aは、まず50㎖の入った点滴バッグが10個あることを確認し、輸液ポンプ、点滴スタンド、薬剤X50㎖を1個持って患者Cのところに行き、輸液ポンプに予定量500㎖と流量50㎖をセットした。

　6時15分頃に点滴終了のアラームが鳴った。看護師Aが患者Cのところに行くと、50㎖の薬剤Xのバッグが空になっていた。輸液ポンプをみると、予定量に50㎖が、流量に500㎖とセットしてあった。看護師Aは直ちに医師Bに連絡した。幸い患者Cには特別な変化はなく、そのまま様子を観察することになった。

＊

　QuickSAFERによる行動分析の手順は次のとおりです。

（1）報告されたインシデントリポートをよく読み、事象を理解します。

（2）文章の中から分析対象行

図表6-1①●分析対象行為を選ぶ

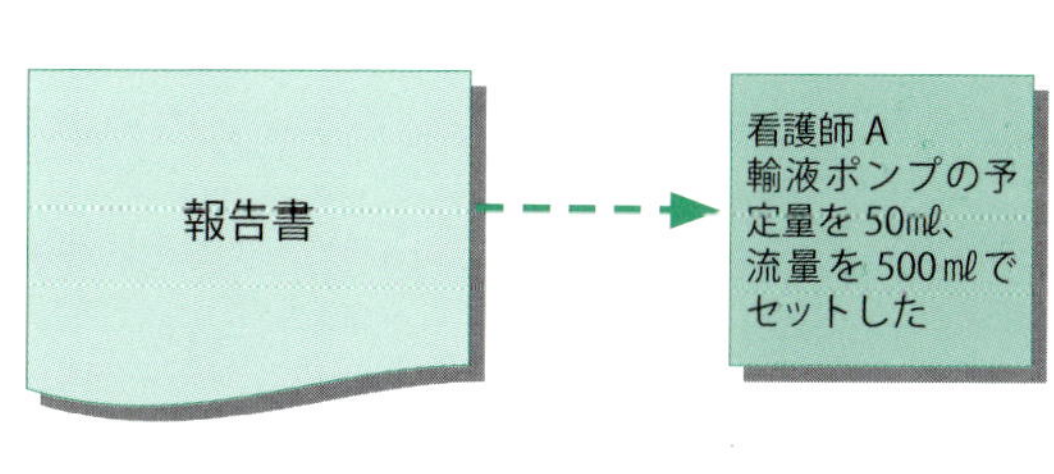
報告書
看護師A
輸液ポンプの予定量を50㎖、流量を500㎖でセットした

為を選びます（**図表6-1①**）。

この例では、「看護師Aが輸液ポンプの予定量を50㎖で、流量を500㎖でセットした」にしました[*1]。

（3）レヴィンの行動モデルを用いて要因を整理します（**図表6-1②**）。

この例では、報告に基づきインタビューなどで得られた情報や現場に行って得られた情報も追加して整理してあります。報告では簡単な記述であっても、現場に行くと重要な情報が得られます。このケースでは、ポンプをセットするとき、患者に話しかけられたことがわかりました。環境を書くときはできるだけ経過時間に沿って、分析対象者になりきって目の前にあるものを書いていきます。

図表6-1②●レヴィンの行動モデルに基づいて要因の整理する

分析対象者：看護師 A	
分析対象行為：輸液ポンプの予定量を 50㎖、流量を 500㎖でセットした	
P（人間）	E（環境）
・22 歳 ・経験年数 2 年、病棟配属 1 年 ・ポンプの使用方法の教育を入職時受けた ・予定量 500㎖、流量 50㎖と理解している ・患者へ応えながらセットした	・指示書「予定量 500㎖、流量 50㎖」 ・患者 D が話しかけてきた ・シリンジポンプ （流量設定画面が大きい、目立つ） （予定量 50㎖、流量 500㎖の表示）

図表6-1③●「正しいと判断した」あるいは「合理的と判断した」と書いたカードを入れる

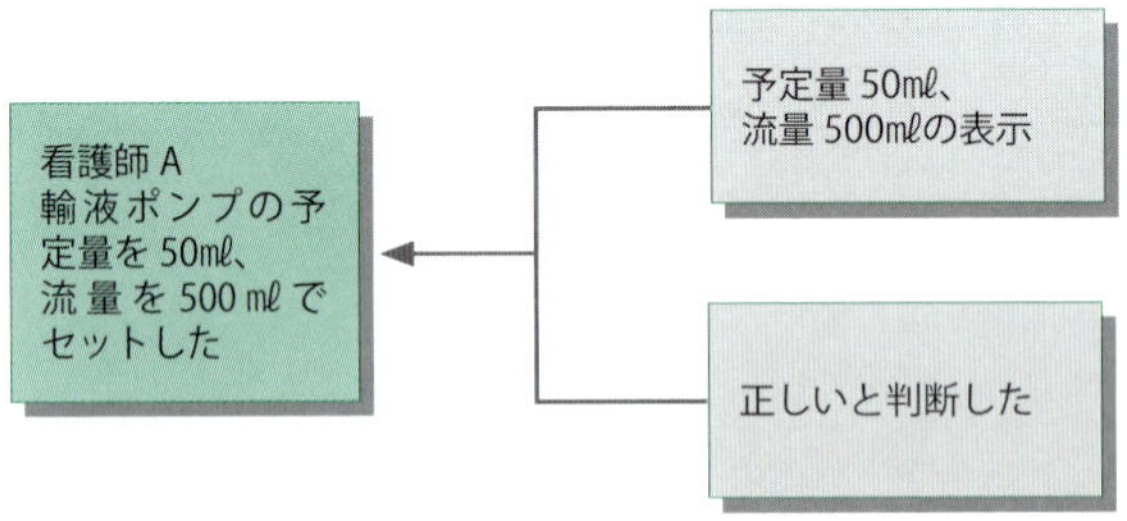
看護師 A
輸液ポンプの予定量を 50㎖、
流量を 500㎖でセットした
予定量 50㎖、
流量 500㎖の表示
正しいと判断した

（4）分析対象行為の後に「正しいと判断した」あるいは「合理的と判断した」と書いたカードを入れます（**図表6-1③**）。

（5）（3）で整理した要因に基づき、なぜ、当事者は分析対象行動を取るのが「正しいと判断した」のか、あるいは「合理的と判断した」のか、という背後要因を探索します（**図表6-1④**）。背後要因の背後にさらに要因があれば、それを探索していきます。

（6）背後要因に対して対策を列挙します（**図表6-1⑤**）。

（7）実行可能な対策を選択して実施します。

このQuickSAFERは重要な時系列事象関連図の作成を省略しているため、事故の構造を明らかにしていないという欠点があります。しかし、エラー発生のメカニズムに沿っているという要件を、完全とは言えないまでもある程度満たしています。簡易版分析手法であることを十分に理解したうえで活用してください。どうしても時間がないときに、本質を押さえた方法で少しでも行った方がエラーの再発防止に役立つと考えられます。病棟でQuickSAFERを利用するときは、何も書いていないレヴィンの行動モデル分析表（**図表6-2**）と対策シート（**図表6-3**）と背後要因関連図を用意しておけば、より簡単に分析を進めることができます。

＊1「間違えてセットした」というような理由や評価結果でなく、行動を書いてください。

図表6-1④●背後要因を探索する

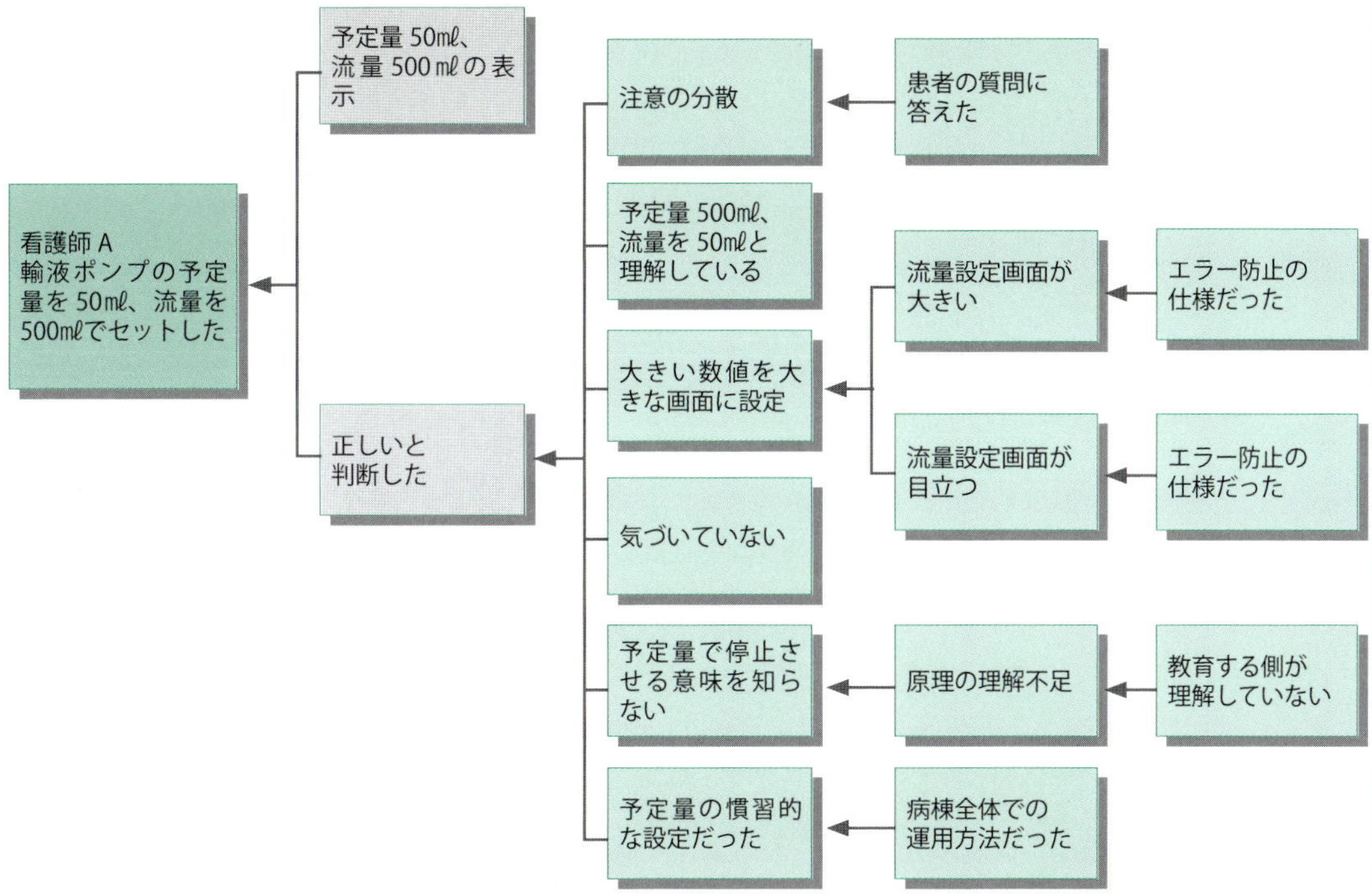

図表6-1⑤●対策を列挙する

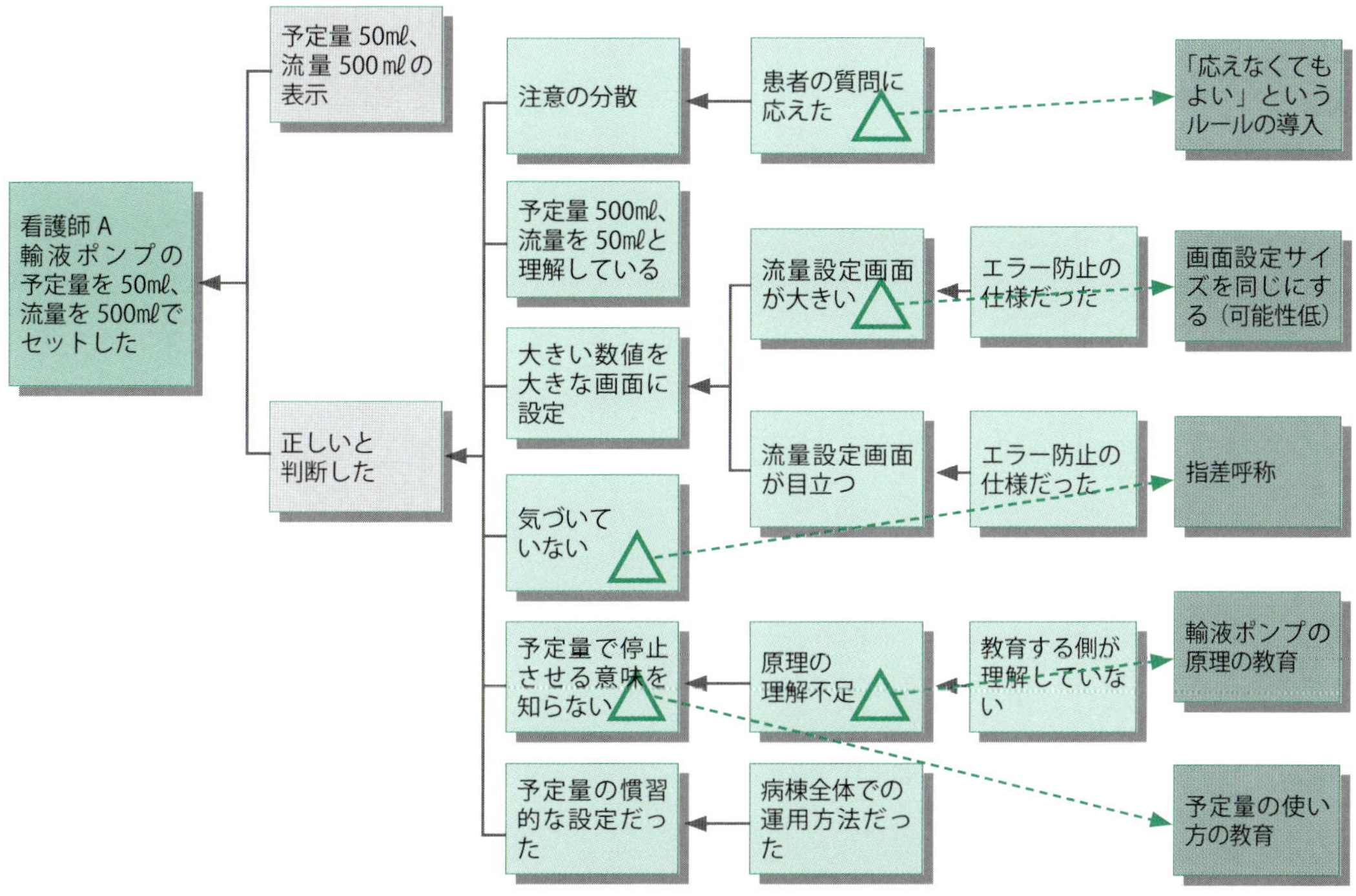

図表6-2●空欄のレヴィンの行動モデル分析表

分析対象者：	
分析対象行為：	
P（人間）	E（環境）
・ ・ ・ ・ ・	・ ・ ・ ・ ・

6-2 QuickSAFERによる分析事例

以下、CHAPTER 1で紹介したヒヤリハット事例に、このQuickSAFER分析手法を適用してみましょう。

事例1 食事配膳の間違い

7月17日昼頃、患児Aは腹痛があったため、医師Bにそれを訴えた。そこで医師Bは、指示簿に「指示があるまで食止め」を指示して、日勤リーダの看護師Cと患児Aに伝えた。指示を受けた看護師Cは、日勤メンバーの看護師Dに患児Aが食止めになったことを伝え、看護師Dは患児Aの昼食を配膳しなかった。

16時頃、日勤リーダの看護師Cは遅番の看護師Eに、患児Aが食止めになったことを申し送り、看護師Eはこれをメモした。同様に、看護師Cは準夜勤務の看護師Fに患児Aが食止めになったことを申し送った。

夕食時、看護師Eは自分のメモを見て、患児Aの夕食を配膳しなかったため、患児Aは夕食を食べなかった。

7月18日0時、準夜勤務の看護師Fは引き継ぎの深夜勤務の看護師Gに、17日は患児Aが食止めであったことを伝えた。

朝7時頃、医師Bは患児Aの診察をした。医師Bは「採血をして、その後、食事を開始するかどうかを決めます」と、患児Aに伝えた。ところが、これを聞いた患児Aは「医師Bは食事を食べてもいいと言った」と理解した。

ちょうどそのころ、深夜勤務の看護師Gは、早番勤務の看護

郵便はがき

料金受取人払郵便

日本橋局
承認

4710

差出有効期間
平成31年11月
15日まで

103-8790

011

東京都中央区日本橋2-7-1
東京日本橋タワー9階

㈱日本能率協会マネジメントセンター
出版事業本部 行

フリガナ		性別	男・女
氏名		年齢	歳
住所	〒 TEL ( )		
e-mail アドレス			
職業または学校名			

ご記入いただいた個人情報およびアンケートの内容につきましては、厳正な管理のもとでお取り扱いし、企画の参考や弊社サービスに関する情報のお知らせのみに使用するものです。他の目的で利用および提供を行うことはありません。

アンケート

ご購読ありがとうございます。以下にご記入いただいた内容は今後の出版企画の参考にさせていただきたく存じます。なお、ご返信いただいた方の中から毎月抽選で10名の方に粗品を差し上げます。

● 書籍名

● 本書をご購入した書店名

● 本書についてのご感想やご意見をお聞かせください。

● 本にしたら良いと思うテーマを教えてください。

● 本を書いてもらいたい人を教えてください。

ご協力ありがとうございました。

図表6-3●背後要因関連図と対策シート

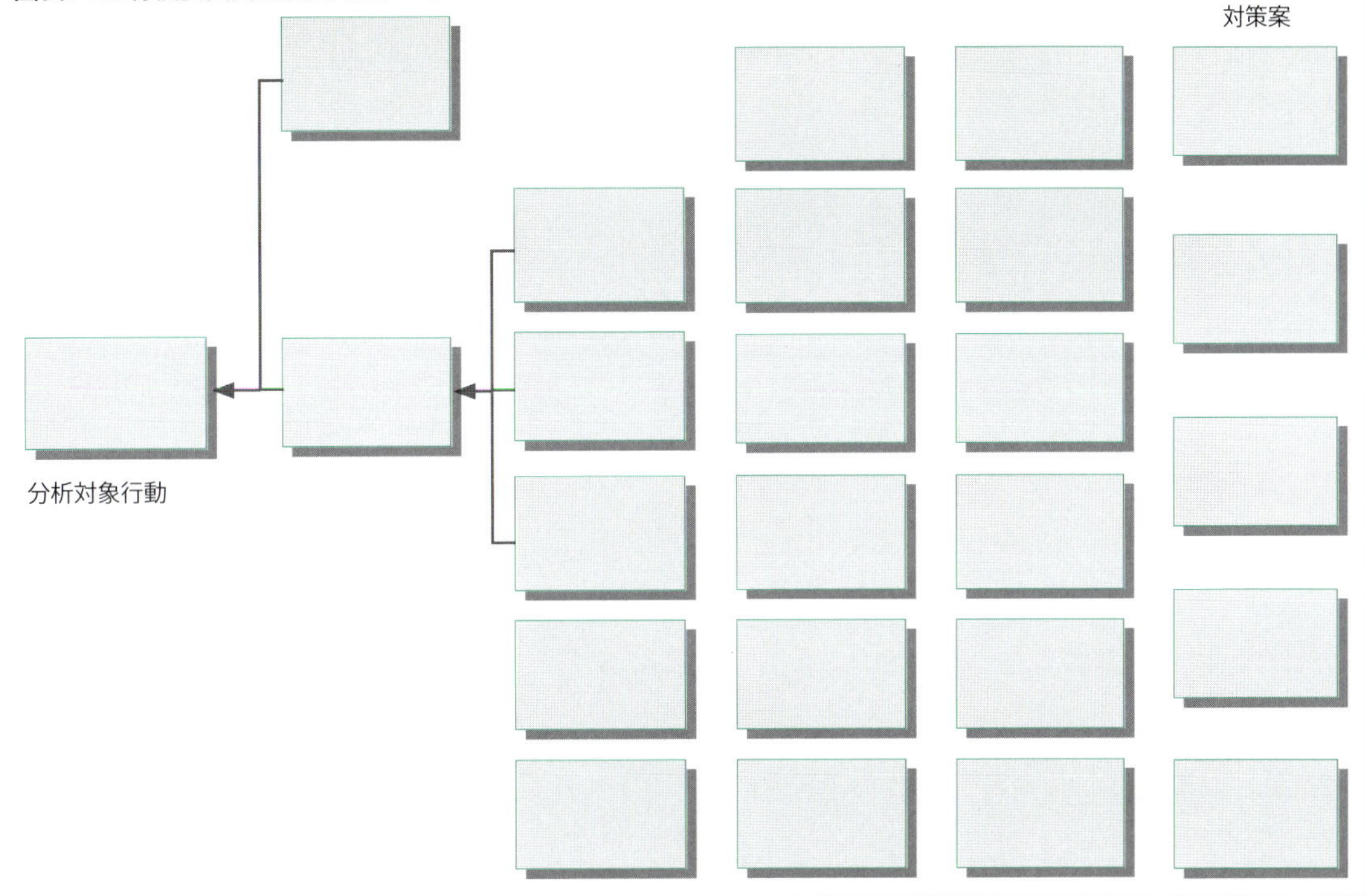

師Hに引き継ぎをしたが、そのとき、患児Aの食止めになっていることを伝えなかった。引き継いだ看護師Hが見たホワイトボードには、患児Aの食止めという記述はなかった。

7時30分頃、看護師Hは患児Aに食事を配った。患児Aのベッドサイドには「食止めカード」はなかった。患児Aは届いた朝食を食べ始めた。

7時35分頃、深夜勤務の看護師Gは患児Aが食事をしているのを見つけ「食事をたべてもいいとB先生に言われたの?」と聞いた。すると、患児Aは、「B先生は検査したので食べてもいいと言ったよ」と応えた。

看護師Gは確認のために、医師Bに連絡をとろうと電話したが医師は電話に出なかった。約10分後に連絡が取れたので、「患児Aの食事は再開されたのですか?」と尋ねると、医師Bは、「採血後に食事を開始するか検討すると患児Aにいった」と応えた。そこで間違いが発見され、医師Bは患児Aの食事を直ちに止めるように指示した。看護師Gは直ちに患児Aに伝えたが、すでに完食した状態だった。

この病棟では、長期で食事を止めない場合は指示簿で「食止め」と指示を出すことがあった。これはいつでも食事が再開できるようにするためであったが、その場合には、①指示を受けたリーダ看護師がホワイトボードに「食止め」を記入し、「食止めカード」を置く、②指示が出された日の遅番はホワイトボードを確認し、もし記入されていない場合は遅番が記入する、という運用をしていた。この事例では、指示は食止めになっていても栄養部に「食止め」の指示は出ていなかった。

この事例では、線の部分の看護師Hの行動を分析してみましょう。分析対象行為は「看護師Hが患児Aに食事を配った」です。この行動についてレヴィンの行動モデル分析表を作成すると、**図表6-4**となります。

行動モデル分析表をもとに背後要因を探索し、対策を考えた例を**図表6-5**に示します。

図表6-4●看護師Hの行動分析表

分析対象者：看護師Ｈ	
分析対象行為：患児Ａに食事を配った	
P（人間）	E（環境）
・早番勤務 ・「食事をしてはいけないこと」を知らない ・患者情報なし	・看護師Ｇが申し送りのとき、患児Ａの食止めになっていることを伝えなかった ・ホワイトボードの存在 ・患児Ａの名前がない ・食事の存在 ・食止めカードがない ・指示簿には「食止め」と書いてある ・患児Ａの存在 ・患児Ａは何も言わなかった

看護師Hは、患児Aが食事をしてはいけないことをまったく知らない上に、そこに食事があるので、配膳するのは正しいと判断しています。対策の基本的な考え方は、どうすれば看護師Hに、患児Aは食事をしてはいけないのかをマッピングしてもらうかということです。看護師H自身も指示簿を自分で見れば正しい情報を得ることができたのです。

また、対策を考えるときは、CHAPTER 4の「エラー対策の考え方」を参照してください。

事例2

食物アレルギー

9月10日午後に患児Aが入院予定だった。患児Aは3歳男児で、9月11日に鼠径ヘルニアの手術をする予定だった。

10時5分頃、日勤業務の看護師B（15年目、小児外科2年目）は、患児Aにおやつが来ないことに気がついた。おやつは昼食と同時に配るので、入院当日はオーダーできなかったからである。この病棟では、他の患児がおやつを食べているときに一緒に食べられるようにとの配慮で、紙ベース（予定入院リスト）のオーダーをしていた。その予定入院リストには、患者ID・氏名・禁止食品の欄があった。

看護師Bは予定入院リストに患児AのIDと名前を書いて栄養部にFAXを送った。受け取った栄養士C（5年目）は、禁止食品の記載がなかったので、食札を手書きして、通常のおやつメニューであるマッシュポテトとオレンジジュースを上膳した。

13時頃、患児Aが入院した。

14時50分頃、病棟におやつが届いたので、看護師Bは母親におやつのマッシュポテトを食べるかと確認したところ、食べるとの返事であった。看護師Bはおやつを母親に渡した。

15時頃、患児Aがおやつを食べた後、嘔吐と全身発疹が出現したので、看護師Bがカルテを見てみると、アレルギーがあった。栄養部にマッシュポテトの材料を問い合わせて、牛乳・バターが入っていたことがわかっ

図表6-5●看護師Hの行動の背後要因と対策案

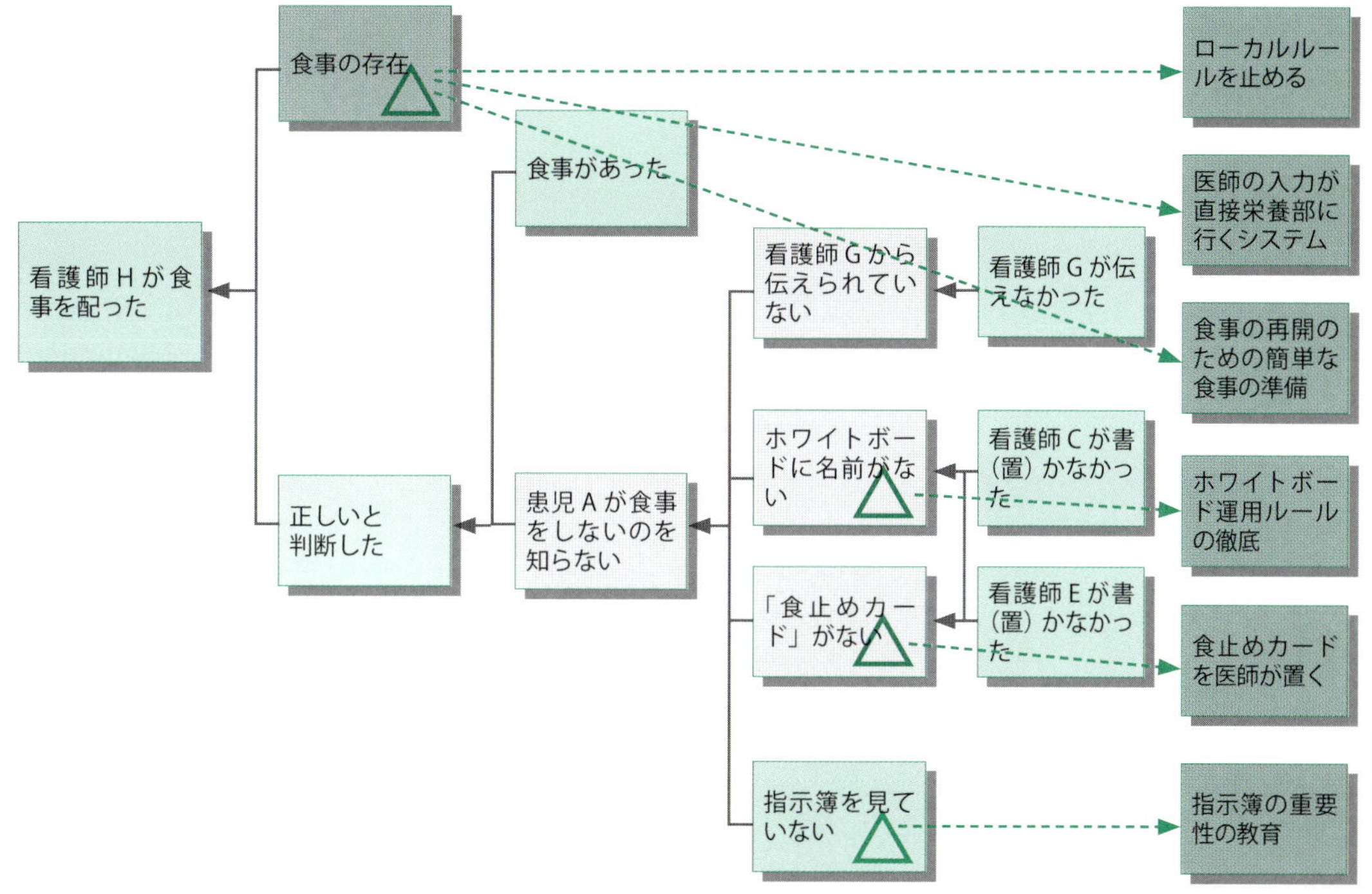

た。栄養士Cもカルテを確認していないことに気付いた。医師がアレルギーと判断して抗ヒスタミン剤が投与され症状が改善した。

患児Aは牛乳・乳製品アレルギーがあり、以前の入院歴にはアレルギー対応となっていた。

この事例では、線の部分の看護師Bがなぜおやつを母親に渡してしまったのかを分析してみます。分析対象行為は「看護師Bがおやつを母親に渡した」です。この行動についてレヴィンの行動モデル分析表を作成すると、**図表6-6**となります。

行動モデル分析表をもとに背後要因を探索し、対策を考えた例を**図表6-7**に示します。

図表6-6●看護師Bの行動分析表

分析対象者：看護師B	
分析対象行為：おやつを母親に渡した	
P（人間）	E（環境）
・15年目　小児外科2年目 ・9/10は日勤 ・患児Aのおやつをオーダーした ・予定入院患者リストにID・名前を記入し栄養部にFAXした ・禁止食品欄に記入しなかった ・他の患児と一緒におやつを食べさせてあげたい ・母親にアレルギーについて確認しなかった ・電子カルテ画面の確認をしなかった	・おやつは昼食オーダーに付随していた ・患児A ・母親 ・予定入院患者リスト ・おやつのオーダーは、予定入院患者リストで行っていた ・栄養部へFAX ・マッシュポテトの存在 ・オレンジジュースの存在 （患児Aが牛乳･乳製品アレルギーあり） （電子カルテ画面）

図表6-7●看護師Bの行動の背後要因と対策案

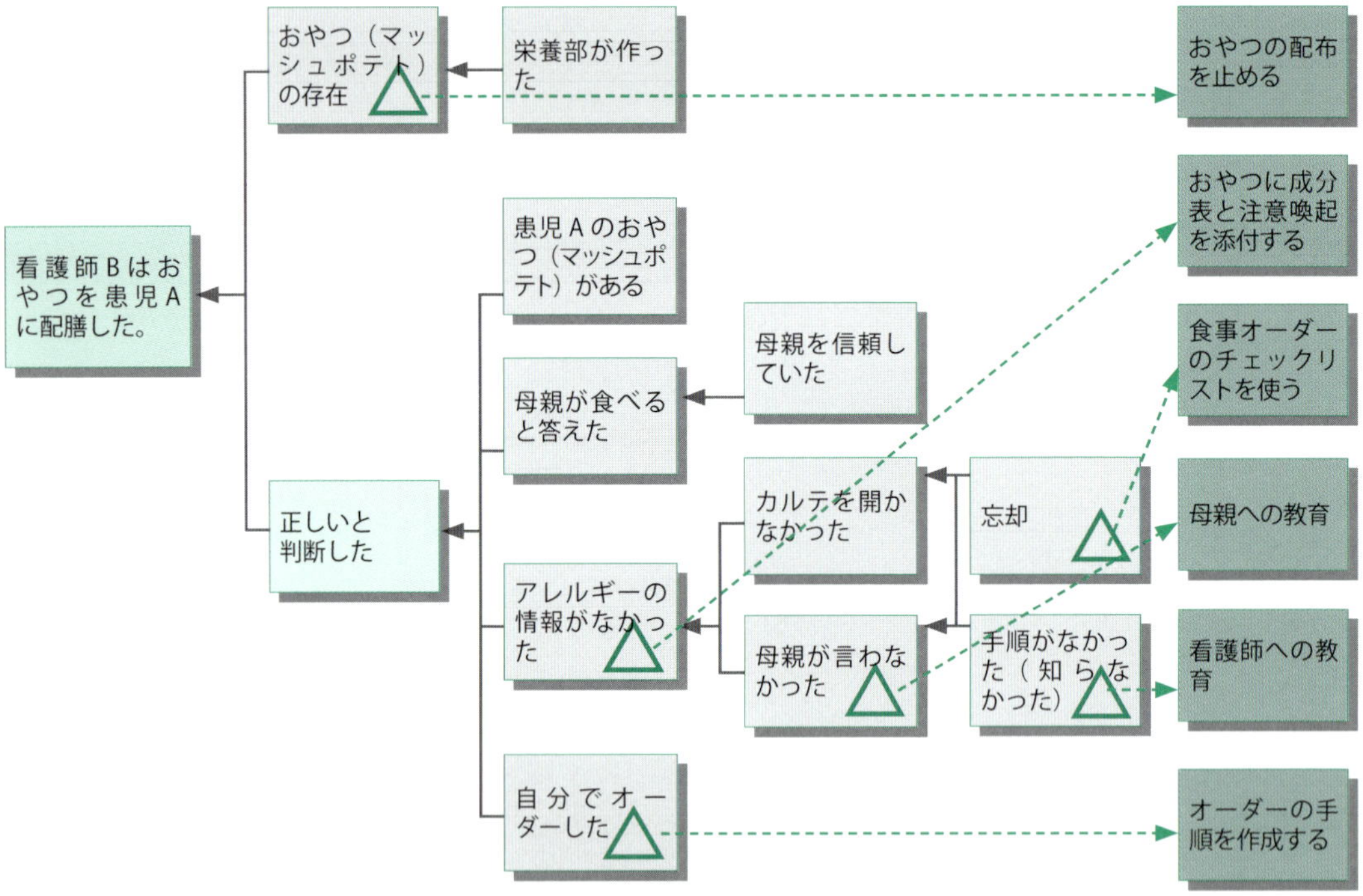

事例3

インスリンによる低血糖症状

11月14日昼間、医師Aは看護師Bに、患者Cの翌日の腹部超音波検査の指示を出した。検査指示をコンピュータへ入力はしたが、インスリンの指示は出していなかった。指示を受けた看護師Bは、インスリンの指示について確認しなかった。

11月15日検査当日、患者Cは、腹部超音波検査のため、昼食が延食となっていた。患者Cのオーバーテーブルには、「延食」と書かれた札が置かれていた。看護師D（患者の受け持ち）と看護師Eは、夜勤者からの申し送り後、（患者Cの）情報交換を5分ほど行った際に、昼の血糖値チェックのことしか話していなかった。看護師Dは、夜勤者からの申し送りとカーデックス（患者に関する情報や治療内容、実際に行われた処置、看護計画などを、患者ごとに紙にまとめ専用ファイルにはさんだもの）で、患者Cが昼延食になっていることを知っていたが、看護師Eはそのことを知らなかった。

11時45分、看護師Dは、看護師Eに患者Cの血糖値チェックを依頼し、お昼休憩に入った。依頼を受けた看護師Eは、自分の受け持ち患者にも昼食前血糖値チェックをする患者がいたので、2人の患者の血糖値チェックを行った。自分の受け持ち患者の血糖値は208、患者Cの血糖値は189だった。看護師F（他の看護グループ）と指示簿を確認、血糖値の結果に従い、それぞれのカーデックスを見て、インスリンを準備した（インスリンの指示欄しか見ていない）。そして、看護師Eはいつものようにインスリンを投与した。投与のとき、患者Cから昼延食や検査のことについて何も言われなかった。

13時頃、昼食を摂取しなかった患者Cは手足の震え、冷や汗、気分不快を訴えた。看護師Eが血糖値を測定したところ、30以下に下がっていた。報告を受けた看護師G（リーダー看護師）は昼食を摂取していなかったことに気づいた。すぐに、医師Hに状況を報告し、その指示で看護師Gが50%グルコースを静注したところ、患者Cの症状は改善し、床上安静となった。

この事例ではやってはいけないインスリン注射をやってしまった（線の部分）看護師Eの行動分析をしてみましょう。分析対象行為は「看護師Eはインスリンを投与した」です。この行動についてレヴィンの行動モデル分析表を作成すると、**図表6-8**となります。

行動モデル分析表をもとに背後要因を探索し、対策を考えた例を**図表6-9**に示します。

図表6-8●看護師Eの行動分析表

分析対象者：看護師E	
分析対象行為：患者Cにインスリンを注射した	
P（人間）	E（環境）
・看護師経験2年 ・夜勤看護師から申し送りを受けた ・患者Cの延食を知らない ・看護師Dから患者Cの血糖測定を依頼された ・2名の血糖値を測定した ・看護師Fと指示簿を確認 ・カーデックスを見てインスリンを準備した ・延食札に気付かなかった ・検査と食事の関係の知識はある	・夜勤看護師が看護師Dと看護師Eに申し送りをした ・昼の血糖値測定について話した ・看護師Dは看護師Eに患者Cの血糖値測定を依頼し、休息に入った ・患者Cの血糖値は189 ・看護師Fは看護師Eと指示簿を確認した ・カーデックスの存在 ・患者Cはなにも言わなかった ・延食札の存在

図表6-9●看護師Kの行動の背後要因と対策案

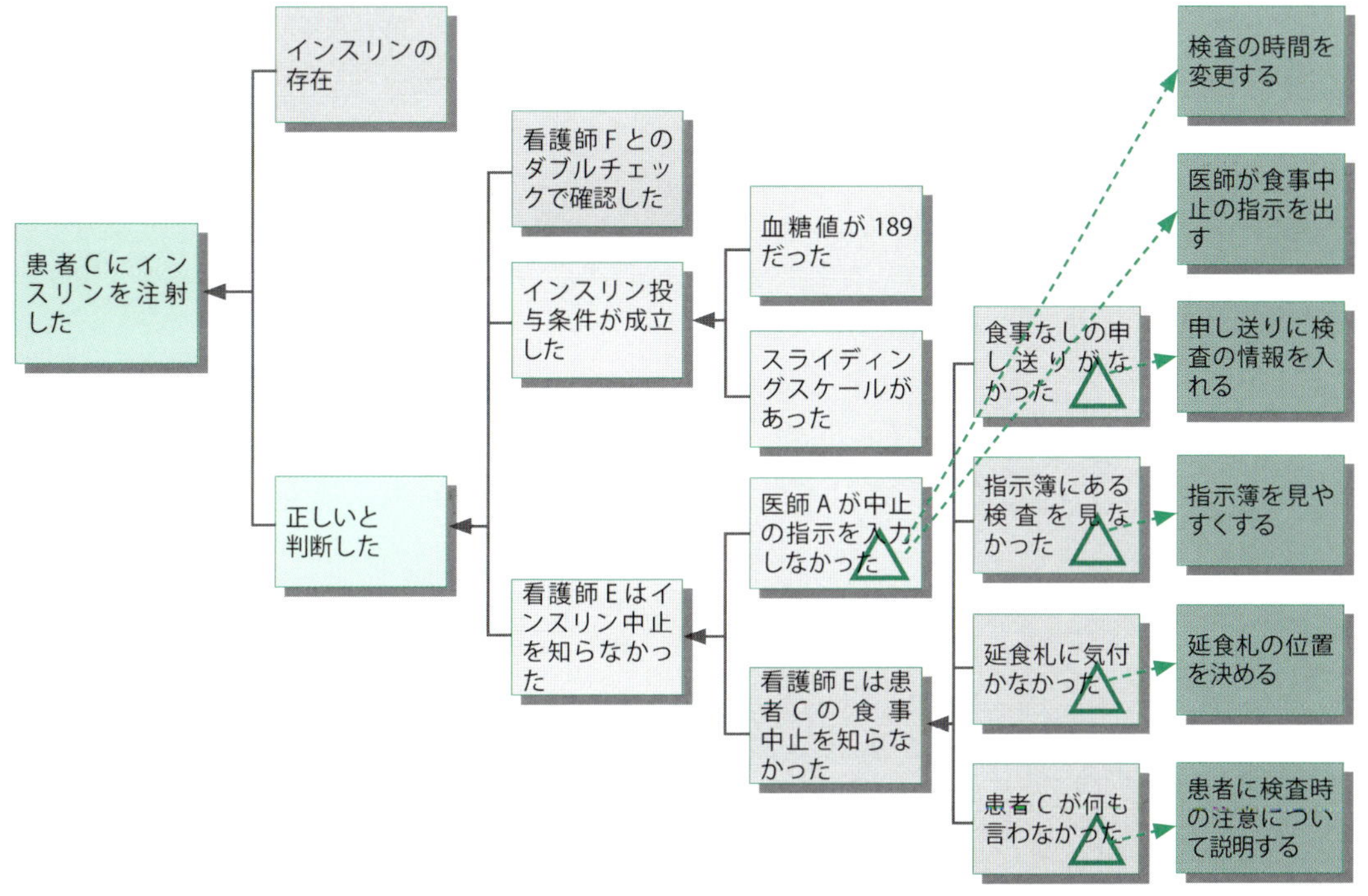

6-3 QuickSAFER利用時の留意事項

1 現場のデータに基づく

現場のことは十分に理解していると思っていても、現場に行って実際に見てください。とくに、病棟の場合は現場が近いので、実際に自分の目で確かめてください。薬剤がどのようなところに保管してあったのか、ベッドと出口までの距離、床の素材、手すりの位置などについても、自分で使ってみる、自分でやってみることも重要です。頭の中で考えていることには限界があり、実際にやってみると新しい発見があります。自分で見て感じることが大切です。

2 科学的に見る

よく観察することも重要です。色、形、表示がどうなっているのかをよく観察してください。科学的な分析が必要です。物理的因果関係を探ってください。人間の情報処理プロセスに基づいて見ることもヒントになります。見えたのか、聞こえたのかといった知覚のプロセス、見えた場合、聞こえた場合、それらを認知プロセスに分けることも重要です。環境との関係で知覚や認知が変化します。たとえば、照明によってどう変わるか、昼間と夜の環境変化が関係しているかもしれません。

3 立場を変えてみる（当事者になりきって見る）

医療を提供する立場からだけではなく、患者の立場、あるいは患者の家族の立場から見たり考えたりすることも重要です。立場を変えるとこれまでの環境がガラリと変わって理解できることがあります。

4 ImSAFER分析手法とQuickSAFER分析手法の使い分け

ImSAFER 分析手法は本格的な医療事故調査に役立ちます。一方、時間や労力の足りない医療の現場では、QuickSAFER を使えば比較的短時間で分析することが可能なので、日常の小さなエラー分析用として利用してください。作業環境を整備し、そこで働く人の教育訓練を通じて能力を管理すれば、必ず人間のパフォーマンスが向上します。

QuickSAFER 分析手法は簡易型ですが、人間の行動モデルの部分は妥協することなく取り入れられています。現場の人の経験したヒヤリハット事例を行動モデルを利用して分析すれば、改善は理に適ったものになり、ヒューマンエラーの低減と作業効率の向上が期待できます。

参考文献
[1] 河野龍太郎：医療におけるヒューマンエラー 第2版 なぜ間違える どう防ぐ，医学書院，２０１４

Column

「ダブルチェック」のチェックポイント?

ダブルチェックの条件

ダブルチェックはなぜするのでしょう? ダブルチェックをするとどんなメリットがあるのかを考えてみましょう。

看護師Aがある作業をするのに、仮に100回に1回エラーをするとします。100回に1回はエラーの頻度としては多い方かもしれません。しかし、もし、Aと同じレベルの人、たとえば看護師Bも同じく100回に1回エラーをするとして、この2人でダブルチェックをしたら、エラーの頻度はどうなるでしょうか？

（ダブルチェックによるエラーの頻度）＝1/100×1/100＝1/10,000

という計算になり、1万回に1回という低いエラーの頻度となります。これがダブルチェックのもっとも重要な点であり、なぜやるのかという問いに対する答えです。

この計算には重要なポイントがもう1つあります。それは、チェックをする人がお互いに独立である、つまり、看護師Aのチェックが看護師Bに影響しないということです。これが保証されないと、1万分の1というエラー頻度とはなりません。たとえば、先にチェックをした人が経験の豊富な看護師Cで、後でチェックをする人が新人Dだとします。そのとき、新人Dが、「ベテランCがチェックをしたのだから大丈夫だ」と信頼しきってしまうと、この独立性は失われ、新人看護師Dのチェック機能が働かなくなります。結果的にエラーの頻度はずっと大きくなってしまい、この依存性は相互に発生する場合もあります。「Cさんがやってくれるのでいいや」とか、「Dさんがチェックしてくれるので大丈夫」などといった相互依存性があると、本来の1人のエラー頻度よりも大きくなる可能性があります。

また、ベテラン看護師Cと新人看護師Dの間の権威勾配が強いと、チェック機能が弱くなる場合があります。たとえば、ベテランCの後、新人Dがチェックし、エラーを発見したとします。しかし、権威勾配が大きいと、たとえ後でエラーを発見したとしても、新人Cは「違っているのではありませんか。」と声をかけるのをためらってしまう場合があります。そうなると本来のダブルチェックの効果が期待できなくなるのです。

もう1つ医療システムで常に考えておかなければならないことは、チェックをする人がチェックをするだけの能力をきちんと備えているかどうかです。チェック項目やチェックすることの意味がわかっていないと、その効果は期待できません。したがって、新人どおしのダブルチェックは不完全な場合があるのです。

ダブルチェックの方法にはいろいろ考えられますが、航空機のパイロットが用いる代表的なものは、まず2人で一緒にチェックするというドリル式と、まず、最初に1人がチェックし、その後別の1人がチェックするというリチェック式の2つがあります[1]。一緒にチェックする場合は、相手に対してはっきりと、何をどのようにチェックしているのかがわかるようにしなければなりません。とくに、チェック項目の状態を呼称することが重要です。たとえば、シリンジポンプの設定を2人で行う場合、「流量、2.0ml/h」が指示されていれば、「流量、2.0ml/h」と指差呼称し、セットした後、「流量、よし！」ではなく、「流量、2.0ml/h」というように具体的な状態や数値を読み上げ、相手にわかるようにします。

リチェックを1人でやることも考えられます。このときお勧めなのは、最初と違った方法でやることです。たとえば、輸液ルートのチェックで、1回目を上からチェックしたら、2回目は下からチェックするといったやり方です。同じやり方では同じような部分にしか注意が向かなくなり、独立性が弱くなる場合があるからです。

これらのダブルチェックのやり方について詳しく説明している文献があるので、ぜひ参考にしてください[2]。

参考文献
[1] 黒田勲監修：飛行とこころ、鳳文書林、1977
[2] 田中健次：安全対策の落とし穴 その「仕組み」と「仕掛け」、患者安全推進ジャーナル、No.32、pp17-32、2013

Column

安全戦争

ゲリラ戦

安全への取組みをおもしろいたとえ話で説明したのがイギリス・マンチェスター大学のリーズン（Reason, J.）です。彼は『MANAGING THE RISKS OF ORGANIZATIONAL ACCIDENTS』1997 [1] の中で、安全への取組みは戦争だと述べています。

では、どのような戦争かというと「最後の勝利なき長期のゲリラ戦だ」ということです。つまり、

- 決して終わらず
- 決して勝たず
- 敵は潜伏しているので発見が困難
- リターンマッチはない
- 手を抜くとやられる

ということになります。とくにやっかいなのは「手を抜くとやられる」ということです。「いつも問題ないから今回はいいや」と決められた手順をスキップすると、あっという間に足をすくわれ、エラーが引き起こされることもあるのです。さらに、リターンマッチはありません。失われた命はもう戻ってきません。やられたら終わりなのです。

敵が潜伏しているのもやっかいです。ゲリラは潜伏していますから、発見能力がないと見逃してしまいます。そこで、発見能力を訓練する必要があります。エラーとの戦いでは、エラー誘発要因の発見能力が必要です。たとえば、KYT（危険予知訓練）などが有効です。

安全への取組みが戦いならば、戦いのバイブルとして「孫子の兵法」があります。孫子とは中国の春秋時代の人で、戦争の達人です。孫子が書いた書物が『孫子の兵法』であり、書店のビジネスコーナーにはたくさんの本が並んでいます。

『孫子の兵法』には有名な言葉が簡潔に書かれていますが、その中でもとくに有名なのが「敵を知り、己を知るならば、百戦あやうからずや」というのがあります。すなわち、戦争に勝つセオリーは、現代風に解釈すると、①敵を知ること、②己を知ること、③データに基づくことがあげられると考えられます。

①敵を知ること：安全戦争のなかでの敵とはエラー誘発環境のことなので、まず、エラー誘発環境とは何か、エラーはどうして起こるのかなどといった基本的知識を理解することだと考えられます。

②己を知ること：安全戦争における己とは、自分自身の持っている特性を理解することです。生理的特性、認知的特性、集団的特性などがあります。

③知ること：戦争においてもっとも重要なのがデータです。過去の戦いにおいて情報の重要性を示している例は山ほどあります。勝者は敗者よりも正確なデータを持っています。『失敗の本質』という本には日本軍の犯した失敗、すなわち負け戦の分析が行われています[2]。たとえば、ミッドウェー海戦は情報の果たす役割が大きかった典型的な事例です。事実を把握してデータに基づくことが重要です。エラーとの戦いでは、エラーの関係したインシデントやアクシデントが発生したとき、まず、再発防止を考えなければなりません。そのためには、エラー事象の分析が必要であり、分析にはまず、データに基づく分析が必須です。

たとえ話とはいえ、安全戦争においての留意点がよくわかると思います。

参考文献
[1] Reason, J.: Managing the Risks of Organizational Accident, Ashgate Publishing Limited, 1997.（塩見弘監訳「組織事故」、日科技連、1999）
[2] 戸部良一、寺本義也、鎌田伸一、杉之尾孝生、村井友秀、野中郁次郎：『失敗の本質　日本軍の組織論的研究』ダイヤモンド社、1984

ヒューマンエラー対策

実践編

7

ヒューマンエラー対策事例集

①
やめる（なくす）
②
できないようにする
③
わかりやすくする
④
やりやすくする
⑤
知覚させる
⑥
認知・予測させる
⑦
安全を優先させる
⑧
能力を持たせる
⑨
自分で気づかせる
⑩
検出する
⑪
備える

CHAPTER 7

ヒューマンエラー対策
実践編

ヒューマンエラー対策事例集

具体的な事例を紹介します。
対策はあくまでも理論的な観点から例を示したもので、
内容の妥当性についてはご容赦ください。

7-1 ヒューマンエラー対策シートの見方

図表7-1は一件一様の「ヒューマンエラー対策シート」を示しています。

❶ タイトル

シートのタイトルを示します。発想手順としてヒントとなる言葉で表現されています。

❷ 11段階の発想手順

本文で説明した11段階の発想手順のどこに該当するかを示しています。事例によっては複数の対策の考え方がありますが、ここではあえて1つを代表として分類してあります。時間軸で、大きく「発生防止」と「拡大防止」に分けてあります。さらに、4STEP/MのⅠ～Ⅳ段階に分けてあり、それをさらに具体化して発想の手がかりになるように11段階があります。一番右側は、エラー対策をどこに働きかけるかを示しています。

❸ 事例もしくは問題、あるいは課題

事例がある場合は、事例が紹介してあります。一般的な課題や問題点の場合は、その概要が書いてあります。引用されている具体的な事例は、日本医療機能評価機構から定期的に公開されている「医療安全情報」の事例から説明しやすいものが書いてあります。

❹ 問題点と対策の考え方

事例や課題に含まれている問題点を説明し、対策の基本的な考え方を説明しています。具体的な事例には複数の対策が考えられますが、ここではあえて一件一様になるように編集しています。紹介した対策以外にもたくさんの有効な対策が考えられます。

具体的な対策や説明用の写真、イラストが書いてあります。時間がないときには、タイトル

図表7-1●ヒューマンエラー対策シートの例

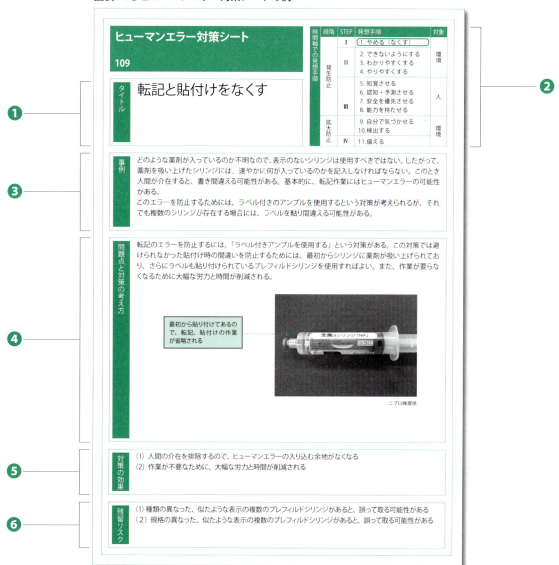

ヒューマンエラー対策シート

109

❶ タイトル：転記と貼付けをなくす

❷

時間軸での発想手順	段階	STEP	発想手順	対象
	発生防止	I	1. やめる（なくす）	環境
		II	2. できないようにする 3. わかりやすくする 4. やりやすくする	
		III	5. 知覚させる 6. 認知・予測させる 7. 安全を優先させる 8. 能力を持たせる	人
	拡大防止		9. 自分で気づかせる 10.検出する	環境
		IV	11.備える	

❸ 事例

どのような薬剤が入っているのか不明なので、表示のないシリンジは使用すべきではない。したがって、薬剤を吸い上げたシリンジには、速やかに何が入っているのかを記入しなければならない。このとき人間が介在すると、書き間違える可能性がある。基本的に、転記作業にはヒューマンエラーの可能性がある。

このエラーを防止するためには、ラベル付きのアンプルを使用するという対策が考えられるが、それでも複数のシリンジが存在する場合には、ラベルを貼り間違える可能性がある。

❹ 問題点と対策の考え方

転記のエラーを防止するには、「ラベル付きアンプルを使用する」という対策がある。この対策では避けられなかった貼付け時の間違いを防止するためには、最初からシリンジに薬剤が吸い上げられており、さらにラベルも貼り付けられているプレフィルドシリンジを使用すればよい。また、作業が要らなくなるために大幅な労力と時間が削減される。

最初から貼り付けてあるので、転記、貼付けの作業が省略される

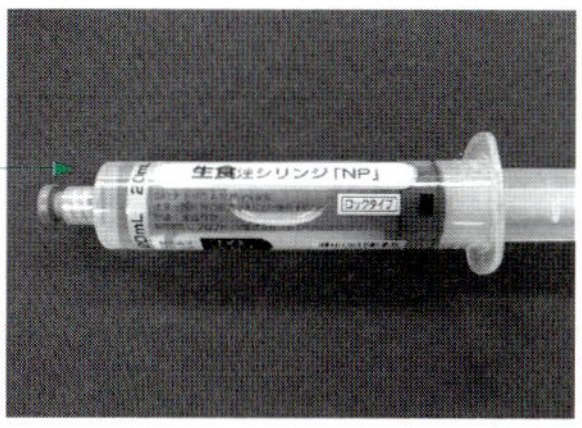

ニプロ㈱提供

❺ 対策の効果

(1) 人間の介在を排除するので、ヒューマンエラーの入り込む余地がなくなる
(2) 作業が不要なために、大幅な労力と時間が削減される

❻ 残留リスク

(1) 種類の異なった、似たような表示の複数のプレフィルドシリンジがあると、誤って取る可能性がある
(2) 規格の異なった、似たような表示の複数のプレフィルドシリンジがあると、誤って取る可能性がある

とこの部分に眼を通すだけでもよいヒントが得られます。

❺ 対策の効果

対策を実施した場合、期待される効果が説明してあります。

❻ 残留リスク

対策が実施されたとき、別のエラーを引き起こす可能性や、実施に伴う困難な点が書いてあります。ヒューマンエラー対策では、完全なものは非常に少ないです。

7-2 事例に基づくエラー対策について

ヒューマンエラー対策シートを参考にする場合における注意点を説明します。実際は、図表7-2に示すように、1つの事例には複数の問題があり、その背後要因を探索していくと木の根のように広がって行きます。したがって、事例をベースにすると対策は複数出てきます。本来、対策は複数の対策を、短期的、長期的に実施することが重要です。

7-3 今後の取組み

ヒューマンエラー対策の発想手順を、事例とともに具体的に紹介します。この発想手順は分類が目的ではありません。発想手順の項目をベースとして、対策を思い付くことが第一の目的です。したがって、この対策は11段階のどの項目に当てはまるのかという議論よりも、より具体的で実用的なエラー対策を思い付くことを常に念頭においていただきたいと思います。

今後は、このフォーマットを改良したり、あるいは、皆さんに自分たちのヒューマンエラー対策案を発想していただき、もし可能ならばどこかのホームページに事例としてプールできればよいと考えています。もしそれが実現すれば、現場で何か対策を具体的に取らなければならないとき、そのデータベースを検索して類似した事例が見つかれば、それをヒントに自分たちの環境に適した具体的対策をとるためのヒントとなるでしょう。

以下に事例を紹介します。

図表7-2●事例をベースに対策を考えると複数の問題点と対策が出てくる

ヒューマンエラー対策シート

106

タイトル：危険な薬剤を置かない（なくす）

時間軸での発想手順	段階	STEP	発想手順	対象
	発生防止	I	1. やめる（なくす）	環境
		II	2. できないようにする	
			3. わかりやすくする	
			4. やりやすくする	
		III	5. 知覚させる	人
			6. 認知・予測させる	
			7. 安全を優先させる	
			8. 能力を持たせる	
	拡大防止		9. 自分で気づかせる	環境
			10.検出する	
		IV	11.備える	

事例

上級医は「患者の補液（ソルデム 3A）に、KCL10mL 追加」と口頭で指示した。看護師は、KCL 注 20mEq キット（プレフィルドシリンジ型製剤）に専用針を付けず、注射器に 10mL 吸い取って研修医に渡した。研修医は、カリウム製剤の投与は初めてだったので不安になり、上級医に「静注でいいですか」と確認したところ、「やっておいて」と回答があった。研修医は、静脈ラインの側管に注射器を接続し、KCL 注 10mL の注入を開始した。

医療安全情報　No.98 2015 年 1 月

問題点と対策の考え方

(1) 口頭指示だった（6. 認知・予測させる）。このとき、投与方法や投与時間の指示がなかったと考えられる（7. 安全を優先させる）
(2) 看護師に KCL の投与方法について知識があったかどうか。なかった場合には、研修制度があったかどうかが重要である（8. 能力を持たせる）
(3) 専用針を付けなかった場合、それが手元にあったのかどうかも調べなければならない（3. わかりやすくする）
(4) 研修医には KCL 投与方法についての知識がなかったと推定されるが、不安になったことから、KCL が危険であることは理解している様子がうかがわれる
(5) 研修医は投与場所の確認だけで、ワンショットでいいかどうかについては質問していない（7. 安全を優先させる）
(6) 上級医は、KCL がワンショットで投与されるとは予想していない。KCL は危険な薬剤であり、点滴あるいはシリンジポンプでの投与が当然だと考えていたと推定される（6. 認知・予測させる）

KCL 製剤についての事故が実際に起こり、患者が亡くなっている。カリウム製剤やリドカイン製剤エラーは直ちに患者の命に直結するため、危険な薬剤を病棟に置かないようにして、わざわざ薬剤部に取りに行くという手続きをとらせることにより、重要性を理解させる。

対策の効果

(1) わざわざ取りに行くという行為により、重要性を認識させる
(2) 病棟にないので、取り間違えの機会が減少する

残留リスク

(1) 作業効率が悪くなる
(2) 投与方法を間違えれば、重大な影響を患者に与える

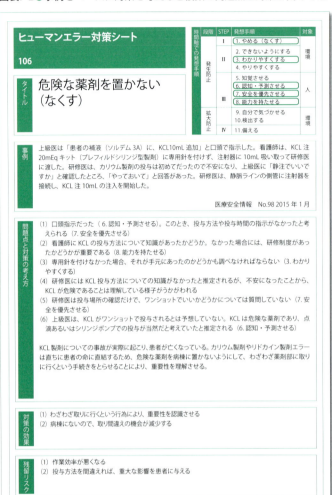

ヒューマンエラー対策シート

事例-1

時間軸での発想手順 段階	STEP	発想手順	対象
発生防止	I	1. やめる（なくす）	環境
	II	2. できないようにする 3. わかりやすくする 4. やりやすくする	環境
	III	5. 知覚させる 6. 認知・予測させる 7. 安全を優先させる 8. 能力を持たせる	人
拡大防止		9. 自分で気づかせる 10.検出する	環境
	IV	11.備える	

タイトル

院内採用薬を見直して、採用品目数を減らす

事例

患者には医師の薬剤指示が 12 種類出ていた。看護師が患者に薬剤を配るとき、類似の薬剤を患者に渡してしまい、患者も気づかず服用してしまった。

問題点と対策の考え方

医薬品を採用する際には、医薬品の採用委員会において、文献などからその医薬品の有用性を十分比較検討する。とくに同類薬については、採用品目の制限を加えるなどする。薬を投与する危険性と、投与しないことによる障害を比較して薬を決定することが重要である。
採用薬、患者に投与する薬剤を減らす。

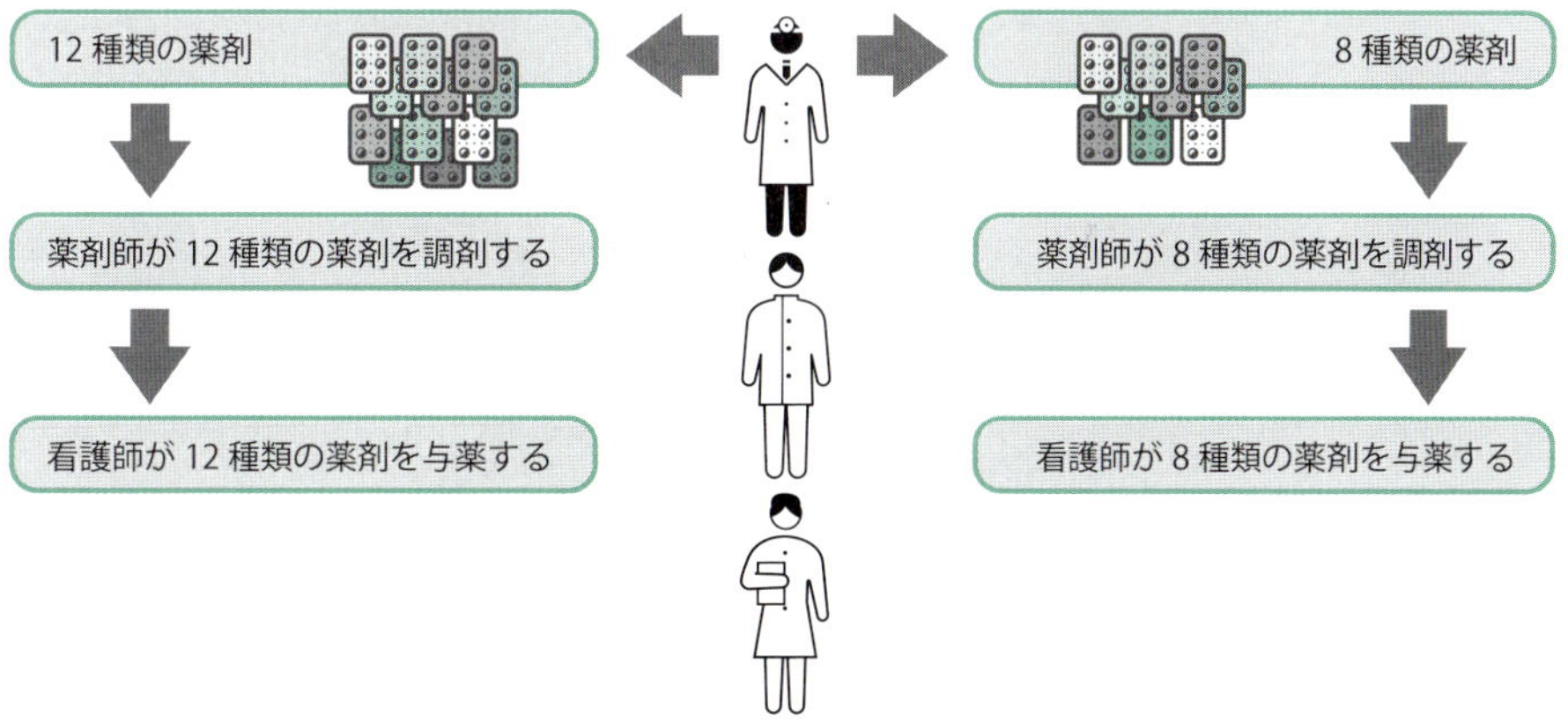

薬剤師と看護師の作業量 = 12：8
（1/3 を他の仕事に使える）

対策の効果

（1）医師の指示する薬剤が減るので、薬剤師の調剤の負担が減少する
（2）看護師の配薬の負担が減少する
（3）取り扱う薬が少なくなるので、識別の認知的負担が低減する
（4）時間短縮になるので、次の仕事に時間的余裕が出る

残留リスク

患者への治療効果に影響が出る可能性がある

ヒューマンエラー対策シート

事例-2

時間軸での発想手順 段階	STEP	発想手順	対象
発生防止	Ⅰ	1. やめる（なくす）	環境
発生防止	Ⅱ	2. できないようにする 3. わかりやすくする 4. やりやすくする	環境
発生防止	Ⅲ	5. 知覚させる 6. 認知・予測させる 7. 安全を優先させる 8. 能力を持たせる	人
拡大防止		9. 自分で気づかせる 10.検出する	環境
拡大防止	Ⅳ	11.備える	環境

タイトル

中途半端な状態をやめる

事例

患者には、来週明けに抜管予定であることを説明していた。固定に問題はなかった。訪室して観察すると、とくに危険行動やチューブを触る様子などはなかった。しかし、しばらくして看護師が訪室してみると、患者が挿管チューブを自己抜管し、握っていた。SpO2 は 94%へ低下していた。

問題点と対策の考え方

チューブの抜去は鎮静が十分にかかっているとき、あるいは意識がはっきりとしているときには発生が少ない。しかし、患者の意識がぼんやりとして、頭や手足が動かせるときには多い。
患者がチューブを自分で抜いてしまうインシデントをよく調べて、患者の意識がもうろうとしている状態で頻発しているなら、その中途半端な状態をやめる。

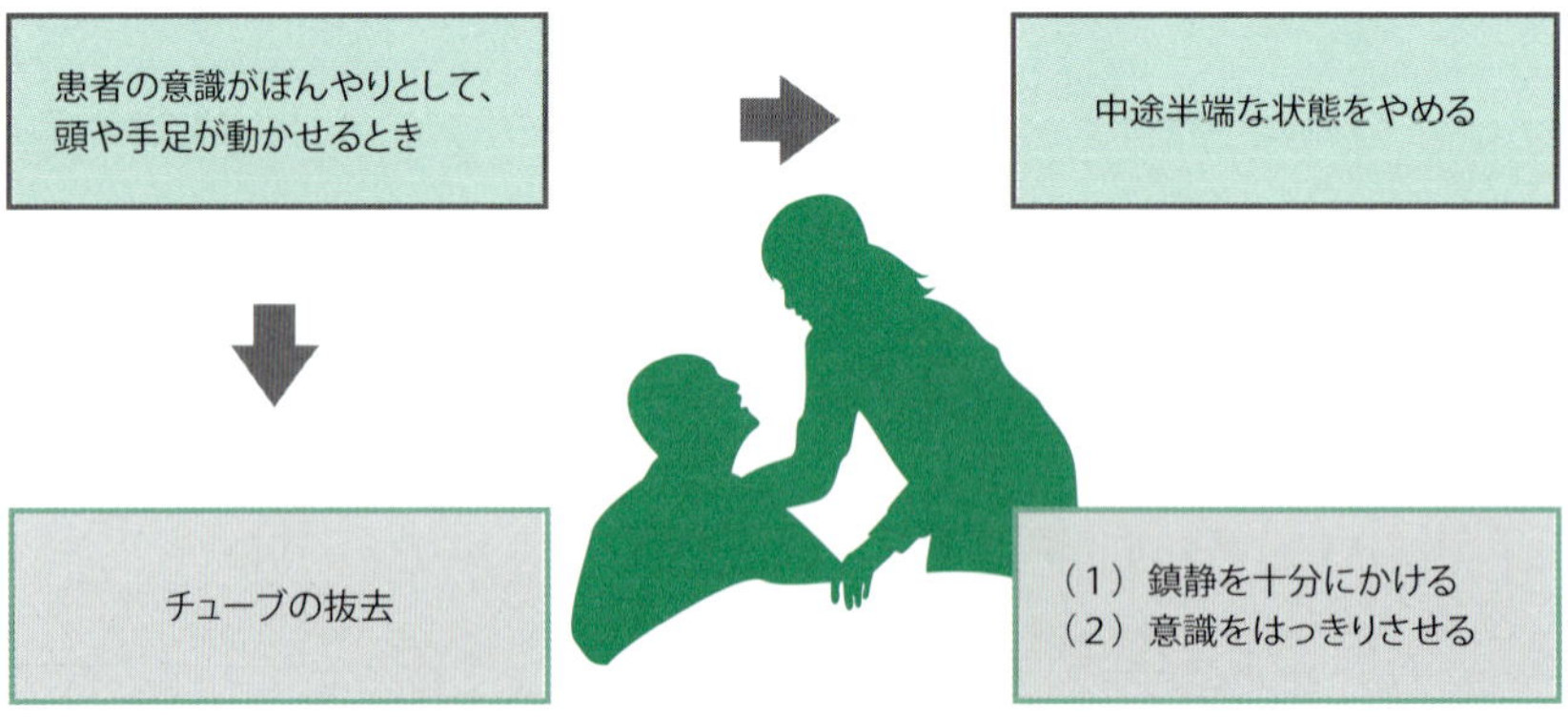

対策の効果

(1) 完全にゼロにはならないが、統計的には少なくなることが期待できる
(2) もともとチューブが入っていること自体が患者にはストレスなので、可能な限り挿管はやめることを考える

残留リスク

(1) 鎮静が強くなりすぎる可能性がある
(2) 必ずしもゼロにはならない ➡ 監視を怠らないこと

ヒューマンエラー対策シート

事例-3

時間軸での発想手順 段階	STEP	発想手順	対象
発生防止	Ⅰ	1. やめる（なくす）	環境
	Ⅱ	2. できないようにする 3. わかりやすくする 4. やりやすくする	
	Ⅲ	5. 知覚させる 6. 認知・予測させる 7. 安全を優先させる 8. 能力を持たせる	人
拡大防止		9. 自分で気づかせる 10.検出する	環境
	Ⅳ	11.備える	

タイトル

元に戻さない

事例

○○○ 10mg 錠でなければならないところ、○○○ 20mg 錠が調剤されていた。この院外薬局では、ピッキング作業をビデオで記録する装置を導入していた。ビデオを調べたところ、ピッキングした薬剤師は 10mg 錠の薬箱から取り出していた。10mg 錠の薬箱に 20mg 錠が入っていた。

問題点と対策の考え方

10mg 錠の薬箱に 20mg 錠が混入していた。ピッキングで間違って取り出した薬剤をその場で元の薬棚の薬箱に戻していた。このとき、別の薬箱に戻してしまった。ピッキングのとき、隣の薬箱の薬剤を取り出してしまった場合、その場で元の薬箱に戻すと、間違った薬箱に戻す可能性がある。とくに、薬剤師は正しい薬剤のピッキングに注意が行っているために、戻すときに十分な注意配分がされず、別な薬箱に戻してしまう可能性がある。薬剤のピッキングとき、間違って取り出した薬剤は元に戻さないで、「誤ピッキング薬剤箱」に入れておき、後でダブルチェックで正しい薬棚の薬箱に戻す。

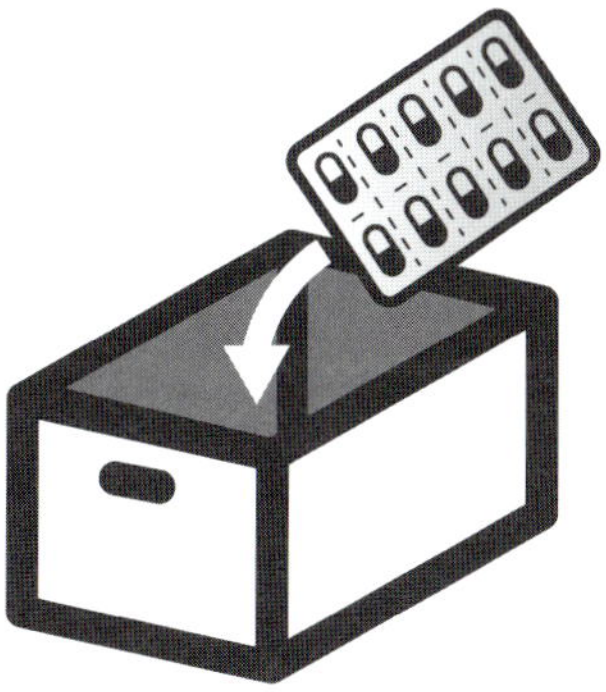
誤ピッキング薬剤箱

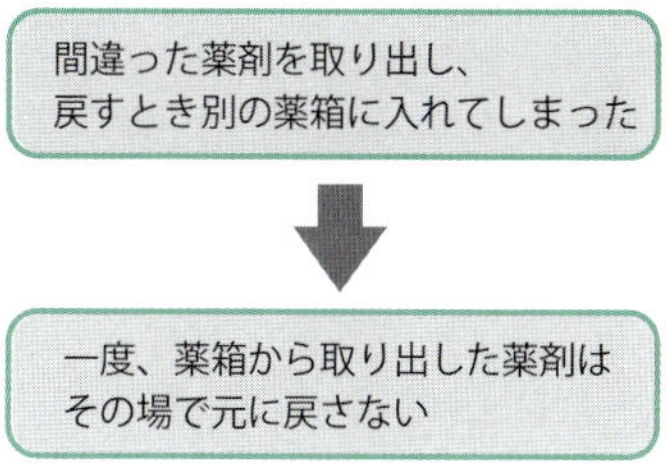
間違った薬剤を取り出し、
戻すとき別の薬箱に入れてしまった
一度、薬箱から取り出した薬剤は
その場で元に戻さない

対策の効果

（1）一度、取り出したものは元に戻さないので、間違った薬箱に入れる可能性はない

残留リスク

（1）ルールを守らず、「大丈夫だ」と判断して元に戻してしまうと、別の薬箱に入れる可能性がある
（2）誤ってピッキングしてしまった箱に入っている薬剤を戻すときはダブルチェックで行うことが望ましい。しかし、このとき「社会的手抜き」が発生して、チェックが相互依存のため抜ける場合が考えられる

ヒューマンエラー対策シート

事例-4

タイトル	複数の薬剤の選択をやめる

時間軸での発想手順	段階	STEP	発想手順	対象
	発生防止	I	1. やめる（なくす）	環境
		II	2. できないようにする 3. わかりやすくする 4. やりやすくする	
		III	5. 知覚させる 6. 認知・予測させる 7. 安全を優先させる 8. 能力を持たせる	人
	拡大防止		9. 自分で気づかせる 10.検出する	環境
		IV	11.備える	

事例

指示に従って2つの薬剤をミキシングして患者に点滴投与する場合、指示を受けた看護師は指示書に従って2つの薬剤を選択しなければならない。このとき、指示と異なった薬剤を選択してしまうエラーの可能性がある。また、薬剤によっては、投与直前にミキシングしなければならないものがある。

このリスクを回避するために、頻繁に使用する組合わせの薬剤の場合、事前に2つの薬剤を1つのバッグにまとめ、直前に開通してミキシングするという薬剤が考案された。

問題点と対策の考え方

選択をやめる、というエラー対策が適用されている。

また、選択するには指示された薬剤を探すという作業が発生するが、最初から組み合わせた薬剤が選択されているので、この作業を省略することができる。すなわち、作業効率が改善される。

未開通を知らせるために、点滴棒につるすための穴が「注意書きシール」でふさがれていて、できないような工夫も施されている。

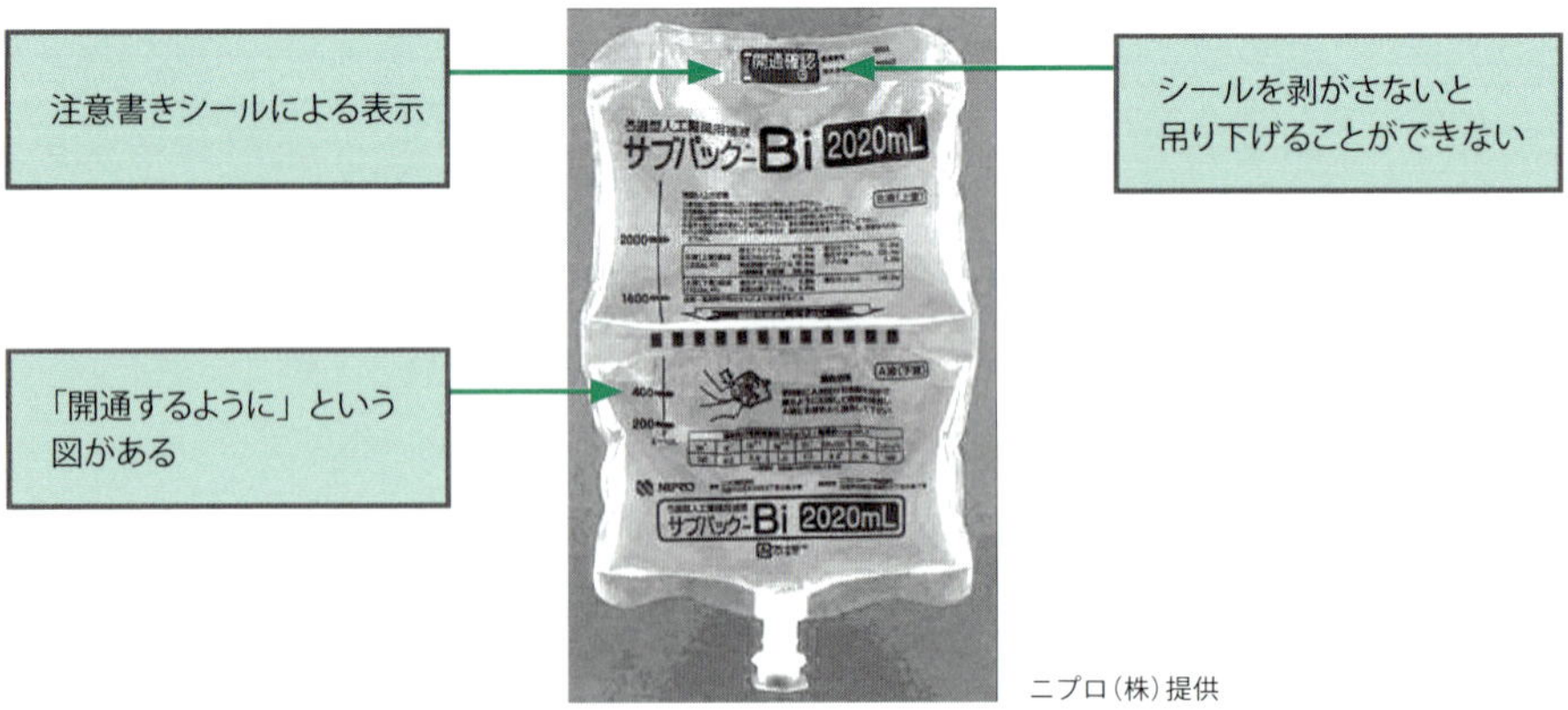
注意書きシールによる表示
シールを剥がさないと吊り下げることができない
「開通するように」という図がある
サブパック-Bi 2020mL

ニプロ（株）提供

対策の効果

(1) 選択しないので、選択、組合わせの際にエラーの発生するリスクが低減する
(2) 直前にミキシングしなければならない薬剤の場合、簡単に実施することができる
(3) 作業効率が改善される

残留リスク

(1) 開通しないという新たなエラーが発生している
(2) 開通を忘れないようにするための対策も取られている（点滴棒につるすとき、穴がシールでふさがれているので、シールをはがさなければならないが、それを無視している事例が発生している）
(3) 開通していないことに気づいた看護師が、その場で開通して使用すると、混合薬剤の比率が変わり、患者への悪影響の出る場合がある

ヒューマンエラー対策シート

事例-5

時間軸での発想手順	段階	STEP	発想手順	対象
	発生防止	I	1. やめる（なくす）	環境
		II	2. できないようにする 3. わかりやすくする 4. やりやすくする	
		III	5. 知覚させる 6. 認知・予測させる 7. 安全を優先させる 8. 能力を持たせる	人
	拡大防止		9. 自分で気づかせる 10.検出する	環境
		IV	11.備える	

タイトル

針の露出をなくす

事例

皮下注射で投与中の患者の注射針を、回診時、交換してもらうため針を抜去した。抜去後、針に安全装置がついているものだと思い作動しようとしたところ、安全装置が付いておらず手を滑らせて左薬指に刺してしまった。

問題点と対策の考え方

安全装置付きと思い込んだというエラーと、針が露出していたという危険な状況があった。
そもそも、その鋭利な針が存在して、それが露出していることが知覚、認知できなかったために，操作を誤ったと考えられる。もともと針そのものが露出していなければ、針刺し事故は発生しない。このもともとの安全阻害要因を取り除く考え方を「本質安全」という。

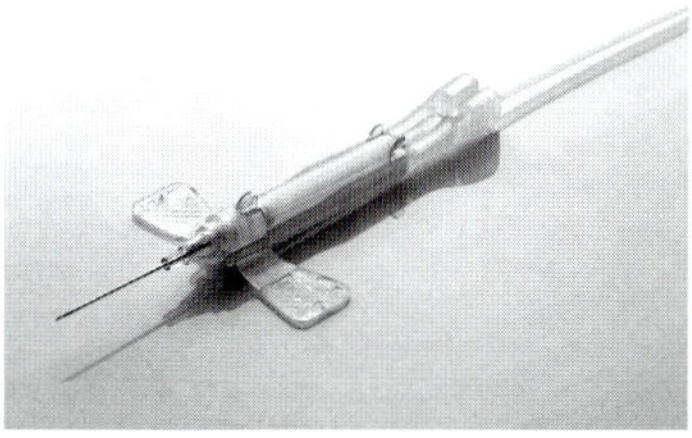

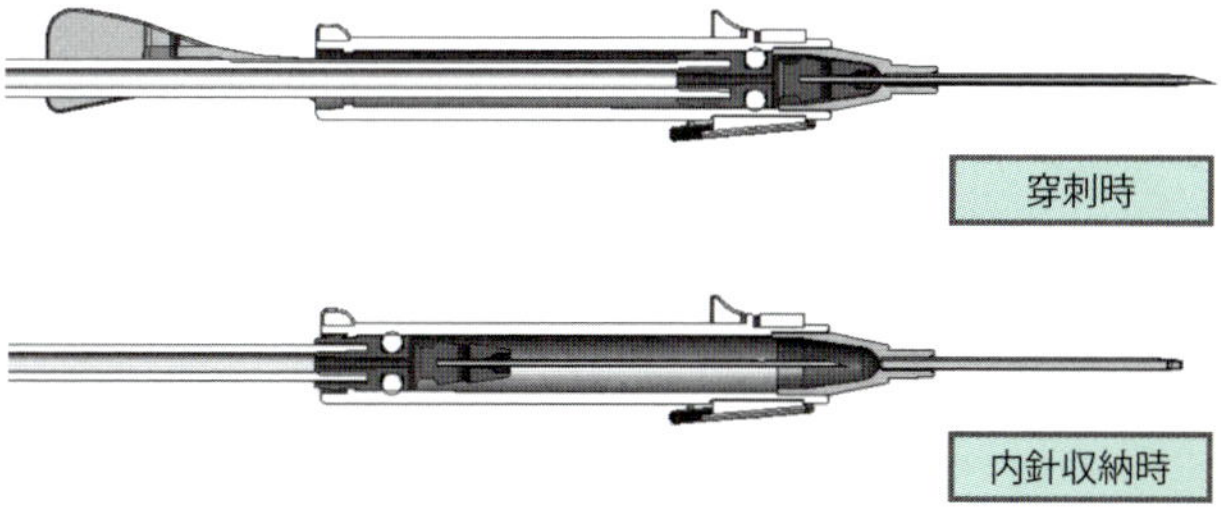

閉鎖的環境での使用が可能

穿刺後、内針が分離することなく本体に収納される

(株)ジェイ・エム・エス提供

対策の効果

本質安全の考え方である「針の露出」がないので、針刺し防止の効果は高い

残留リスク

(1) 穿刺時には針が露出しているので、針刺しの可能性はゼロでなない
(2) コストがかかる

ヒューマンエラー対策シート

事例-6

時間軸での発想手順	段階	STEP	発想手順	対象
	発生防止	Ⅰ	1. やめる（なくす）	環境
		Ⅱ	2. できないようにする	
			3. わかりやすくする	
			4. やりやすくする	
		Ⅲ	5. 知覚させる	人
			6. 認知・予測させる	
			7. 安全を優先させる	
			8. 能力を持たせる	
	拡大防止		9. 自分で気づかせる	環境
			10.検出する	
		Ⅳ	11.備える	

タイトル

つながらないようにする(1)

事例

病室や手術室の壁にはガスの接続口がある。間違ってつながってしまうと危ないので、物理的に接続できないようになっている。

問題点と対策の考え方

接続部分のピンの数が異なっており、誤っても物理的に接続できないようになっている。このような技術をフールプルーフ、あるいは、エラープルーフという。人工呼吸器の呼気と吸気を反対につないでしまうというエラーが起こっているが、設計の段階でサイズを変えたり、形状を変えることにより、正しく接続できるようになる。ただし、専用の接続口となるため、ほかのチューブを接続できなくなる。特定の使用者だけの使用を制限する工夫として、チャイルドプルーフ、タンパープルーフなどがある。

チャイルドプルーフ：子供には使えないような工夫
タンパープルーフ：裏技防止

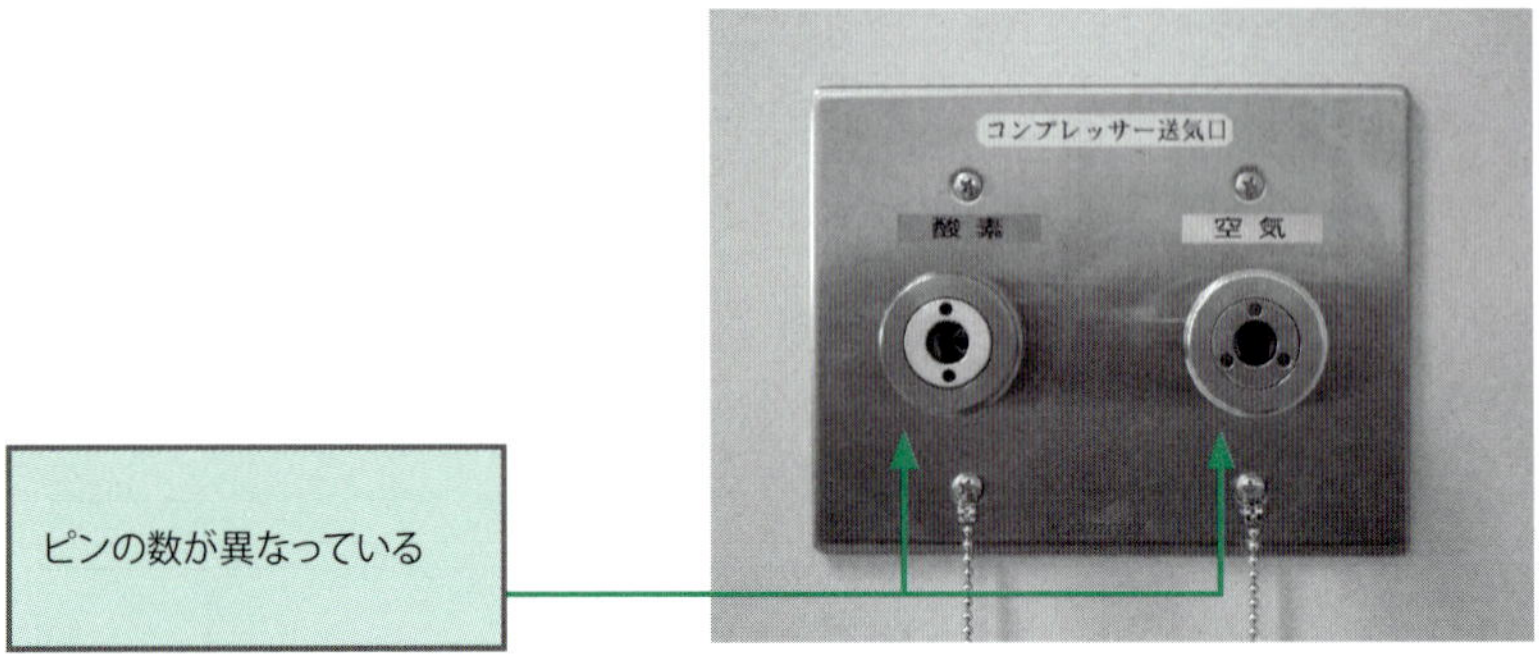

対策の効果

(1) フールプルーフ技術は産業界や家電などに広く利用されている。効果は極めて大きい

残留リスク

(1) 効率を求めるために、このできないようにするというやり方をスキップしてしまう裏技を使う場合がある

ヒューマンエラー対策シート

事例-7

時間軸での発想手順 段階	STEP	発想手順	対象
発生防止	I	1. やめる（なくす）	環境
	II	2. できないようにする	
		3. わかりやすくする	
		4. やりやすくする	
	III	5. 知覚させる	人
		6. 認知・予測させる	
		7. 安全を優先させる	
		8. 能力を持たせる	
拡大防止		9. 自分で気づかせる	環境
		10.検出する	
	IV	11.備える	

タイトル

つながらないようにする(2)

事例

胃食道逆流症による肺炎により大学病院に入院した患児に、担当看護師が、鼻から十二指腸までつながっている経管栄養チューブの三方活栓に注入すべき内服薬を、右腕静脈からとられた点滴ルートの三方活栓に注入した。そのため患児は、翌日に死亡した。

問題点と対策の考え方

カラーシリンジは、血液以外、たとえば、腸への栄養注入のときに使用し、普通のシリンジは注射として、主に血管に注入するときに使うというように区別する

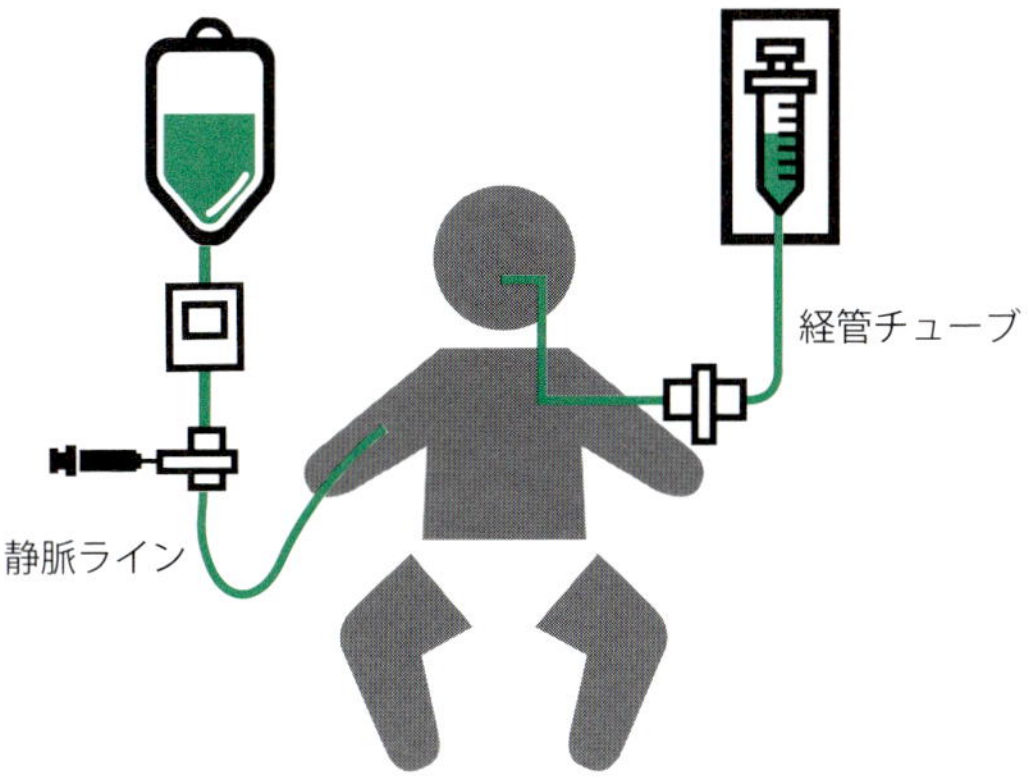

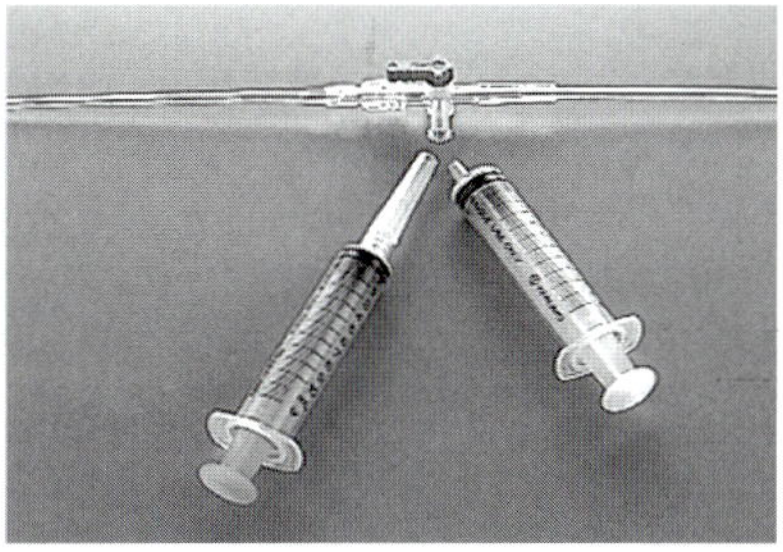

テルモ(株)提供

対策の効果

なぜ、色分けしてあるかという意味を理解させることが重要である

残留リスク

(1) 色分けの意味を理解していない新人看護師が、繋がらなかったため、透明のシリンジに中身を入れ替えて使ってしまった例がある

(2) 例外を認めてしまうと、最初のなぜ色分けをしたのかの意味がなくなってしまう

ヒューマンエラー対策シート

事例-8

タイトル

ある条件を満足しないと操作できない

時間軸での発想手順	段階	STEP	発想手順	対象
	発生防止	Ⅰ	1. やめる（なくす）	環境
		Ⅱ	2. できないようにする 3. わかりやすくする 4. やりやすくする	環境
		Ⅲ	5. 知覚させる 6. 認知・予測させる 7. 安全を優先させる 8. 能力を持たせる	人
	拡大防止		9. 自分で気づかせる 10.検出する	環境
		Ⅳ	11.備える	環境

事例

オートマチックの自動車はクラッチがないので、シフトレバーが「D」に入っていると、アクセルを踏めば動き出す。運転者がシフトレバーが「D」に入っているのに気づかずにエンジンをスタートさせてしまうと、場合によっては急発進してしまう可能性がある。これを防止するために、シフトレバーが特定の位置でなければエンジンがかからないようになっている。

問題点と対策の考え方

オートマチック車は、シフトレバーがP（パーキング）に入っており、かつ、ブレーキを踏まないとエンジンがかからないようになっている。これは車の急発進を防いだり、ドライバーの意図しない動きを車がしないように設計されている。

また、車のキーはシフトレバーをPにしないと抜くことができない。これらはハードウェアによる制約である。

このような工夫を医療機器に導入すべきである。

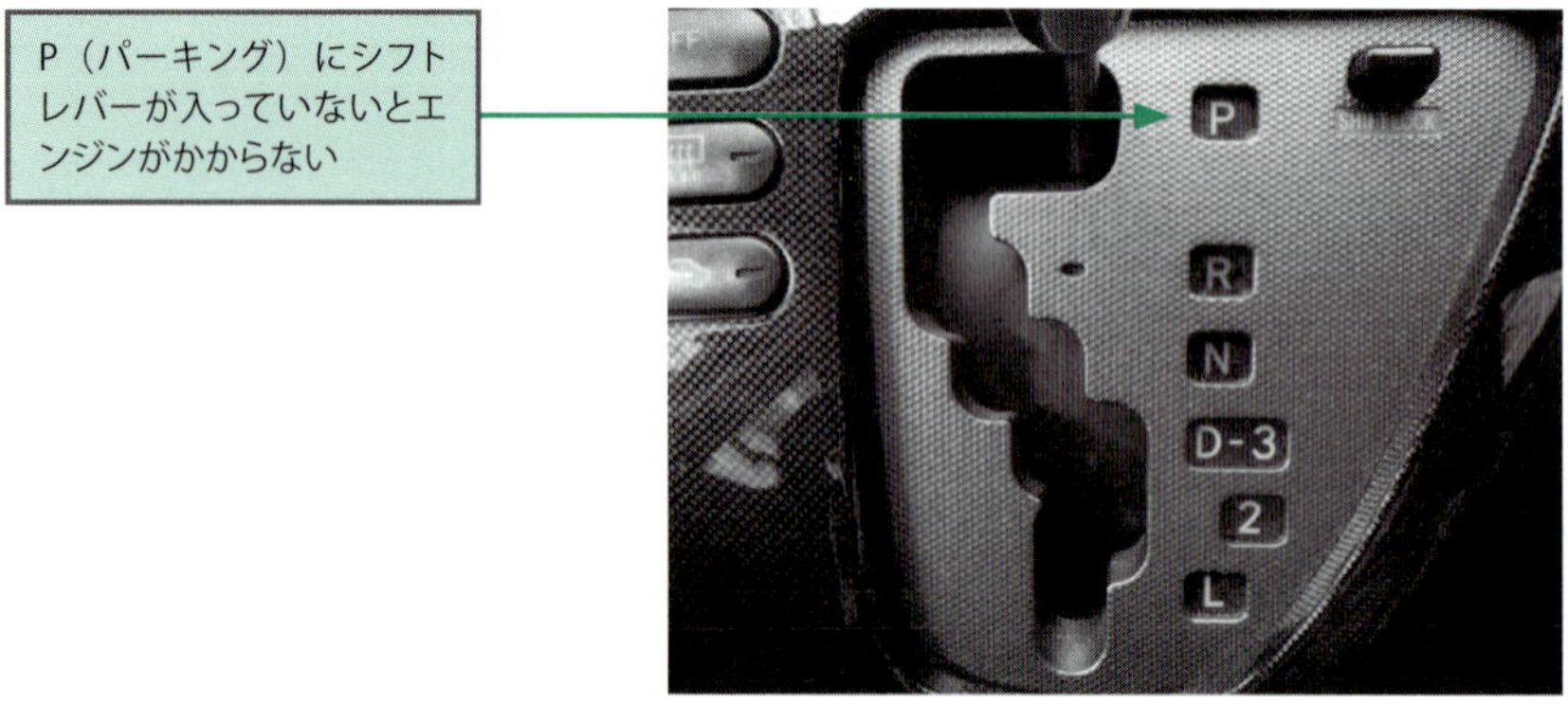

対策の効果

(1)「できない」という制約条件を課すと行動が制約され、エラー低減効果が大きい

残留リスク

(1) 制約条件を理解していればとくに問題はないが、制約条件を知らない、あるいは忘れたドライバーにとっては、エンジンがスタートしない場合、慌ててしまう可能性がある

ヒューマンエラー対策シート

事例-9

時間軸での発想手順	段階	STEP	発想手順	対象
	発生防止	Ⅰ	1. やめる（なくす）	環境
		Ⅱ	2. できないようにする	
			3. わかりやすくする	
			4. やりやすくする	
		Ⅲ	5. 知覚させる	人
			6. 認知・予測させる	
			7. 安全を優先させる	
			8. 能力を持たせる	
	拡大防止		9. 自分で気づかせる	環境
			10.検出する	
		Ⅳ	11.備える	

タイトル

そろわないと
入力できない

事例

必要なデータがそろわないと、その後の処理に支障が出る場合、必ずすべて項目に入力してもらう必要がある。

問題点と対策の考え方

すべての項目に必要なデータを入力してもらうために、まず、必要であるということを明示するという対策が考えられる。「必須」という表示でこれを伝えることができる。さらに、入力が終わった後、実際にデータが入力されているかどうかをソフトウェアでチェックし、もし、そろっていなかったら受け付けず、入力が足りない、ということを伝える。
電子カルテへの積極的な導入を推奨する。

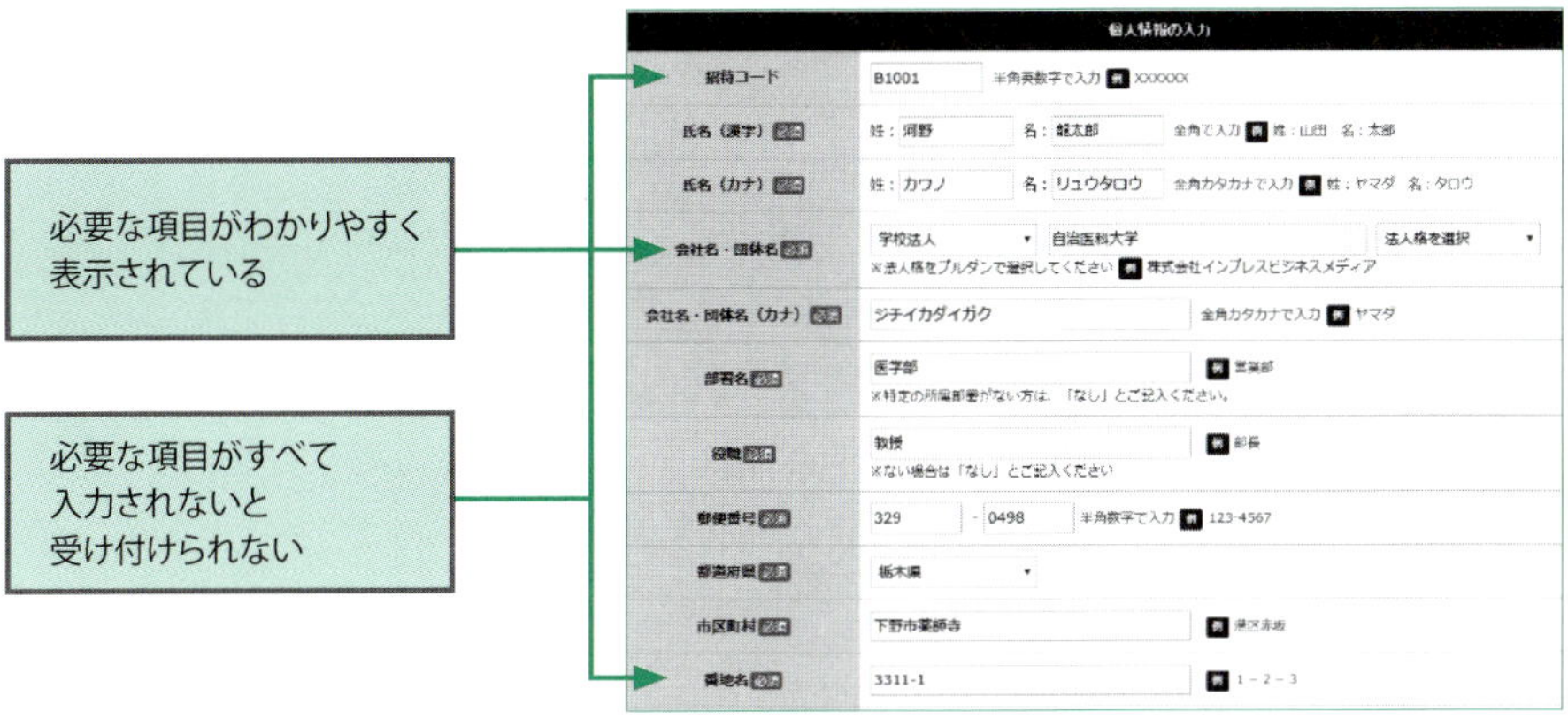

対策の効果

(1) すべての項目が入力されないと受け付けないという対策は非常に有効である
(2) 条件が満たされない場合は、その旨のメッセージをユーザーに知らせるべきである

残留リスク

(1) すべての項目について答えられない場合、一時保存機能がないと、入力者は必要な項目をすべて最初から入力しなければならず、作業効率が悪くなる

ヒューマンエラー対策シート

事例-10

時間軸での発想手順 段階	STEP	発想手順	対象
発生防止	Ⅰ	1. やめる（なくす）	環境
	Ⅱ	**2. できないようにする** 3. わかりやすくする 4. やりやすくする	環境
	Ⅲ	5. 知覚させる 6. 認知・予測させる 7. 安全を優先させる 8. 能力を持たせる	人
拡大防止		9. 自分で気づかせる 10.検出する	環境
	Ⅳ	11.備える	環境

タイトル

合致しないと
できないようにする

事例

講演会の申込みはホームページからしなければならなかった。申込み者はメールアドレスの欄に自分のメールアドレスを正しく入力したつもりだったが、間違ってしまった。主催者側が参加を受け付けた旨のメールを送ると、メールの宛先がない、というメッセージが帰って来た。主催者側からの連絡手段がなかったため、申込者からの問い合わせを待つしかなかった。

問題点と対策の考え方

メールアドレスの入力では、記憶があやふやであったり、タイプミスによりエラーが発生する。あやふやな記憶による入力は避けられないが、タイプミスは、メールアドレスを二度入力してもらうことにより、かなり防止することができる。
ただし、パソコンでは入力したメールアドレスを「コピー・アンド・ペースト」で行うと照合そのものの意味がなくなる。

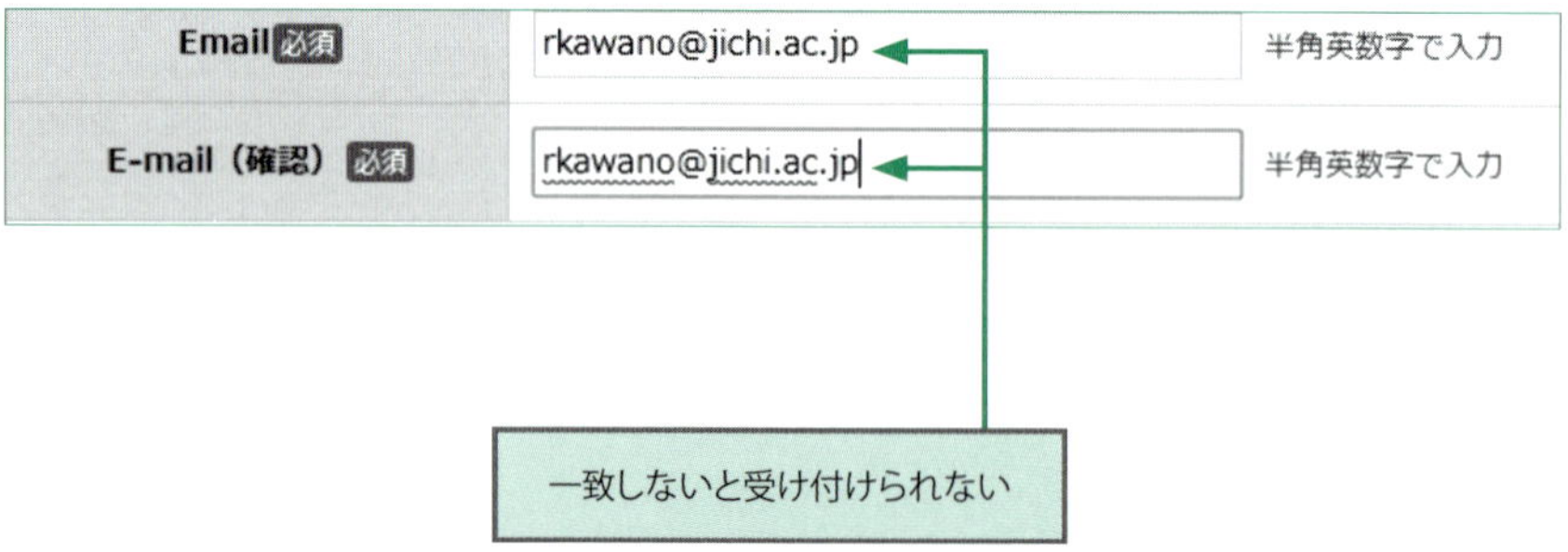

対策の効果

(1) 二度入力させ、両者を比較することによるエラー対策は有効である
(2) 「コピー・アンド・ペースト」ができないようにすることにより、リスク低減が期待できる

残留リスク

(1) タイプミスは頻繁に起こるエラーであるため、二度入力を求めるやり方は効果がある。ただし、個人によっては、タイプミスにもある傾向が見られる場合があるので、完全に防止することはできない
(2) 裏技で「コピー・アンド・ペースト」をされてしまうと効果がない

ヒューマンエラー対策シート

事例-11

時間軸での発想手順	段階	STEP	発想手順	対象
	発生防止	I	1. やめる（なくす）	環境
		II	2. できないようにする（○）	
			3. わかりやすくする（○）	
			4. やりやすくする	
		III	5. 知覚させる	人
			6. 認知・予測させる	
			7. 安全を優先させる	
			8. 能力を持たせる	
	拡大防止		9. 自分で気づかせる	環境
			10.検出する	
		IV	11.備える	

タイトル

入らない ＋ 照合

事例

経腸栄養法で栄養供給するための機器の接続を反対にしてしまった。

問題点と対策の考え方

接続の間違いを防止するためには、まず、利用者に正しい接続の仕方を促すための工夫として、① 流れの方向を矢印で示す、② 色分けによって正しい組合わせを照合させる、さらに、③ 間違えるとつながらない、というように多重の対策をとることは非常に有効ある。

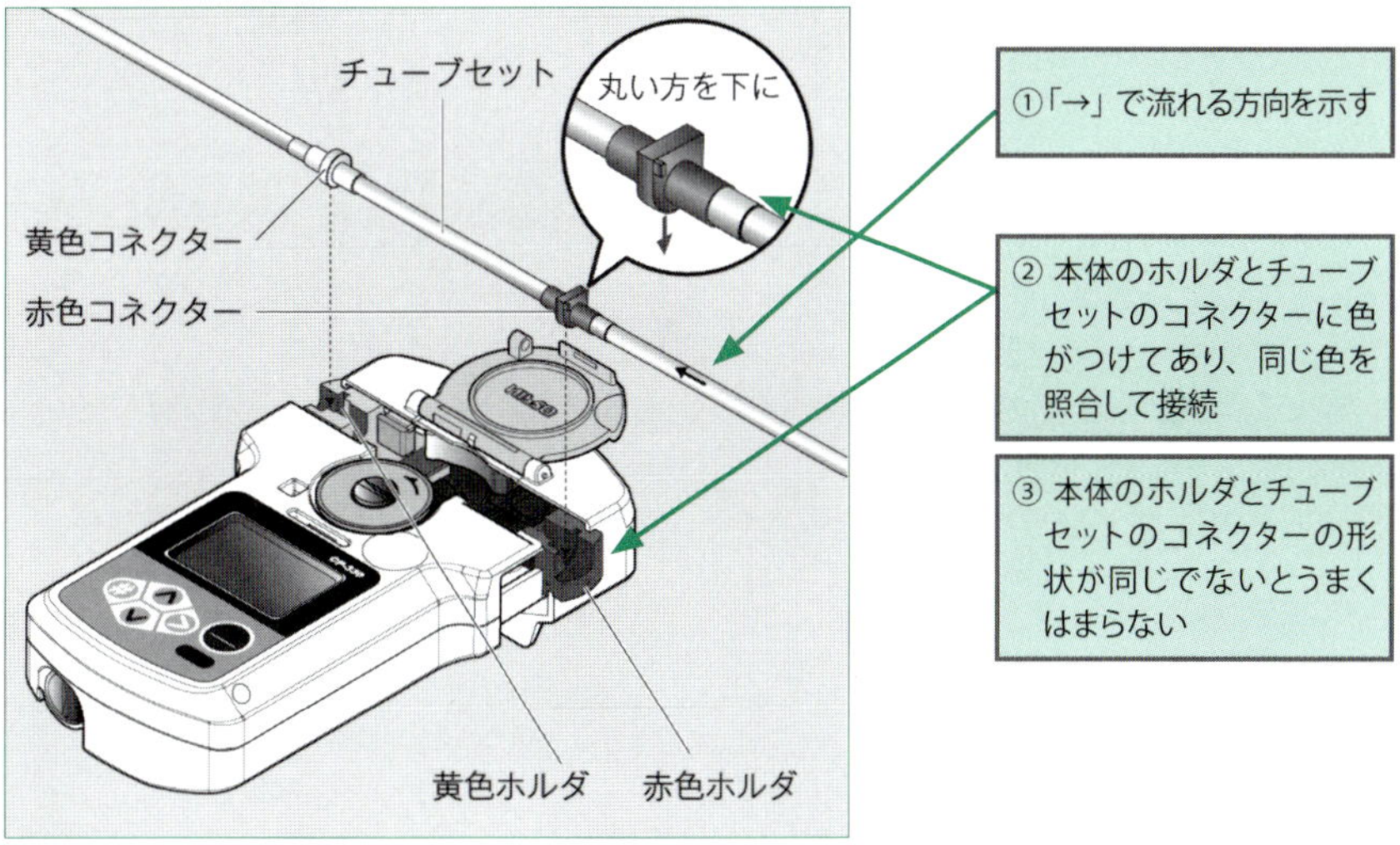

自治医科大学附属病院提供

対策の効果

(1) ① 流れの方向を矢印で示す、② 色分けによって正しい組合わせを照合させる、さらに、③ 間違えるとつながらない、というように多重の対策であるので誤接続防止効果は大きい

残留リスク

(1) チューブセットのコネクター部分を使わず、チューブ部分を本体ホルダの幅から外せば接続できてしまう

ヒューマンエラー対策シート

事例-12

時間軸での発想手順 段階	STEP	発想手順	対象
発生防止	Ⅰ	1. やめる（なくす）	環境
	Ⅱ	2. できないようにする 3. わかりやすくする（○） 4. やりやすくする	環境
	Ⅲ	5. 知覚させる 6. 認知・予測させる 7. 安全を優先させる 8. 能力を持たせる	人
拡大防止		9. 自分で気づかせる 10.検出する	環境
	Ⅳ	11.備える	

タイトル

色分けして照合させる

事例

看護師が患者の体位交換を行った際、いったん人工呼吸器に接続されていた回路を外した。体位交換のあと、看護師は、外した回路を逆に接続してしまった。

問題点と対策の考え方

スイッチ類の色分け、コードの色分け、ラインの色分けなどが考えられる。コードやラインの接続において正しいものどおしを接続するのに色分けが推奨される。同じ色を「照合」して接続すればよい。これは記憶しなくてもよいのでエラーが激減する

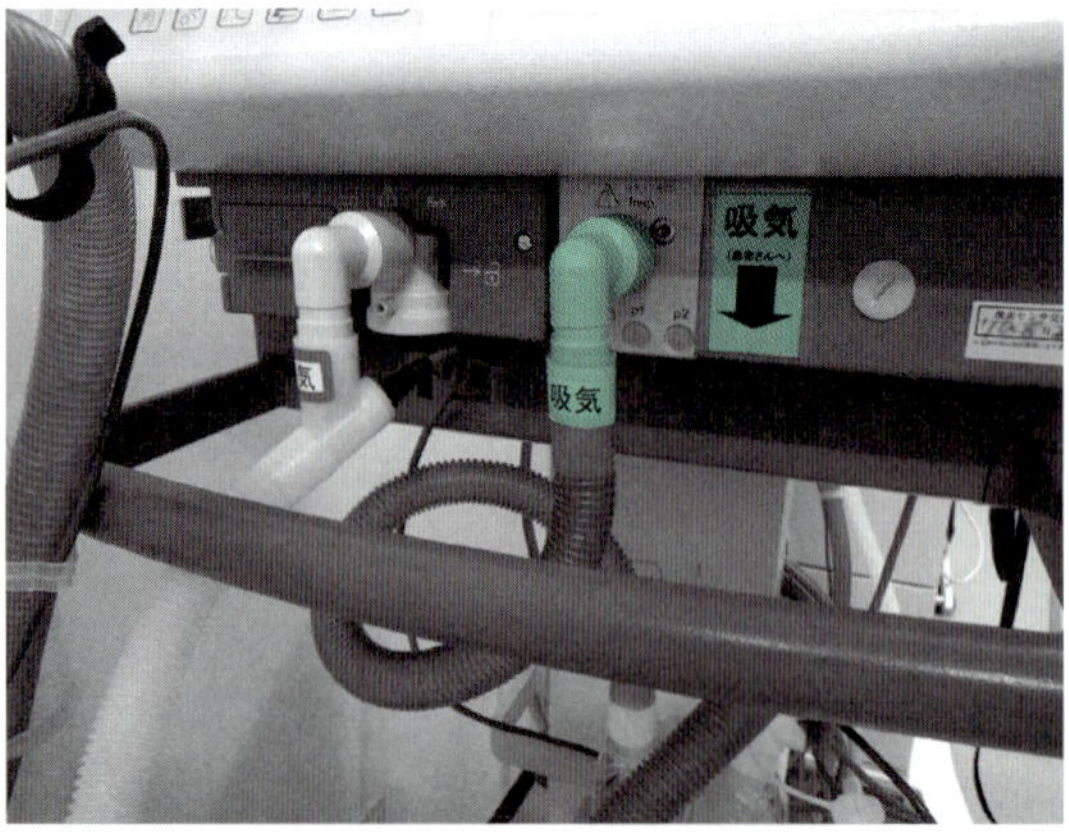

自治医科大学附属病院提供

対策の効果

（1）同じ色どおしを接続すればいいので、認知的負担が減る
（2）操作時間の短縮が期待できる

残留リスク

（1）深い知識が必要ないので、意味を理解していないことからくる新しいタイプのエラーを引き起こす可能性がある
（2）色分け作業を行う臨床工学技士が間違うと、現場の人の間違う可能性が極めて高くなる

ヒューマンエラー対策シート

事例-13

時間軸での発想手順	段階	STEP	発想手順	対象
	発生防止	I	1. やめる（なくす）	環境
		II	2. できないようにする	環境
			3. わかりやすくする	環境
			4. やりやすくする	環境
		III	5. 知覚させる	人
			6. 認知・予測させる	人
			7. 安全を優先させる	人
			8. 能力を持たせる	人
	拡大防止		9. 自分で気づかせる	環境
			10.検出する	環境
		IV	11 備える	環境

タイトル

目立つようにする

事例

看護師は点滴を準備する際、指示書を見てインスリンの量を 8 単位と確認したが、インスリン 8 単位を 8mL だと思い込み、10mL 用の注射器でインスリン 8mL を 500mL の輸液に混合した。投与開始から約 2 時間後、患者は意識レベルが低下するなどの低血糖症状が認められたことから、インスリンの過量投与がわかった。

医療安全情報　No.6 2007 年 5 月

問題点と対策の考え方

まず、インスリンは専用シリンジを使うというルールを徹底することである。ある病院では、具体的な注意事項が必要な個所に貼り付けてある。このように具体的な知識や記憶を必要な個所に掲げておくことを、「記憶や知識を外に置く」という。人間の記憶容量には限界があるので、可能な限り記憶や知識を外に置くことが必要である。一方で、インスリン 1mL は 100 単位であることを徹底的に反復して暗記させることも重要である。「8. 能力を持たせる」を参照のこと。

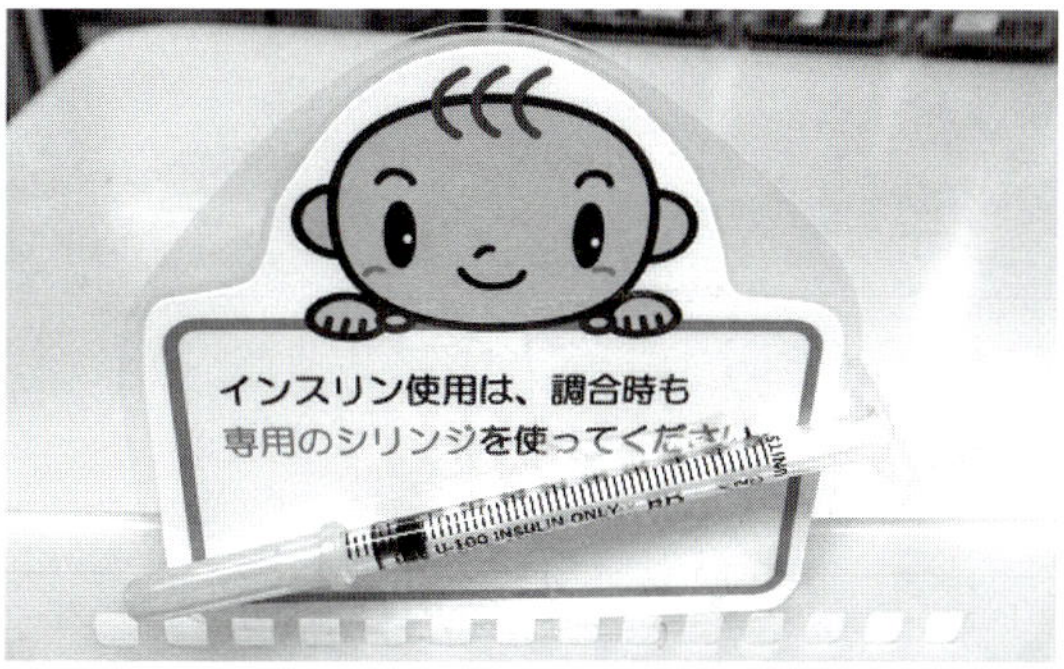

自治医科大学附属病院提供

対策の効果

(1) 人の注目を引き付けるので、そこを読めば意味がわかる
(2) 思い出させる、ということで効果が期待できる

残留リスク

(1) 単なる誘目性だけだと、注意事項が読まれない
(2) 読まれて、マッピングされ、意味が理解されなければ効果はない
(3) 目立つものが複数あると、目立たなくなる

ヒューマンエラー対策シート

事例-14

時間軸での発想手順	段階	STEP	発想手順	対象
	発生防止	Ⅰ	1. やめる（なくす）	環境
		Ⅱ	2. できないようにする 3. わかりやすくする 4. やりやすくする	環境
		Ⅲ	5. 知覚させる 6. 認知・予測させる 7. 安全を優先させる 8. 能力を持たせる	人
	拡大防止		9. 自分で気づかせる 10.検出する	環境
		Ⅳ	11.備える	環境

タイトル

フローチャートで示す

事例

一般に、文章で説明された手順よりも図で示された説明の方がわかりやすい。とくに判断を伴う場合は、分岐点で判断基準に従って流れが変わる。また、ある手順がスキップされる場合は、文章の後に飛ばねばならず、文字のなかからジャンプ先を探すのは労力と時間がかかる。

問題点と対策の考え方

手順をわかりやすいフローチャートにすれば、流れが明確になる。ジャンプ先へは矢印に従って追っていけば容易にたどり着くことができる。緊急を要する手順の場合は、必要な個所に貼り出しておくと、探す手間を省くことができ、直ちに判断し対応することができる。

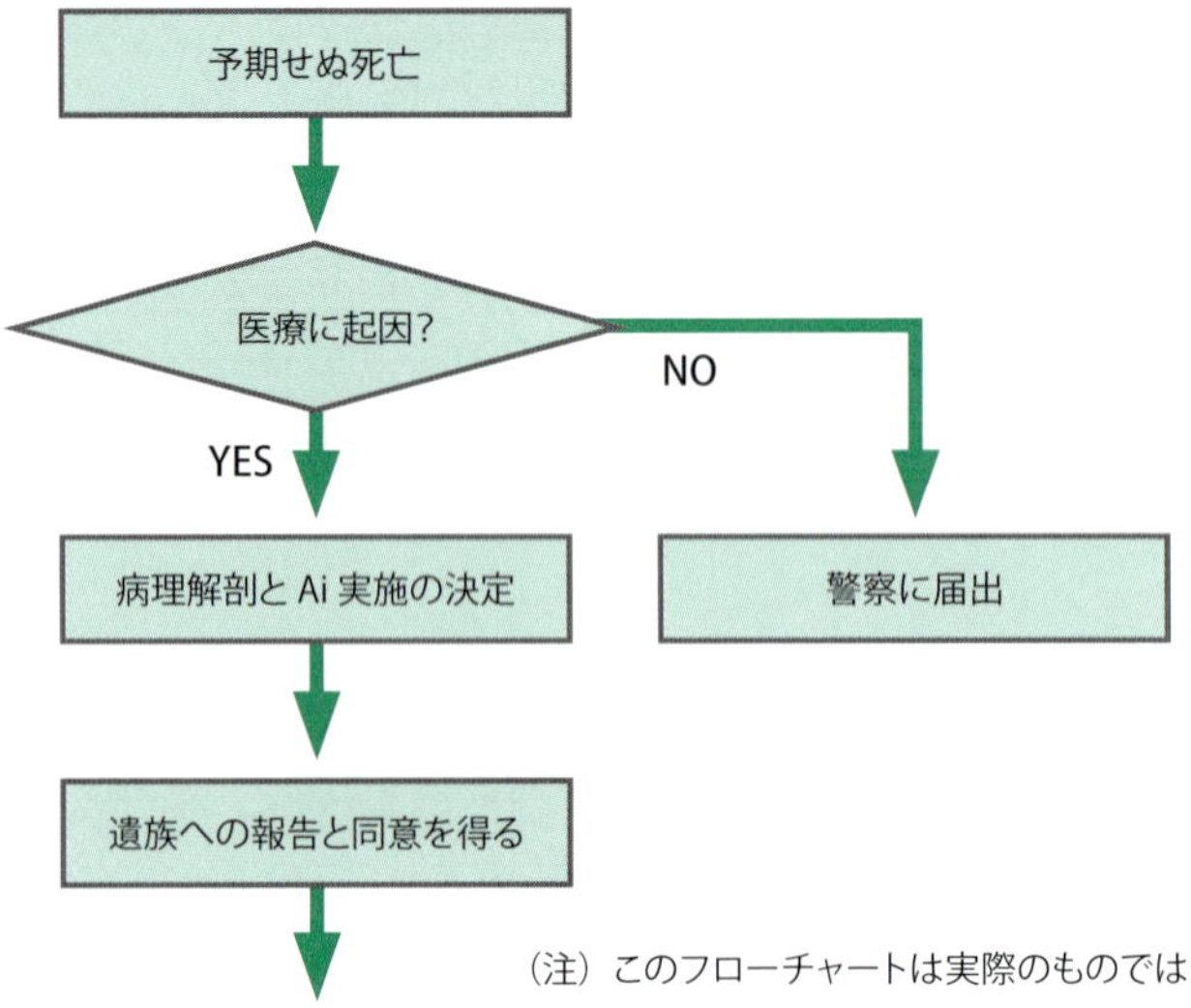

（注）このフローチャートは実際のものではない

対策の効果

（1）流れを追うだけで手順がわかる
（2）手順が長くなると、現在どの段階にあるのかをどこかに記録しておくとよい

残留リスク

（1）正しく図をトレースしなければ、間違いの可能性が高くなる
（2）手順が変更されても、フローチャートが変更されないと、むしろ混乱を招く可能性がある
（3）分岐点では、判断基準が明確でないと迷ってしまうことが考えられる

ヒューマンエラー対策シート

事例-15

時間軸での発想手順 段階	STEP	発想手順	対象
発生防止	Ⅰ	1. やめる（なくす）	環境
	Ⅱ	2. できないようにする	
		3. わかりやすくする	
		4. やりやすくする	
	Ⅲ	5. 知覚させる	人
		6. 認知・予測させる	
		7. 安全を優先させる	
		8. 能力を持たせる	
拡大防止		9. 自分で気づかせる	環境
		10.検出する	
	Ⅳ	11.備える	

タイトル

アファォーダンスを利用する

事例

左側の写真はトイレの扉の写真である。筆者はこの扉を見て、中に入ろうと扉を引いた。ところが、扉はビクともしなかった。なぜなら、この扉は「引く」のではなく、「押す」と内側に開く構造だったからである。本来の使用目的と異なった操作がされている場合を調べてみると、人がそのような操作をしたくなる形状があり、それに促されてその行動をとってしまう。

問題点と対策の考え方

形が行動を促すことを認知心理学で「アフォーダンス（affordance）」という。
右側の写真では、見ただけで押すという操作が理解できるだけでなく、引くことができないような形状になっているので、「2. できないようにする」という対策も同時に満たしている。

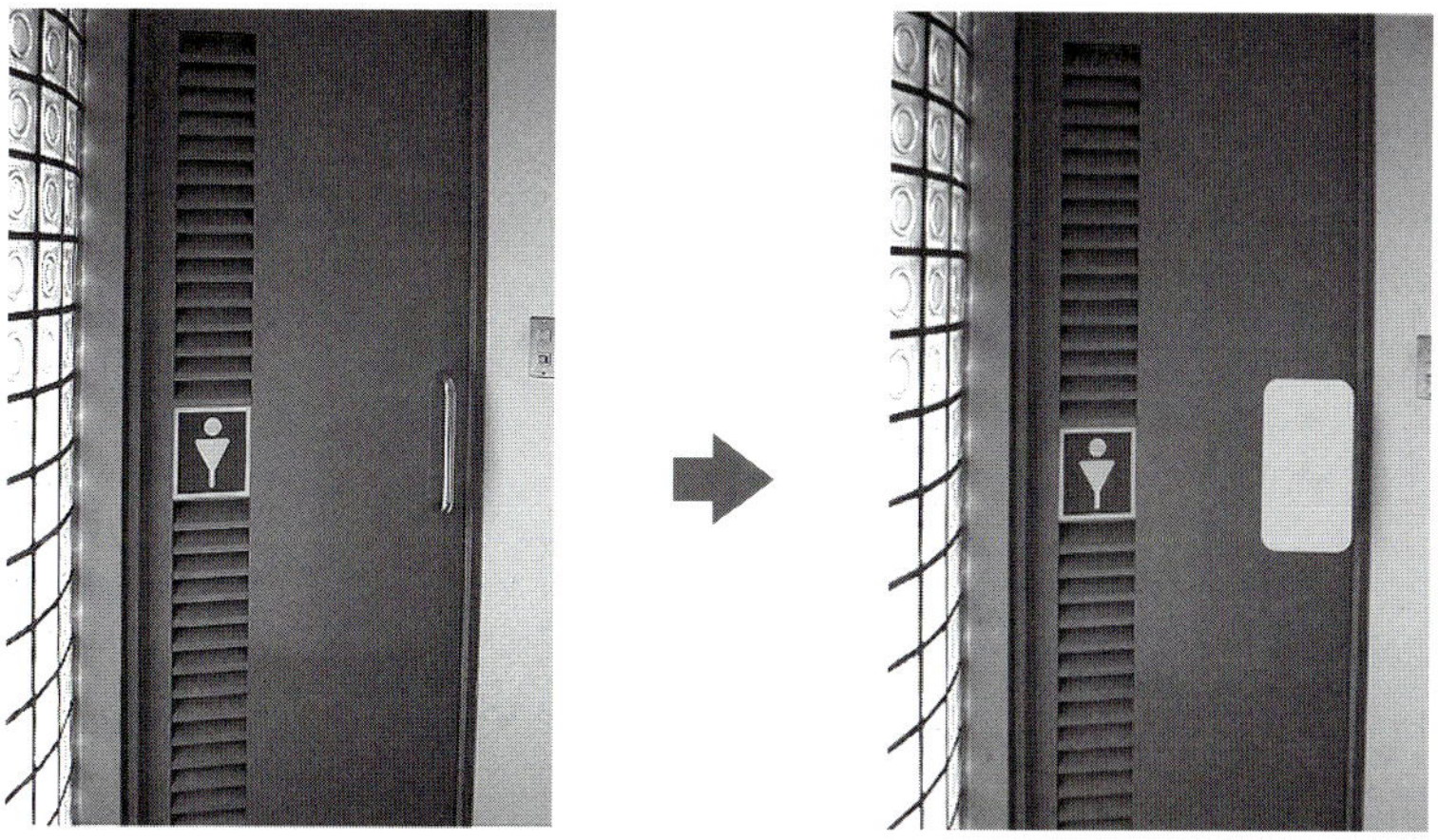

見ただけで、「押す」ことがわかる

対策の効果

(1) アフォーダンスを利用すると、見ただけで操作方法がわかるので、エラーの発生が少なくなることが期待できる
(2) 操作方法が見ただけで理解できるので、手順書がいらない
(3) 見ただけでわかるので、作業効率がよくなることが期待できる

残留リスク

(1) 利用者が理解できる形状でなければ、操作を誤る
(2) 利用者が、制作者と常に同じ解釈になるとは限らない

ヒューマンエラー対策シート

事例-16

時間軸での発想手順	段階	STEP	発想手順	対象
	発生防止	I	1. やめる（なくす）	環境
		II	2. できないようにする 3. わかりやすくする 4. やりやすくする	
		III	5. 知覚させる 6. 認知・予測させる 7. 安全を優先させる 8. 能力を持たせる	人
	拡大防止		9. 自分で気づかせる 10.検出する	環境
		IV	11.備える	

タイトル

誰でもわかるアラーム音

事例

心臓の手術のあと、患者の心電図の異常を知らせるアラーム（警告音）が1時間以上鳴っていたにもかかわらず、看護師は気付かなかった。幸い、患者の状態に異常はなかった。このときのアラームは、患者の脈拍数や波形に問題のあることを知らせるモニターではなく、患者のデータがモニターに入力されていないことを知らせるアラームであり、患者の状態が悪くなっていることを知らせるアラーム音とは異なっていた。ただし、この間に、患者の何らかの異常が発生していれば見逃されていた可能性があった。

問題点と対策の考え方

このケースでは、アラーム音が患者の異常を知らせるアラーム音ではなく、いつもと異なった「ピー」という音が約30秒ごとに繰返し出ていた。これはモニターコードのどこかが外れていることを示すモニター音である。調べてみると、患者に貼り付けるパッドからの電線をまとめて繋ぐ部分が外れていることがわかった。このときの音は患者の異常を知らせる音と異なっていた。モニターすべき情報がないのはリスクが高いので、看護師への教育と、電線のコネクター部分が外れても患者の異常を知らせる音と同じアラーム音に変更した。

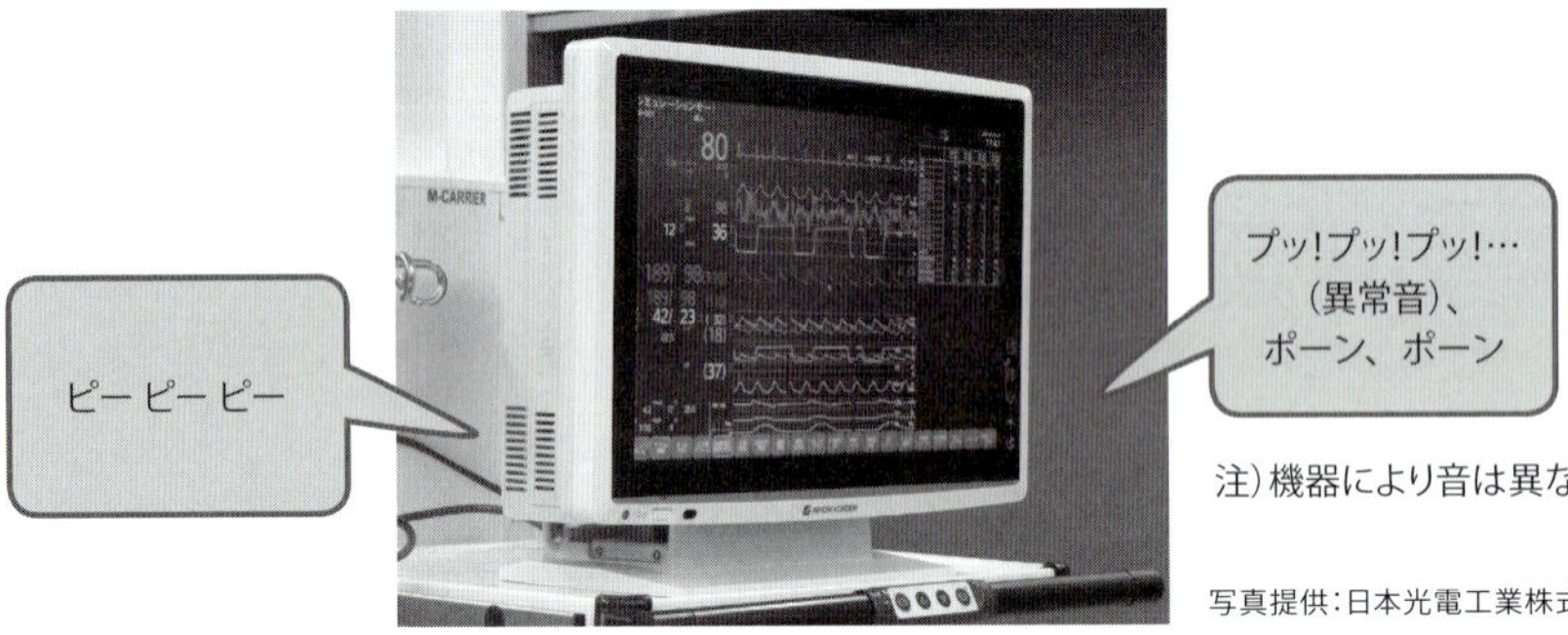

注）機器により音は異なる

写真提供：日本光電工業株式会社

心電図モニターの「コネクタ部の抜け」による見逃しを防ぐために、通常の警報音に変えた

写真と事例は関係ありません

対策の効果

(1)「ピー」という音では医療関係者に伝わらなかったので、これまでの「患者は異常状態にある」ということを伝えるために、通常のアラーム音に変更したことは効果がある

残留リスク

(1) 通常のアラーム音も、医療関係者に伝わらなければ正しく対応できない
(2) 睡眠を妨げないように音量を絞るという患者への配慮が、逆にアラームを検知できないという問題を引き起こす可能性がある
(3) アラームは設定したように鳴ることを理解しておかないと、容易に「ムダ鳴り」と解釈してしまう

ヒューマンエラー対策シート

事例-17

時間軸での発想手順 段階	STEP	発想手順	対象
発生防止	I	1. やめる（なくす）	環境
	II	2. できないようにする **3. わかりやすくする** 4. やりやすくする	環境
	III	5. 知覚させる 6. 認知・予測させる 7. 安全を優先させる 8. 能力を持たせる	人
拡大防止		9. 自分で気づかせる 10. 検出する	環境
	IV	11. 備える	環境

タイトル

換算表を用いる

事例

人工呼吸器装着中の患者を検査室へ移送する際、ジャクソンリース回路による人工呼吸を行っていた。バッグのふくらみが悪くなったので確認したところ、酸素の残量がないことに気付いた。使用前に酸素ボンベの酸素残量の確認を怠っていた。

医療安全情報　No.48 2010 年 11 月

問題点と対策の考え方

酸素ボンベの使用可能時間の計算は複雑であり、面倒である。また、使用可能時間は厳密である必要はないので、換算表を用いる。複雑な計算をするとエラーを招くおそれがあるので、あらかじめ計算したものを表にしておく。医療の現場は忙しいので、早見表を用いれば、およその使用可能時間がわかる。エラーの防止だけではなく、作業効率もよくなる。

酸素ボンベ　使用可能時間　早見表

O2　MPa用　【容積3.4L＝容量500L】　-- は要交換

酸素流量（L/min） ＼ ボンベの圧力〔MPa〕	14	13	12	11	10 3/4	9	8	7 1/2	6	5	4	3 1/4
1	380	350	325	295	270	240	215	190	160	135	105	80
2	190	175	163	145	135	120	105	95	80	65	54	40
3	125	115	105	95	90	80	70	60	54	45	36	27
4	95	85	80	70	65	60	54	47	40	34	27	--
5	75	70	65	59	54	48	43	38	32	27	--	--
6	60	58	54	49	45	40	36	31	27	--	--	--
7	54	50	46	42	38	34	31	27	--	--	--	--
8	47	44	40	37	34	30	27	--	--	--	--	--
9	42	39	36	33	30	27	--	--	--	--	--	--
10	38	35	32	29	27	--	--	--	--	--	--	--

【分】

江藤酸素株式会社
TEL 097-556-8123

※この値はあくまで目安です（計算値に安全率80%を掛けた値です）
考案・監修　大分大学医学部附属病院 ME機器センター　中嶋 辰徳

0 1 2 3 4 5 6 7 8 9 10

自治医科大学附属病院提供

対策の効果

(1) 使用可能時間は厳密である必要はないので、換算表（早見表）はヒューマンエラー低減かつ作業効率の改善に有効である

(2) 換算表は参照しやすくするために、色分けしておくとよい

(3) 使用する場合は、必ず指で指すことを推奨する

残留リスク

(1) 換算表で検索するとき、正しい行、正しい列でなければ、誤った使用可能時間を引き出す可能性がある

(2) 換算表の作成時に計算を間違ってしまうと、エラー可能性が高くなる。したがって、作成時には再計算、ダブルチェックなどのエラー対策を導入すべきである

ヒューマンエラー対策シート

事例-18

時間軸での発想手順	段階	STEP	発想手順	対象
	発生防止	I	1. やめる（なくす）	環境
		II	2. できないようにする 3. わかりやすくする 4. やりやすくする	
		III	5. 知覚させる 6. 認知・予測させる 7. 安全を優先させる 8. 能力を持たせる	人
	拡大防止		9. 自分で気づかせる 10.検出する	環境
		IV	11.備える	

タイトル

操作の順番を表示する

事例

人の記憶は時間と共に失われていく。訓練を受けても、それを使う機会がなければ次第に忘却してしまう。さらに緊急事態においては、記憶をたどることが難しかったり、通常できることができなくなる傾向がある。プロとして当然理解し記憶しておくべきことでも、状況によっては十分な能力を発揮できないこともある。

問題点と対策の考え方

機器の操作の順番がスイッチに貼り付けてあると、操作スイッチの順番を正しく実行できることが期待できる。順番の表示が、操作を望ましい方向に促している。さらに、必要な関連情報や知識を適切な場所に貼り付けておくことも、操作を確実に実行することに役に立つ。
このように、重要な手順や順番をわかりやすく表示することを、「記憶や知識を外に置く」という。

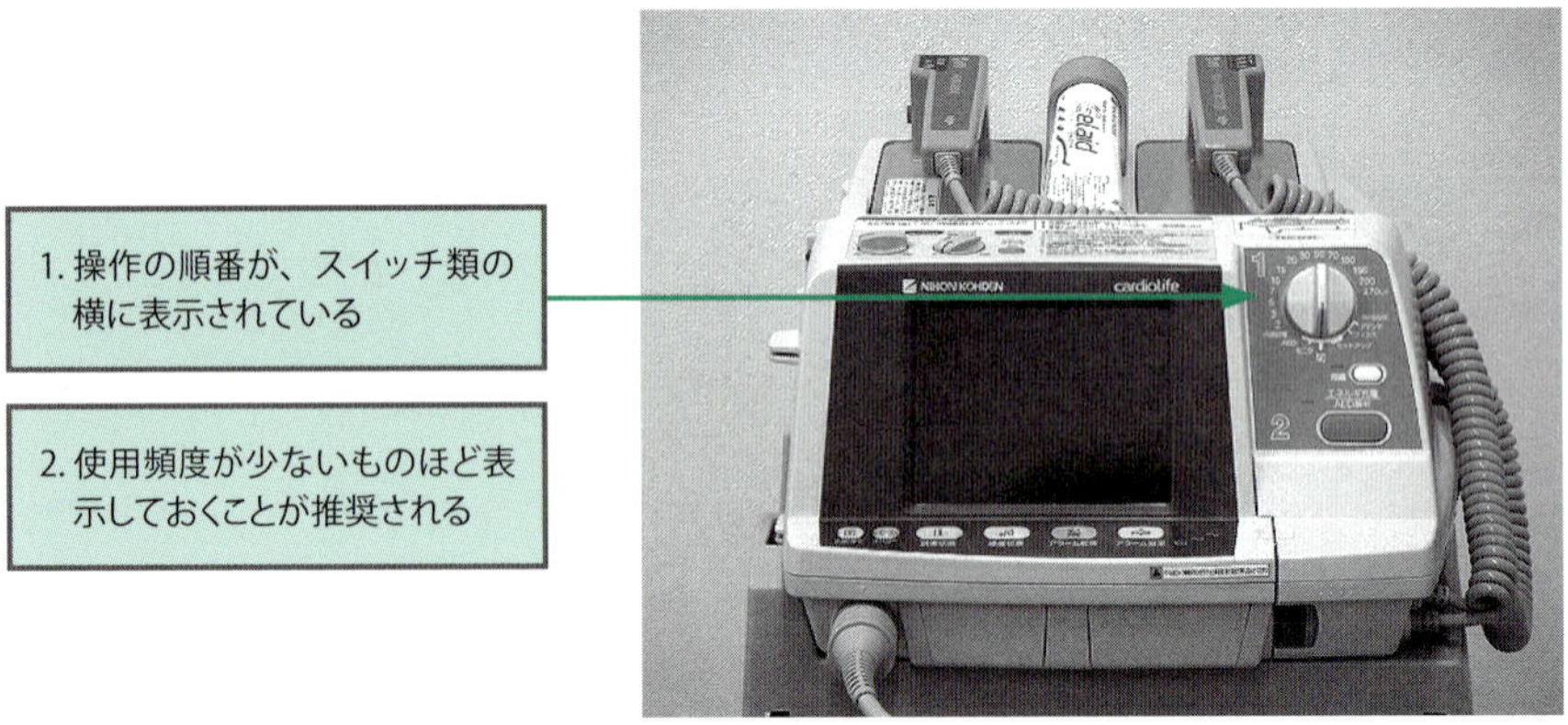
1. 操作の順番が、スイッチ類の横に表示されている
2. 使用頻度が少ないものほど表示しておくことが推奨される
NIHON KOHDEN
cardiolife

対策の効果

（1）順番にやればいいので、認知的負担が減る
（2）操作時間の短縮が期待できる

残留リスク

（1）例外的操作対応能力が低下する
（2）順番を守らなければ効果は得られない

ヒューマンエラー対策シート

事例-19

時間軸での発想手順 段階	STEP	発想手順	対象
発生防止	I	1. やめる（なくす）	環境
	II	2. できないようにする	環境
		3. わかりやすくする（○）	
		4. やりやすくする	
	III	5. 知覚させる	人
		6. 認知・予測させる	
		7. 安全を優先させる	
		8. 能力を持たせる	
拡大防止		9. 自分で気づかせる	環境
		10. 検出する	
	IV	11. 備える	

タイトル

中断作業リマインダー

事例

外来化学療法の指示は、医師が事前に診療録と注射箋に記載し、コンピューターの画面入力を行い、診察の当日、診察後に注射箋を確認する流れになっている。診察の当日、患者の白血球が低下しており、医師はその日の腫瘍用薬（点滴）投与を中止した。医師はコンピューターの画面入力により腫瘍用薬投与の注射指示を削除したが、診療録には腫瘍用薬投与中止の指示を記載するのを忘れた。また、腫瘍用薬投与中止のための注射箋の変更を行うのを忘れた。実施前に外来化学療法室の看護師が確認した診療録と注射箋には腫瘍用薬投与中止の記載がなかったため、薬剤の投与を開始した。

医療安全情報 No.20 2008 年 7 月

問題点と対策の考え方

「忘却」は人間である以上、避けられないことである。この事例の場合、単純に医師の「記載忘れ」「変更忘れ」と記述されているが、実際の状況を把握することが重要である。「忘れ」は、ある作業中に別の作業が割り込んだために、注意が割り込み作業に奪われてしまう場合に起こることが多い。そこで、もし中断作業が発生したら、中断作業をしていることを思い出させるために「リマインダー」を利用するとよい。何らかの手がかりがあると思い出すことが期待できる。

記憶の信頼性は高くない
「後で記録しよう」などと思っていると忘れる
可能な限り、「記憶は外に置くこと」
（1）メモをとる
（2）中断作業リマインダー

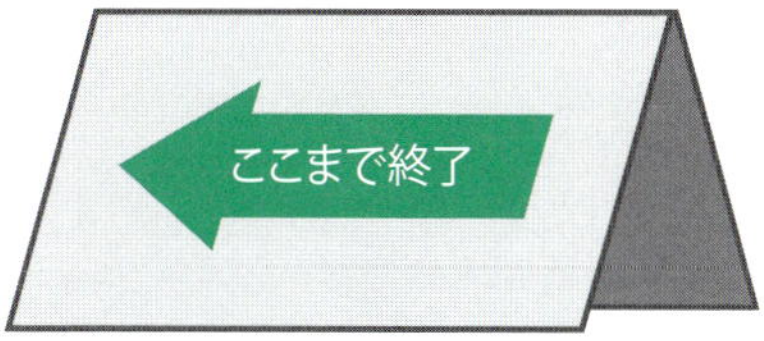

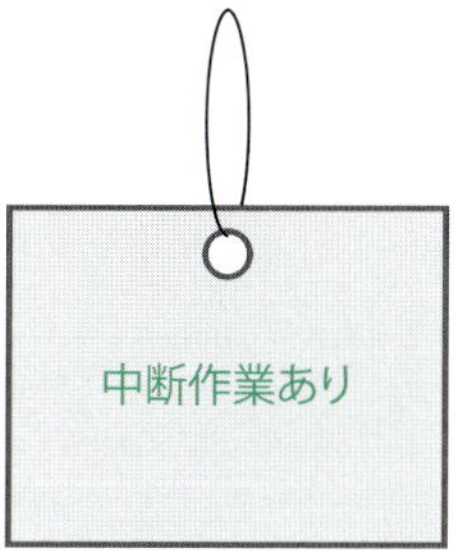

対策の効果

(1) 一番よいのは、「中断作業をしない」であるが、避けられない場合は「手がかり」を置くことである。「手がかり」があれば思い出すことができる
(2) 「リマインダー」は目立つところに置くことも重要である

残留リスク

(1) 「手がかり」を置くことを忘却する
(2) 「リマインダー」が目立つところに置いてなければ、マッピングされないために思い出させるという本来の目的が実行されない

ヒューマンエラー対策シート

事例-20

時間軸での発想手順 段階	STEP	発想手順	対象
発生防止	I	1. やめる（なくす）	環境
	II	2. できないようにする	
		3. わかりやすくする	
		4. やりやすくする	
	III	5. 知覚させる	人
		6. 認知・予測させる	
		7. 安全を優先させる	
		8. 能力を持たせる	
拡大防止		9. 自分で気づかせる	環境
		10.検出する	
	IV	11.備える	

タイトル

整理整頓

事例

処方せんには「エクザール注射用 10mg 7mg 生食 PB20mL」と記載されていた。エクザール注射用は冷所保存の薬剤であったため、1 患者 1 トレイになっていた薬剤のセットをばらしてエクザール注射用のみ冷蔵庫に保管した。その際、もう 1 人の患者の分と同じトレイに無記名でエクザール注射用が保管されていた。当日、調製者は、冷蔵庫より 2 バイアルを取り出した。そのため、調製時、本来エクザール注射用 1 バイアル（10mg）を使用し 7mg を調製するところ、調製者はエクザール注射用を 2 バイアル使用し 17mg 調製した。鑑査者も間違いに気づかず、患者に投与された。同日、調製者が調製内容を入力した際、間違いに気づいた。　医療事故情報収集等事業 第 47 回報告書

問題点と対策の考え方

取り間違いの事例がたくさん発生している。患者の間違い、薬剤の間違い、検体の間違いなどである。この背後にある問題は、取り間違いが発生しないようにわかりやすく、物品の名称や数量を明示し、整理整頓しておくことである。まず、整理整頓された作業環境を保つことにより、取り間違いが起こりにくい環境になるだけでなく、作業がやりやすくなり、さらに、異常の発見が容易になる。５S（整理、整頓、清掃、清潔、躾）活動は病院で取り入れるべき基本的なエラー対策である。

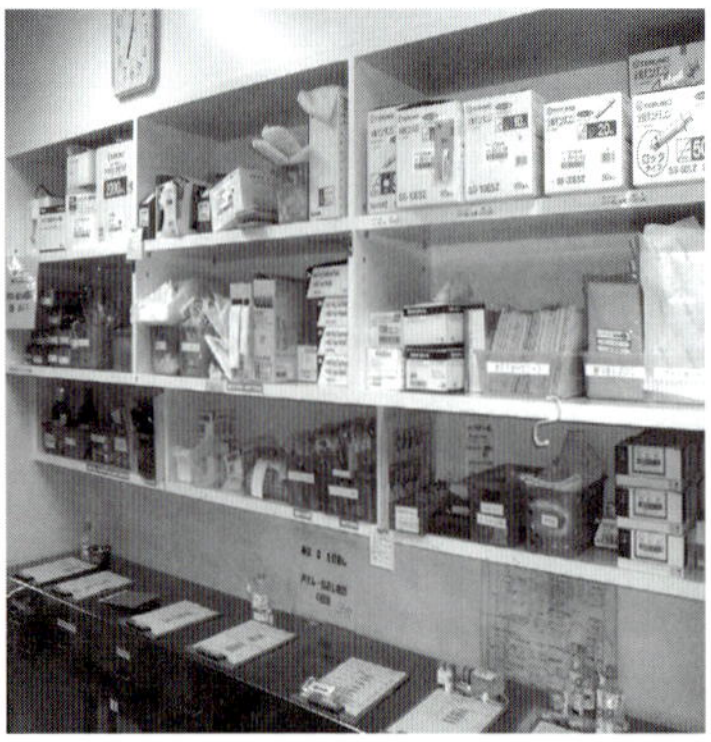

5S 活動前の状態

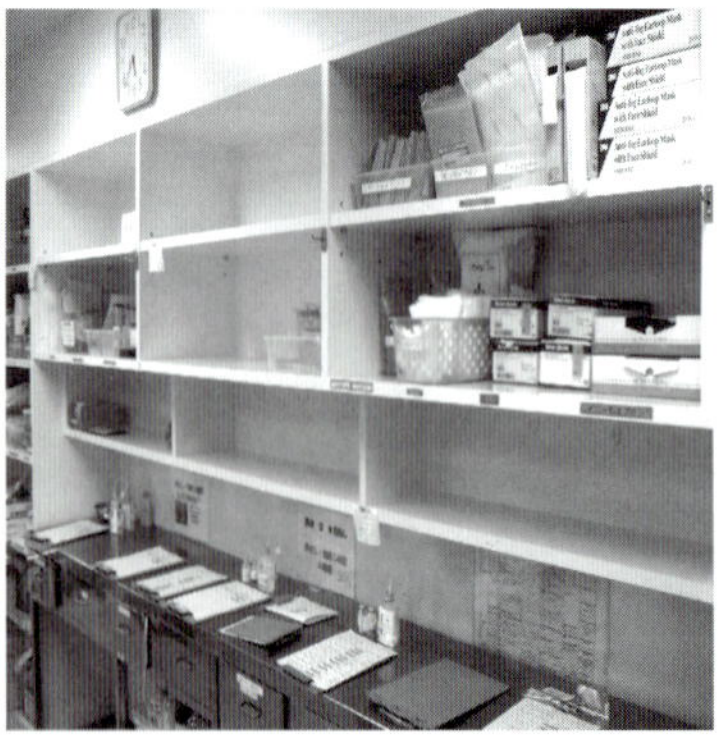

5S 活動後の状態

自治医科大学附属病院提供

対策の効果

(1) 物品の名称や数量が明示されるのでわかりやすくなり、エラー低減が期待できる
(2) 必要な物品へのアクセスが容易になり、仕事が効率よくなり作業時間が短縮できるので、次の仕事の時間的余裕が生まれる
(3) 並びからずれていれば異常の発見が容易になり、危険個所も発見しやすくなる

残留リスク

(1) 1 人が守らないと、次第に物品が放置されるようになる
(2) 定期的にチェックしないと、忙しい環境ではチョイ置き状態となる
(3) 病院監査の前は熱心に取り組むが、監査が終わると停滞してしまう

ヒューマンエラー対策シート

事例-21

時間軸での発想手順	段階	STEP	発想手順	対象
	発生防止	Ⅰ	1. やめる（なくす）	環境
		Ⅱ	2. できないようにする 3. わかりやすくする 4. やりやすくする	
		Ⅲ	5. 知覚させる 6. 認知・予測させる 7. 安全を優先させる 8. 能力を持たせる	人
	拡大防止		9. 自分で気づかせる 10.検出する	環境
		Ⅳ	11.備える	

タイトル

運ぶための道具を使う

事例

女性職員が書類を手に持って階段を下りているとき、足を踏み外して転んで死亡した。女性は持ちにくい書類を何冊も抱えていて、下が見えなかった。注意が持ちにくい書類に奪われ、また、持っている書類のために、足元がよく見えなかった。

問題点と対策の考え方

女性は持ちにくい書類を何冊も抱えていたので、持っている書類が視界のさまたげとなって足元がよく見えなかった。
注意の特性を十分理解して対応策を考えることが重要である。

注意の特徴
(1) 容量に限界：あるものに集中すればするほど他のものへの注意は弱くなる
(2) 選択的で方向性：スライディングスケールをしっかり見ることに注意を奪われ患者の名前を間違った
(3) 強度が変化：同じ水準で持続させることができない。忙しい後にエラーが発生すると言われている
(4) 無意識でも注意が働く：カクテルパーティ効果
懇親会などで雑談しているとき、隣のテーブルの誰かがあなたの名前を出したことを耳にすると、あなたは隣のテーブルの話に耳を傾けて理解することができる

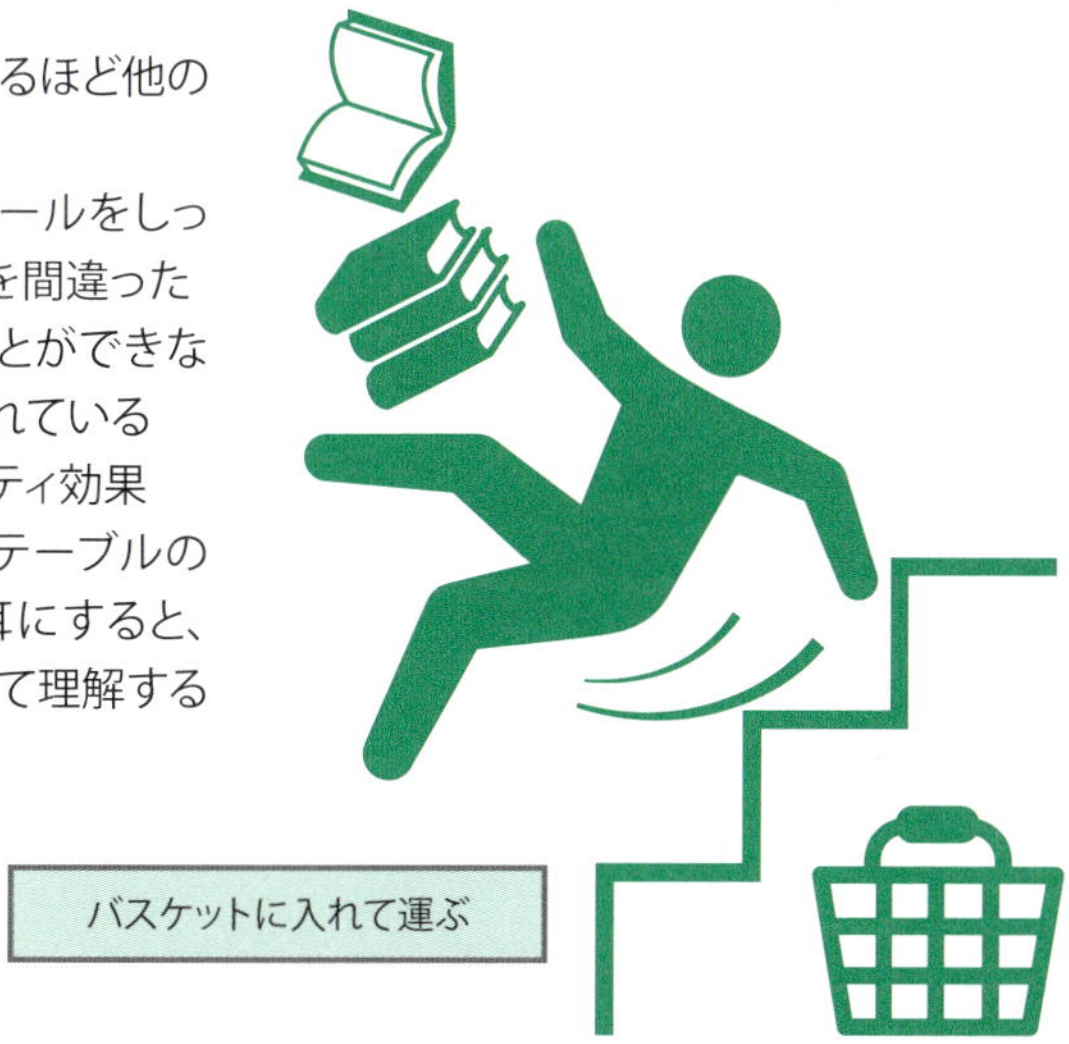

対策の効果

(1) 持ちにくい書類をバスケットに入れて運べば、書類によって視野が妨げられることがない
(2) 持ちやすくなるので、作業効率が向上する

残留リスク

(1) 持ちにくい書類を入れるバスケットがそばになければ、階段を下りるのが面倒となり、やらなくなる
(2) バスケットを探して入れることが負担となり、やらなくなる可能性がある

ヒューマンエラー対策シート

事例-22

タイトル	
	取っ手をつける

時間軸での発想手順	段階	STEP	発想手順	対象
	発生防止	I	1. やめる（なくす）	環境
		II	2. できないようにする 3. わかりやすくする 4. やりやすくする	
		III	5. 知覚させる 6. 認知・予測させる 7. 安全を優先させる 8. 能力を持たせる	人
	拡大防止		9. 自分で気づかせる 10.検出する	環境
		IV	11.備える	

事例

ある病院では、受付を済ませると、受付表をA4サイズのクリアファイルに入れて患者に渡していた。患者は渡されたクリアファイルに受診カードを一緒に入れて移動する。さらに、患者へのサービスのために無線による呼出し端末も渡すようになった。無線端末とクリアファイルの組み合わせはとても持ちにくく、また、受診カードがクリアファイルから落ちてしまうというトラブルが多く発生していた。

問題点と対策の考え方

クリアファイルから中のモノが落ちるのは、クリアファイルの開口部がわかりにくかったことに加え、上下もわかりにくかったからである。そこで、A4ファイルに取っ手を付けた。取っ手によって、上下がわかりやすくなり、中のモノが落ちる可能性が低くなった。また、移動中は取っ手を持って移動すればよく、持ちやすくなったため、移動もラクになった。

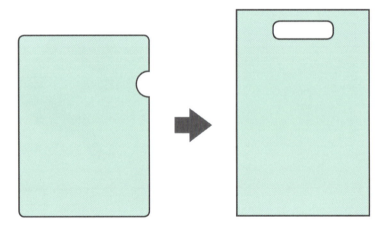

対策の効果

(1) 上下もわかりやすくなり、中のモノが落ちる可能性が低くなった。さらに取っ手がついて持ちやすくなったため、移動もラクになった
(2) 呼出し端末も入れられるようにしたため、持ち運びがラクになった

残留リスク

(1) 中のモノが落ちる可能性が低くなっただけで、完全にゼロになった訳ではない
(2) 呼出し端末も入れられるようにしたため、端末を落とす可能性が出て来た
(3) ファイルの素材が薄いため、取っ手の部分が鋭利になり、手を切ったというクレームがあった

ヒューマンエラー対策シート

事例-23

時間軸での発想手順	段階	STEP	発想手順	対象
	発生防止	I	1. やめる（なくす）	環境
		II	2. できないようにする 3. わかりやすくする 4. やりやすくする	
		III	5. 知覚させる 6. 認知・予測させる 7. 安全を優先させる 8. 能力を持たせる	人
	拡大防止		9. 自分で気づかせる 10.検出する	環境
		IV	11.備える	

タイトル

両手をつかえるようにする

事例

深夜勤務時、病室は消灯されているので、点滴調整時にはペンライトを使っていた。ペンライトは手軽でいいが、片手で持っておかなければならないため、点滴の調整作業はやりにくい。やりにくいと時間と労力がかかり、間違ってセットしてしまう可能性がある。

問題点と対策の考え方

片手で持っておかなくても、十分な光量が確保されれば、点滴の調整作業が早く正しくできる。そこで、暗い中の作業でも両手が使えるよう、首にかけるライト、あるいは、胸に取り付けられるライトを使えばよい。両手が使えるだけでなく、看護業務をサポートする機能（たとえば、ストップウォッチ機能や患者観察のために白色光の照射機能など）のついた専用ライトがある。

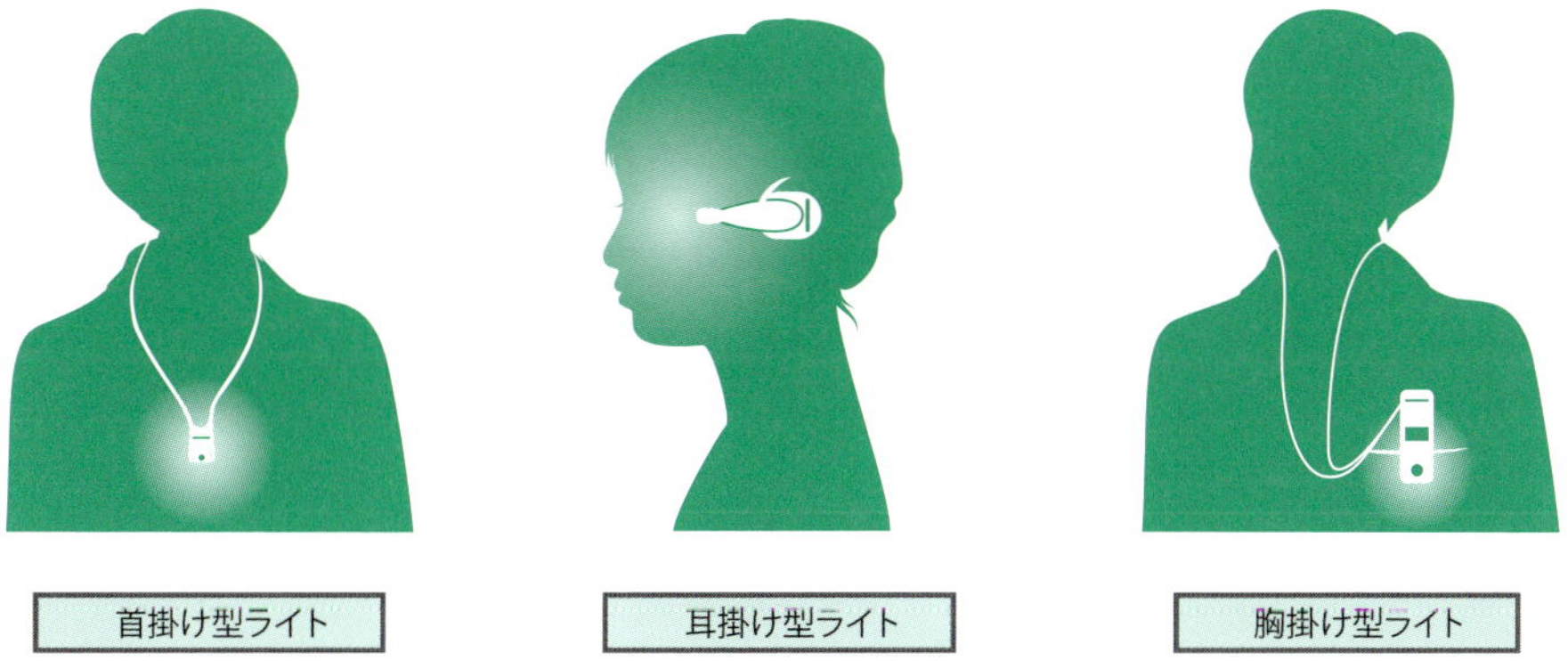

対策の効果

（1）両手が使えるので点滴の調整作業が早く正しくできる
（2）看護業務をサポートする機能あれば、さらに短時間で正確に仕事ができることが期待できる

残留リスク

（1）光のスペクトルが偏らず白色でなければ、患者の顔顔や皮膚の色、薬剤の色などでの異常の発見が困難となる

ヒューマンエラー対策シート

事例-24

時間軸での発想手順 段階	STEP	発想手順	対象
発生防止	I	1. やめる（なくす）	環境
発生防止	II	2. できないようにする 3. わかりやすくする **4. やりやすくする**	環境
発生防止	III	5. 知覚させる 6. 認知・予測させる 7. 安全を優先させる 8. 能力を持たせる	人
拡大防止	III	9. 自分で気づかせる 10.検出する	環境
拡大防止	IV	11.備える	環境

タイトル

いつも持ち歩けるようにする

事例

NICU（新生児集中治療室）に入院していた赤ちゃんがMRSAの院内感染で死亡するケースが複数回発生している。また、全国的に冬季を中心に、1年を通じてノロウイルスによる食中毒が多く発生している。「大福もち」「仕出し弁当」など食品によるものだけではなく、ある病院では感染性胃腸炎が集団発生した。入院患者、職員が嘔吐、下痢、発熱などで発症し、そのうちの何人かにノロウイルスが検出された。

問題点と対策の考え方

MRSAは、高齢者、外科手術後の患者、長期間にわたって抗菌薬の投与を受けている患者など、免疫能力が低下している人ほど感染が重症化しやすく、肺炎、腸炎、敗血症などの重い合併症が起こって死に至ることがある。とくにICU（集中治療室）では、病院内の他の場所に比べて感染率が数十倍も高くなるとされている。病院職員がやらなければならない第一の対策は手洗いや消毒である。感染制御の専門家たちが手洗いの重要性を説明し、実行するように求めているが、現状は徹底されていないケースが多い。

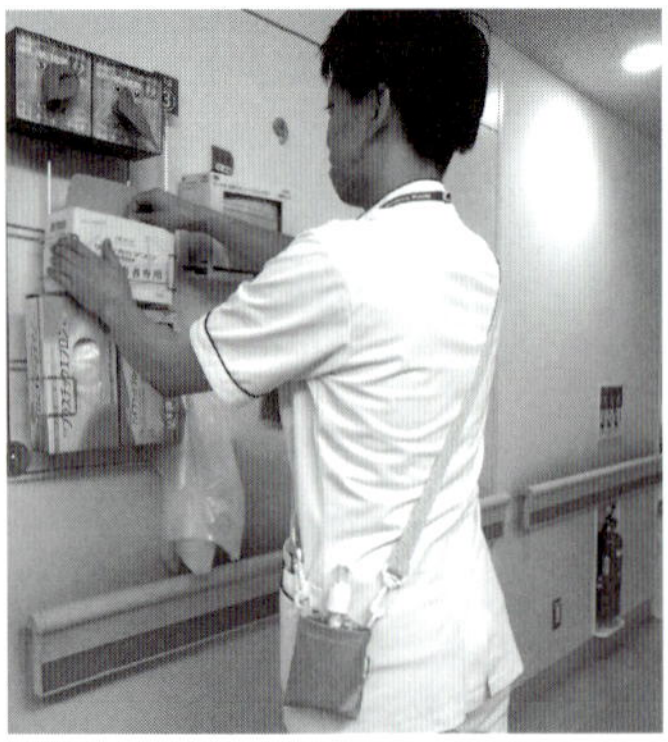

自治医科大学附属病院提供

消毒携帯用ポシェット

腰につけて持ち歩くので、消毒薬を探す必要がなく、必要なときにその場で手を消毒することができる

対策の効果

(1) 消毒携帯用ポシェットの利用は使いやすい環境が実現されるので、効果が期待できる
(2) 手洗いや消毒の重要性を職員に理解してもらうために、出席を義務付けた講演会を開催している病院が多い
(3) 消毒薬の利用を促すために使用量を職場ごとに算出して、委員会や講演会の機会に情報を提供することにより、使用量が増える可能性がある

残留リスク

(1) 看護師や看護助手は消毒携帯用ポシェットを持ち運ぶが、医師で持ち歩いている人は少ない
(2) 出席を義務付けた講演会でも、参加しなければ重要性が伝わらない
(3) 情報を提供するだけでは無視される可能性がある

ヒューマンエラー対策シート

事例-25

時間軸での発想手順 段階	STEP	発想手順	対象
発生防止	I	1. やめる（なくす）	環境
	II	2. できないようにする 3. わかりやすくする 4. やりやすくする	環境
	III	**5. 知覚させる** 6. 認知・予測させる 7. 安全を優先させる 8. 能力を持たせる	人
拡大防止		9. 自分で気づかせる 10.検出する	環境
	IV	11.備える	環境

タイトル

休息をとる(とらせる)

事例

ある病院で、抗がん剤が指示の内容と異なって調合されていたことが発見された。結果的には投与前であったので患者への害はなかった。医療安全管理者がミキシングの現場を見に行くと、防護エプロンや手袋を装着し、安全キャビネットの中で調合作業が行われていた。観察の間、薬剤師はずっと休まずにこの作業を続けていた。薬剤師は１時間半ほどで作業が終わり、すっかり疲れた様子をしていた。かなり長時間作業を続けていたので、安全管理者が途中で「休みをとってはどうか」と質問したところ、「患者さんを待たせたくない」という返事が返ってきた。

問題点と対策の考え方

薬剤師は患者を待たせたくないという理由で、調剤作業を１時間半ほど連続で行っていたが、同じ作業を続けると人間の注意力は低下する。したがって、ある一定の時間で適当な休息をいれることは疲労回復、意識レベルの回復に有効である。患者を待たせたくないというサービス精神は称賛に値するが、疲労はエラーの誘発要因であることを理解し、休むべきときは休むということが重要である。作業を連続して行うというこの事例では、プロテクターや手袋を外したり、再びつけるときに手間がかかり面倒であるという背後要因があった。

休息をとる（とらせる）
点検作業など○○分で休息をとる（とらせる）

注意力，集中力低下の要因

- 同じ作業の連続
- 単調な作業の継続
- 作業者の体調

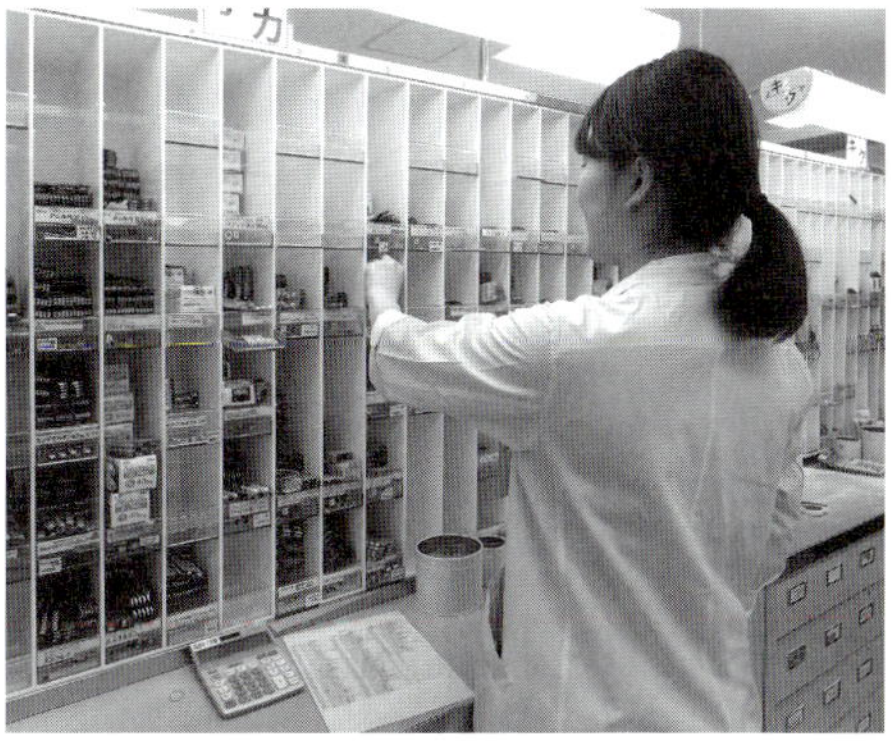

対策の効果

(1) 休憩をとることをルールとして決めておくとよい
(2) チームで仕事をする場合は、チームリーダーが休息の重要性を認識しておく必要がある
(3) プロテクターの着脱が簡単にできる、ということも休息をとるという場合に重要な影響因子である

残留リスク

(1) ルールがあっても、守らないと効果はない
(2) 遠慮しないで休息できるという組織風土がなければ実施されない可能性が高い
(3) プロテクターの着脱に手間がかかれば、ルールがあっても守られない可能性がある

ヒューマンエラー対策シート

事例-26

時間軸での発想手順 段階	STEP	発想手順	対象
発生防止	Ⅰ	1. やめる（なくす）	環境
	Ⅱ	2. できないようにする 3. わかりやすくする 4. やりやすくする	
	Ⅲ	5. 知覚させる 6. 認知・予測させる 7. 安全を優先させる 8. 能力を持たせる	人
拡大防止		9. 自分で気づかせる 10.検出する	環境
	Ⅳ	11.備える	

タイトル

自分の感覚感度を理解させ対応する

事例

ある仕事を達成するためには、（1）心身機能条件を満たすこと、（2）その仕事を行うのに必要な知識や技能を満たすこと、が要求される。前者は、精神的な障害があったり、タスクを遂行するために必要な知覚レベルを満足しなければその業務を達成することは困難である。つまり、要求される能力のない人がその仕事をすると危険である。眼や耳などの感覚器官がある一定のレベルにあることが求められる。たとえば、患者の心臓の鼓動を聴診器で聴いて診断するための条件は、聴力が要求されるレベル以上にあることである。

問題点と対策の考え方

すべての人にとって加齢は避けられない。加齢とともにさまざまな身体的機能が低下する。とくに、視覚、聴覚、平衡感覚、皮膚感覚、内臓感覚、痛みの感覚などの感覚知覚が著しく低下する。たとえば、中高年になると近くのものが見えにくくなったり、コンピュータスクリーンの文字が読みづらくなったりする。加齢による機能変化は徐々に進むため、自覚しづらいという特徴をもっている。このため、自分自身のもつ機能イメージと実際の能力の乖離が進んでしまう。若いころのイメージのままできると思っていても、現実の身体機能が追いついていないという状況が、エラーに結びついている。したがって、定期的な検査により自分の感覚感度を把握することが重要である。

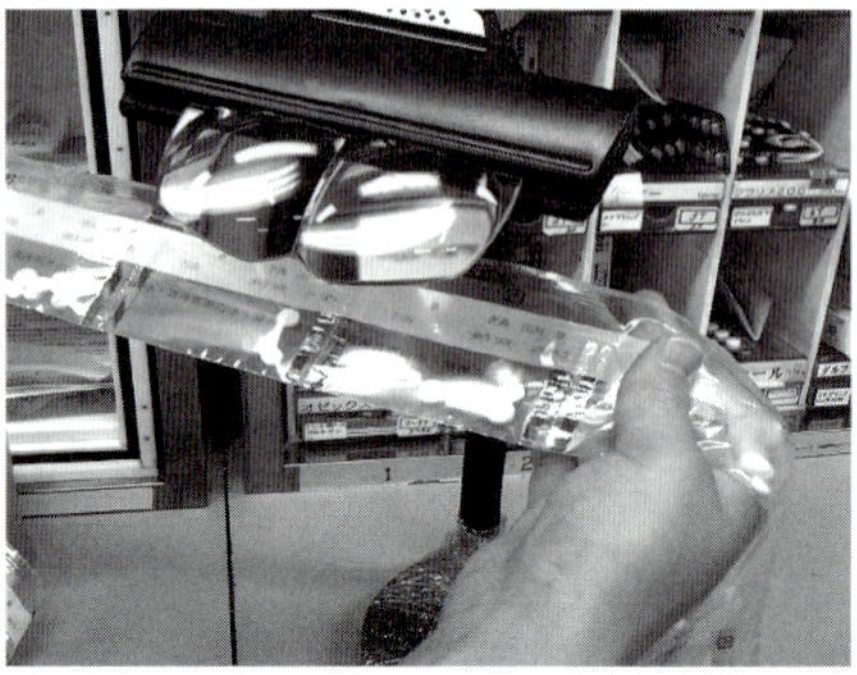

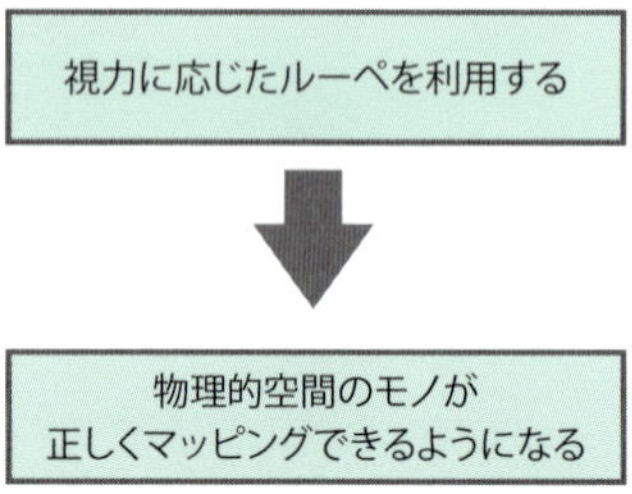
視力に応じたルーペを利用する
物理的空間のモノが
正しくマッピングできるようになる

旧小山市民病院提供

対策の効果

（1）加齢による感覚器官の劣化を理解することにより、自分の能力の限界を知り、必要な場合は、それを補足する対策をとればよい
（2）定期的なチェックを行い、現在の状態を理解し、それ応じた対応をする

残留リスク

（1）加齢による感覚器官の劣化は徐々に進むので自覚されにくい
（2）定期的にチェックしないと把握できない

ヒューマンエラー対策シート

事例-27

時間軸での発想手順 段階	STEP	発想手順	対象
発生防止	I	1. やめる（なくす）	環境
	II	2. できないようにする 3. わかりやすくする 4. やりやすくする	
	III	5. 知覚させる 6. 認知・予測させる 7. 安全を優先させる 8. 能力を持たせる	人
拡大防止		9. 自分で気づかせる 10.検出する	環境
	IV	11.備える	

タイトル

仕事前の自己点検

事例

看護師 A は、昨夜から頭痛がして微熱が出ていた。しかし、責任感が強く、自分の与えられた仕事については自分でやるべきだと考えていた。急患対応の中で入院患者への与薬の時間が来た。看護師 A は少し頭がぼんやりしていたが、受持ち患者 B の薬袋から薬を取り出し、患者 C のベッドに行き、薬を渡した。患者 C は、薬の色がいつもと違うので、「これは私のものと違う」と看護師 A に答えた。看護師 A が基本手順を省略したために患者を誤認してしまったのである。

問題点と対策の考え方

ある仕事を達成するためには、心身機能条件を満たすことである。心身機能条件とは、仕事をするのに眼や耳などの感覚器官がある一定のレベルにあることが求められる。また、仕事をするのに必要な集中力や適切な注意配分能力も求められる。この感覚器官の感度や認知的な集中力は体のコンディションの影響を受ける。したがって、心身的にいつもと異なり低下しているときは、業務を行うべきではない。

航空業界では、仕事に入る前に自分自身をチェックするという意味で、
「I'm safe」という人間の機能障害検出のためのチェックリストが使われている

人的要因チェックリスト（「I'm safe」』				
□	I	：	illness	病気
□	m	：	medication	服薬
□	s	：	stress	ストレス
□	a	：	alcohol	飲酒
□	f	：	fatigue	疲労
□	e	：	emotion	感情

対策の効果

(1) 心身的に普通の状態が満たされていれば、リスクを増加させる要因が排除される
(2) 医療従事者自身が、今日の自分はいつもと異なるので気をつけようという意識になれば、いつもより慎重になることが期待できる

残留リスク

(1) 最大の問題は、本人が自分の体調の異常を認知しても、交代がいないときや人間関係の遠慮から休むことを言えず、無理をする場合がある
(2) 自分で自分の状態をチェックするので、自覚に依存している評価方法であり、自覚しなければ効果がない

ヒューマンエラー対策シート

事例-28

時間軸での発想手順	段階	STEP	発想手順	対象
	発生防止	Ⅰ	1. やめる（なくす）	環境
		Ⅱ	2. できないようにする 3. わかりやすくする 4. やりやすくする	
		Ⅲ	5. 知覚させる 6. 認知・予測させる 7. 安全を優先させる 8. 能力を持たせる	人
	拡大防止		9. 自分で気づかせる 10.検出する	環境
		Ⅳ	11.備える	

タイトル

自己管理

事例

A 病院の忘年会は毎年盛り上がることで有名だった。各診療科、各病棟ごとに出し物を準備し、病院長や副院長、看護部長とのよいコミュニケーションの場でもあった。一次会のあと、それぞれのグループに分かれて二次会へ散って行った。翌日は休診日であった。しかし、入院患者の対応があるので、決められた職員は出勤してきたが、何人かの職員はぼんやりとした表情を示していた。あるグループは三次会に行き、解散したのが 2 時だった。ぼんやりとしていた職員は、二日酔い、睡眠不足だった。

問題点と対策の考え方

どんなに知識や技術が優秀であっても、人間である以上深酒、睡眠不足状態であれば、知覚能力、認知能力、判断力が低下するのは当然である。チームメンバー間のコミュニケーションをよくすることはチーム医療にとって極めて重要であるが、翌日仕事のある職員は、翌日の業務に影響を与えないように、精神的、肉体的にコンディションを整えておかなければならない。会が盛り上がって、楽しい雰囲気の中で身も心もリラックスしたいと思うかもしれないが、医療は人の命にかかわる重要な仕事であることを理解し、誘惑を断ち切らなければならない。

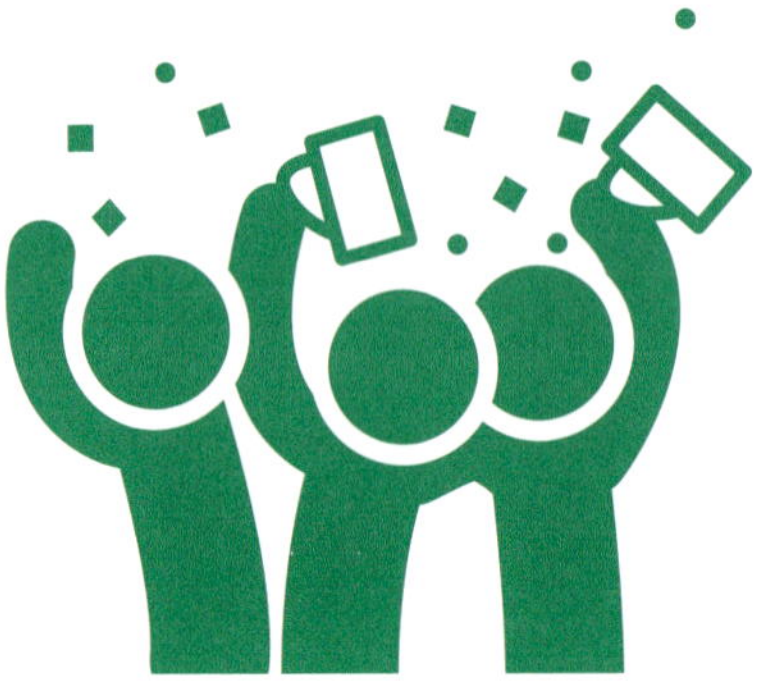

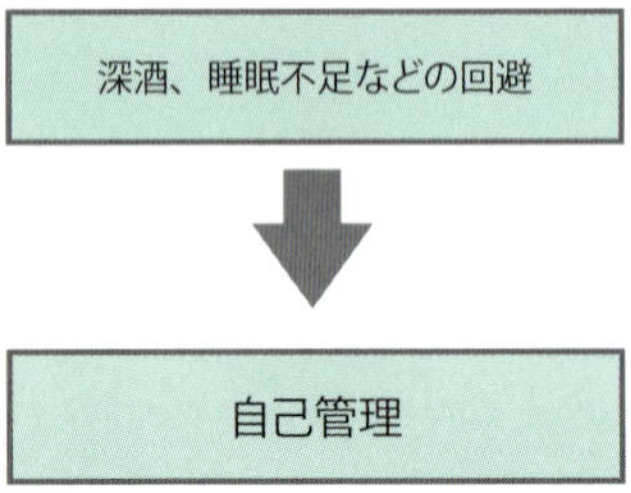

対策の効果

(1) 管理者がまず、体調を整えることの重要性を理解して、翌日、業務のある職員は早めに帰宅させる配慮が必要である。実施されれば効果が期待できる

(2) 本人も、プロとして自分の精神的、身体的なコンディションを、ある一定のレベルに保つように努めるならば、効果が期待できる

残留リスク

(1) 管理者が「付き合いが悪い」などと無理強いしたり、断りきれない場の雰囲気をつくってしまうと、翌日の勤務者のパフォーマンスに影響を与える

(2) アルコールが入ると陽気になる傾向があるので、本人の自覚がないと効果がない

ヒューマンエラー対策シート

事例-29

時間軸での発想手順 段階	STEP	発想手順	対象
発生防止	I	1. やめる（なくす）	環境
	II	2. できないようにする 3. わかりやすくする 4. やりやすくする	
	III	5. 知覚させる 6. 認知・予測させる 7. 安全を優先させる 8. 能力を持たせる	人
拡大防止		9. 自分で気づかせる 10.検出する	環境
	IV	11.備える	

タイトル

適切な位置に移動

事例

患者は心電図モニターを装着していた。2 人の看護師が夜勤で働いており、看護師 A はナースステーションから遠く離れた病室で患者の介助業務をしていた。ナースステーションでは、看護師 B が仕事をしていた。看護師 B は指示に書いてあった薬剤についてよくわからなかったので、隣の部屋に移動し、そこで調べ始めた。その間に、モニターが患者が VT 状態になっていることを知らせるアラームが鳴った。しかし、ドアが閉められていたため、そのアラームは看護師 B には聞こえなかった。看護師 A が作業を終わってナースステーションに戻ったとき、気付いて対応した。

問題点と対策の考え方

看護業務に優秀な人でも、アラームが聞こえなければ適切な対応を取ることができない。見逃しは、① 聞こえなかった場合と、② 聞こえていたが重要なアラームであることを認識しない場合がある。① の場合は、モニターから遠く離れた位置にいるとか、アラームの音量が絞ってあるといった鼓膜が震えていないので聞こえないという場合である。②の場合は、聞こえていたが、本人が重要なアラームであると認知しない、何かに熱中しているために気づかない、などである。対策はアラームの聞こえる位置に移動して、作業をすることである。

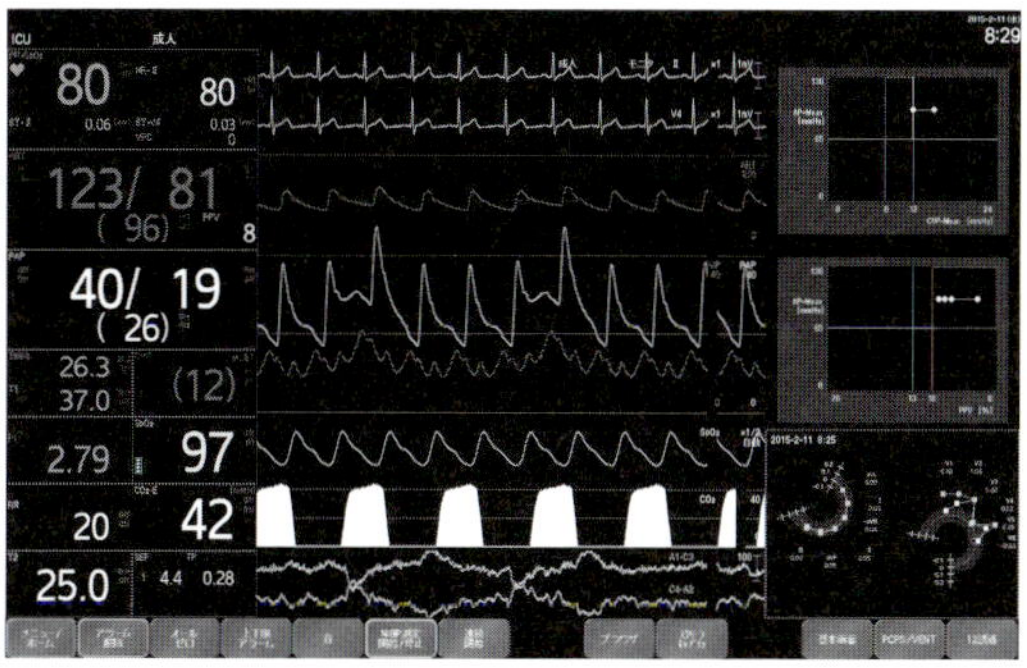

モニターが聞こえなければ適切な対応を取ることができない

作業に熱中するとアラームが鳴っても気づかない

対策の効果

(1) モニターが聞こえなければ適切な対応を取ることができないので、事前にモニターのアラームが聞こえる範囲を調べて、そこからは遠くに離れないようにするとよい
(2) アラーム音量を一定のレベルから下げないようにする

残留リスク

(1) 業務に熱中すると聴覚だけでなく時間感覚がおかしくなり、気が付くとかなり時間が過ぎていたということがあり、定時の仕事が遅れることがある
(2) 入院患者の安眠を妨げないようにアラームの音量を絞っておくと、リスクが高くなる

ヒューマンエラー対策シート

事例-30

時間軸での発想手順	段階	STEP	発想手順	対象
	発生防止	Ⅰ	1. やめる（なくす）	環境
		Ⅱ	2. できないようにする 3. わかりやすくする 4. やりやすくする	環境
		Ⅲ	5. 知覚させる **6. 認知・予測させる** 7. 安全を優先させる 8. 能力を持たせる	人
	拡大防止		9. 自分で気づかせる 10.検出する	環境
		Ⅳ	11.備える	環境

タイトル

色やイメージによる識別はリスクが高いことを予測させる

事例

ICUの患者に対して、看護師Aがブロムヘキシン2Aを準備すべきところ、フロセミド2Aを準備して、カート上に置いた。看護師Bが色とアンプルの数から、ブロムヘキシンであると思って、患者に投与した。

問題点と対策の考え方

アンプルの色やラベルのイメージは類似している。しかし、この事例では色だけで間違いないと判断した。製薬会社の決めた色やイメージは類似しているので、これに頼る識別は危険である。アンプルのガラスの色は茶褐色か透明の2種類しかない。製薬会社Aと製薬会社Bはそれぞれの製薬にイメージカラーをつけている。A社によって製造された薬品の色分けと、B社によって製造された薬品の色分けは異なっているので、A社製品とB社製品が混在すると色の手掛かりは使えない。

アンプルは「茶」「透明」の2種類しかない。
色の手掛かりは、最初から使わない、あるいは、色は無視し、薬剤名を指差呼称で確認することを義務付ける。

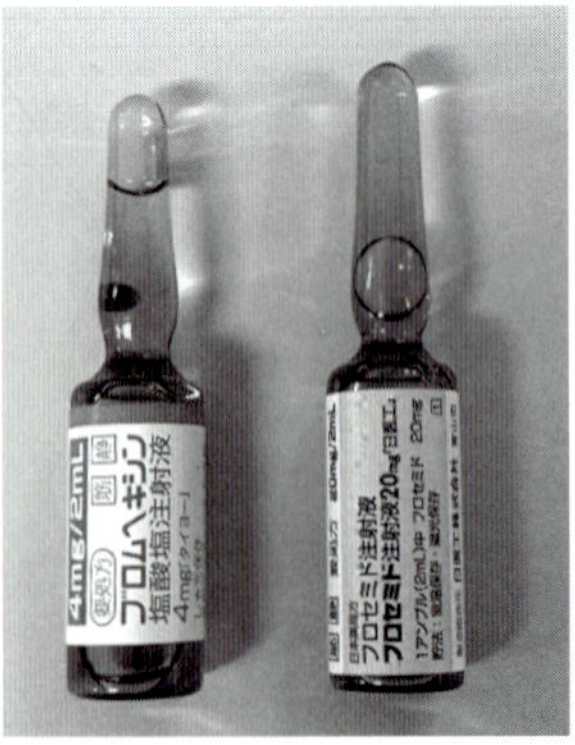

対策の効果

（1）人間の注意力に依存した対策であるが、知識として知っておくと効果が期待できる
（2）注意力を適切にするために、「指差呼称」との組合わせを使うのがよい

残留リスク

（1）人間の注意に訴える対策のため、効果には限界がある
（2）注意によるエラー対策は忙しくなったり、患者の急変などの環境の影響を受ける可能性が高い

ヒューマンエラー対策シート

事例-31

時間軸での発想手順	段階	STEP	発想手順	対象
	発生防止	I	1. やめる（なくす）	環境
		II	2. できないようにする	
			3. わかりやすくする	
			4. やりやすくする	
		III	5. 知覚させる	人
			6. 認知・予測させる	
			7. 安全を優先させる	
			8. 能力を持たせる	
	拡大防止		9. 自分で気づかせる	環境
			10.検出する	
		IV	11.備える	

タイトル

日常における ちょっとした指導

事例

ある病院の医療安全の講演会で、プロジェクターと講師のパソコンが映像ケーブルで接続されていた。講演開始直前にゾロゾロと病院職員が講演会場に集まって来た。後の席から職員が座ったので、後から来た職員が前の方にある椅子に座ろうとプロジェクターの前を横切ったとき、ケーブルを引っ掛けてプロジェクターが引っ張られ、台から落ちて映らなくなってしまった。代わりのプロジェクターを持ってこなければならなくなり、講演会の開始時間が大幅に遅れてしまった。

問題点と対策の考え方

元々の問題は、ケーブルが引っかかりやすい状態であったことである。本来ならば幅広のテープでケーブルが引っかからないように養生しておかねばならない。日常における小さな危険に気づくような指導は重要である。電源コードがからまっていることに違和感を感じないと、輸液ラインが交差していてもそれが気になる可能性は低いと考えられる。ラインの交差を日ごろから気にするようにしておかないと、点滴のラインの交差による輸液ポンプの設定エラーをしてしまう可能性が高くなる。エラーメカニズムは、日常生活におけるエラーと業務中におけるエラーメカニズムは同じである。

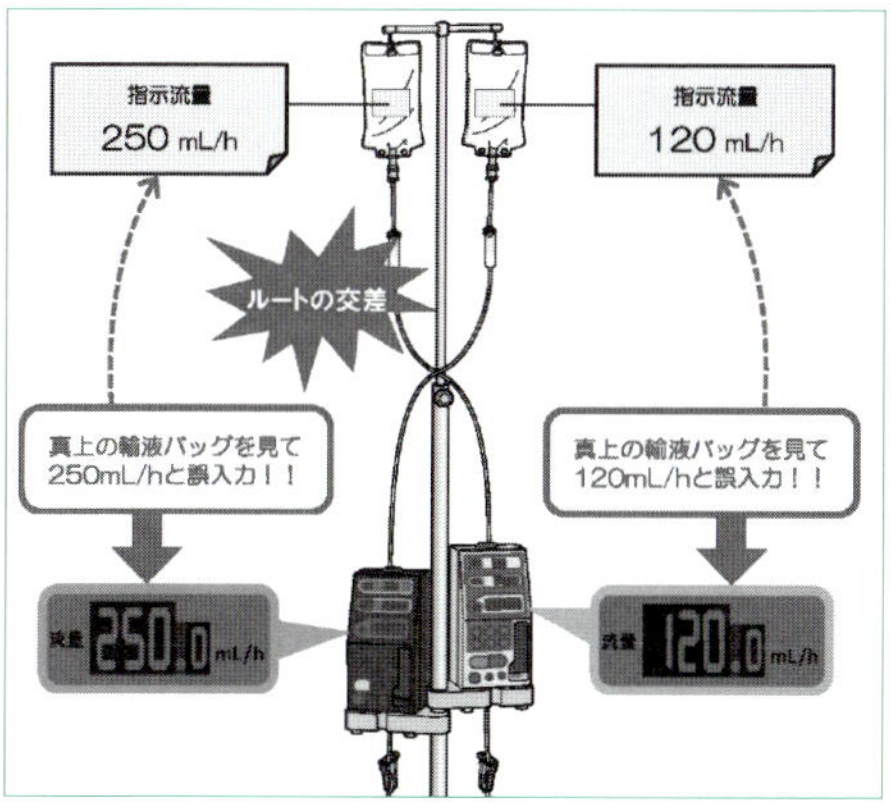

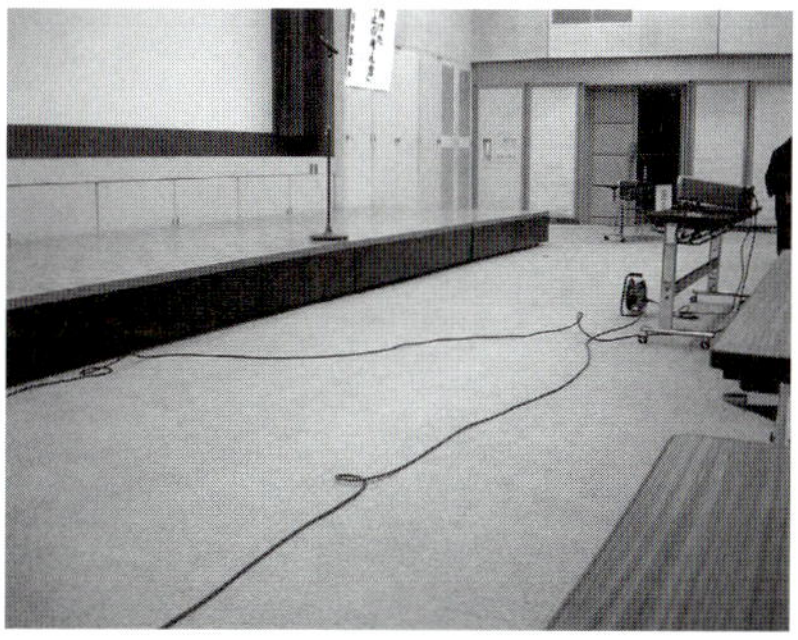

このコードをひっかける可能性があることに気づくことが需要である

対策の効果

(1) 私生活における日常生活の中のリスクマネジメントと医療業務中のリスクマネジメントは同じであることを理解させると、一貫性のあるリスクマネジメントができるようになる
(2) 日常から危険感受性を高めるように指導する

残留リスク

(1) 医療業務中だけ気を付けるという考えでは、危険感受性は高まらない
(2) 指導者側の危険感受性に依存するので、まず指導者を教育しないと効果は期待できない

ヒューマンエラー対策シート

事例-32

時間軸での発想手順	段階	STEP	発想手順	対象
	発生防止	I	1. やめる（なくす）	環境
		II	2. できないようにする 3. わかりやすくする 4. やりやすくする	
		III	5. 知覚させる 6. 認知・予測させる 7. 安全を優先させる 8. 能力を持たせる	人
	拡大防止		9. 自分で気づかせる 10.検出する	環境
		IV	11.備える	

タイトル

TBM
(作業前のミーティング)

事例

患者は自発呼吸をサポートするために人工呼吸器（Servo i）を装着していた。看護師 A は、患者の体位を変えるため、人工呼吸器のモードを「オン」から「スタンバイ」に切り替え、看護師 B と共に患者の体位を変えた。その後看護師 A は、人工呼吸器のモードを「スタンバイ」から「オン」に切り替えず退室した。しばらくして看護師 A が患者の病室に入ると、人工呼吸器による換気が行われていなかった。

医療安全情報　No.37a 2009 年 12 月

問題点と対策の考え方

職場で、作業にかかる前に「安全」を中心とした短時間の打合わせをする。現場作業の小集団活動として全員参加を原則に実施するとよい。

勤務交代直後に手順の確認や注意すべき点などの安全に関する短い話し合いを行う

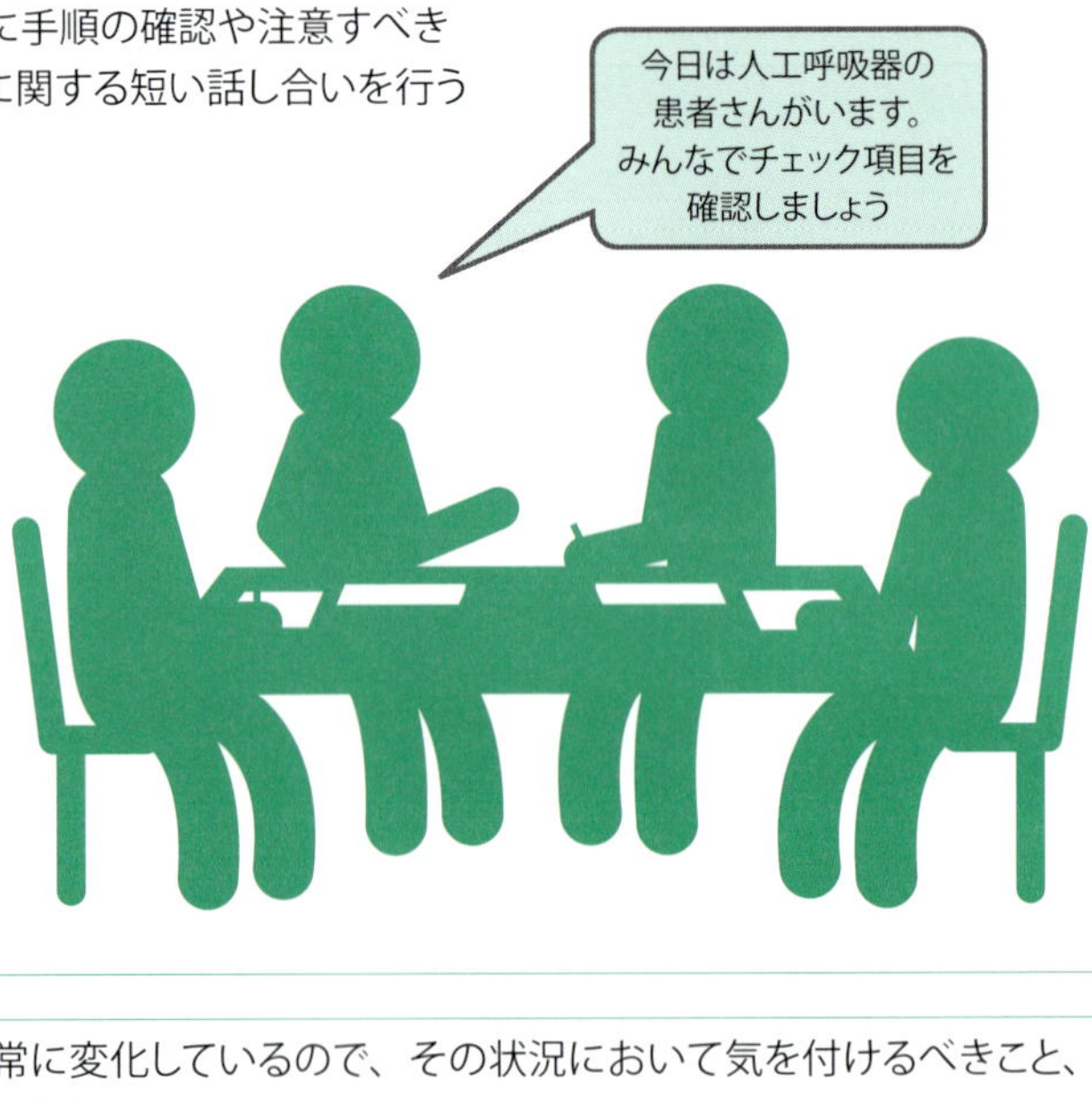
今日は人工呼吸器の
患者さんがいます。
みんなでチェック項目を
確認しましょう

対策の効果

(1) 職場の状況は常に変化しているので、その状況において気を付けるべきこと、観察のポイントなどをみんなで共有する
(2) みんなでやると、経験の共有化、危険個所の予測、緊急時の対応の仕方などの知識の確認と共有化が期待できる

残留リスク

(1) 主にグループリーダーのリスク感受性に依存するので、個人差が大きい
(2) 時間がなかったり、引継ぎのやり方よっては実施できないことがある

ヒューマンエラー対策シート

事例-33

タイトル

危険予知トレーニング
間違い探しトレーニング

時間軸での発想手順

段階	STEP	発想手順	対象
発生防止	I	1. やめる（なくす）	環境
	II	2. できないようにする 3. わかりやすくする 4. やりやすくする	環境
	III	5. 知覚させる 6. 認知・予測させる 7. 安全を優先させる 8. 能力を持たせる	人
拡大防止		9. 自分で気づかせる 10.検出する	環境
	IV	11.備える	環境

事例

鎮静措置を要する幼児の MRI 検査のために、看護師は鎮静処置の準備をホーロー製のトレイにし、検査室横の検査準備室に置いて退出した。診療放射線技師は、医師および患児が MRI 検査室に入室時に金属製品を所持していないことを確認した。その後、医師は検査準備室に準備されていたトレイを持って検査室に入り、患児の足元の撮影台に置き処置を開始した。患児が入眠したため、撮影を開始すべく、撮影台を頭側に移動させると、患児の足元に置いてあったホーロー製のトレイが MRI のガントリーに引き寄せられ、トレイにあった使用済みの物品が飛散し、その一部が患児に当たり口腔内裂傷をきたした。

医療安全情報　No.10 2007 年 9 月

問題点と対策の考え方

リスクの高い環境の中で作業をするには、まずどこにリスクがあるのかを予測することである。そのための訓練手法の 1 つに KYT（危険予知訓練）がある。KYT では、まず職場や作業の状況のなかにひそむ危険要因とそれが引き起こす現象を予測する。職場や作業の状況を描いたイラストや写真などを使って、また、現場で実際に作業をさせたり、作業してみせたりしながら小集団で話し合い、考え合い、わかり合って、危険のポイントや重点実施項目を見つけ出す。最後に指差唱和・指差呼称で確認する。以上は作業にとりかかる前に実施する訓練である。

危険予知訓練（KYT）とは、
K：危険（Kiken）
Y：予知（Yochi）
T：トレーニング（Training）

（現状把握）どんな危険が潜んでいるか？

（本質追及）ここが危険のポイントだ

（対策樹立）あなたならどうする？

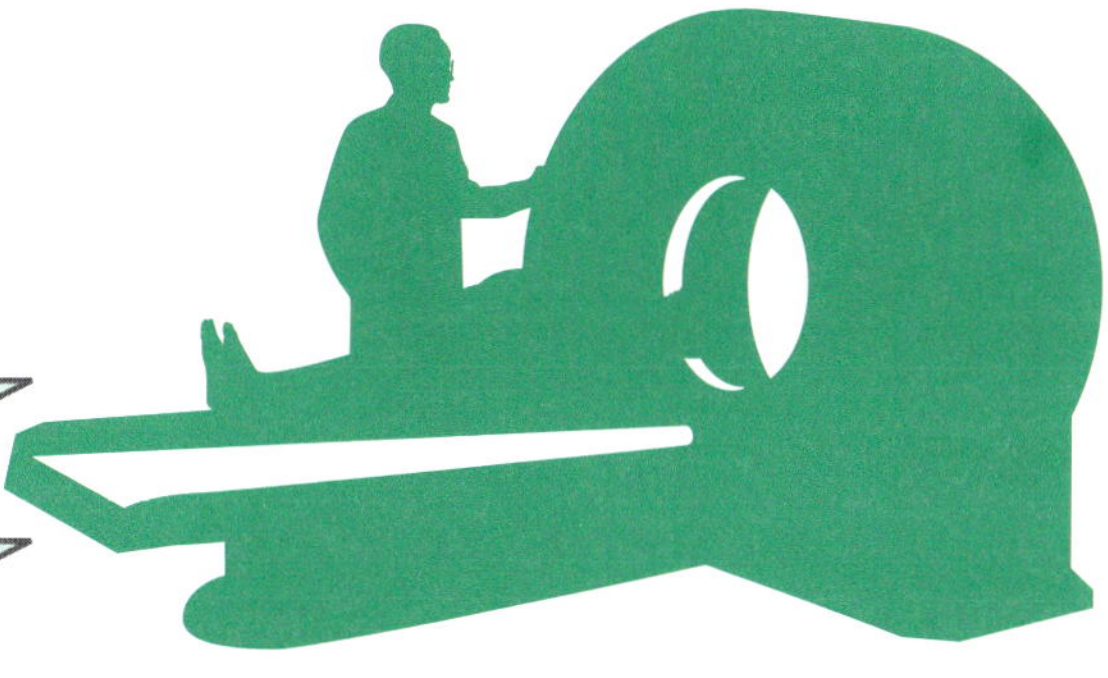

対策の効果

(1) 危険を危険と気付く感受性を鋭くすることを目的としているので、効果が期待できる
(2) グループで実施すると、他の人の経験を共有化できる
(3) グループで行う訓練なので、チームワークを高める

残留リスク

(1) 人の意識への対策のため限界がある
(2) 個人によって危険感受性が異なる

ヒューマンエラー対策シート

事例-34

時間軸での発想手順	段階	STEP	発想手順	対象
	発生防止	Ⅰ	1. やめる（なくす）	環境
		Ⅱ	2. できないようにする 3. わかりやすくする 4. やりやすくする	
		Ⅲ	5. 知覚させる 6. 認知・予測させる 7. 安全を優先させる 8. 能力を持たせる	人
	拡大防止		9. 自分で気づかせる 10. 検出する	環境
		Ⅳ	11. 備える	

タイトル

ヒヤリハットの共有化

事例

事例１：看護師Ａは、患者の下肢に冷感があったため、60度の湯を入れた湯たんぽを準備し、その上に患者の両下腿をのせた。１時間後、看護師Ｂは患者の下肢の冷感が消失したため、湯たんぽをはずした。10時間後、下腿にびらん及び浸出液に気づき、熱傷を生じたものと判断した。院内の看護手順には、湯たんぽを使用する際は身体から離すことが明示されていたが周知されていなかった。

事例２：湯たんぽを使用して保温を行っていた。患者の訴えにより下肢を見ると、左足内側に湯たんぽが接触しており、発赤を認め、熱傷をきたしていた。　医療安全情報　No.17 2008年４月

問題点と対策の考え方

人はすべてを経験することはできない。そこで、一緒に働く仲間にヒヤリハットを報告してもらい、みんなでそれを共有することにより、他人の経験を自分の経験として疑似体験することができる。さらに、ヒューマンエラーの発生状況は類似しているので、多くの状況がパターンとして整理できる。他の人のエラー状況を数多く目にすることにより、エラー発生状況パターンが潜在意識の中に記憶され、自分が同じような状況に置かれたときにエラーの発生を予測できるようになり、回避のための判断や確認行動へ結びつけることができる。

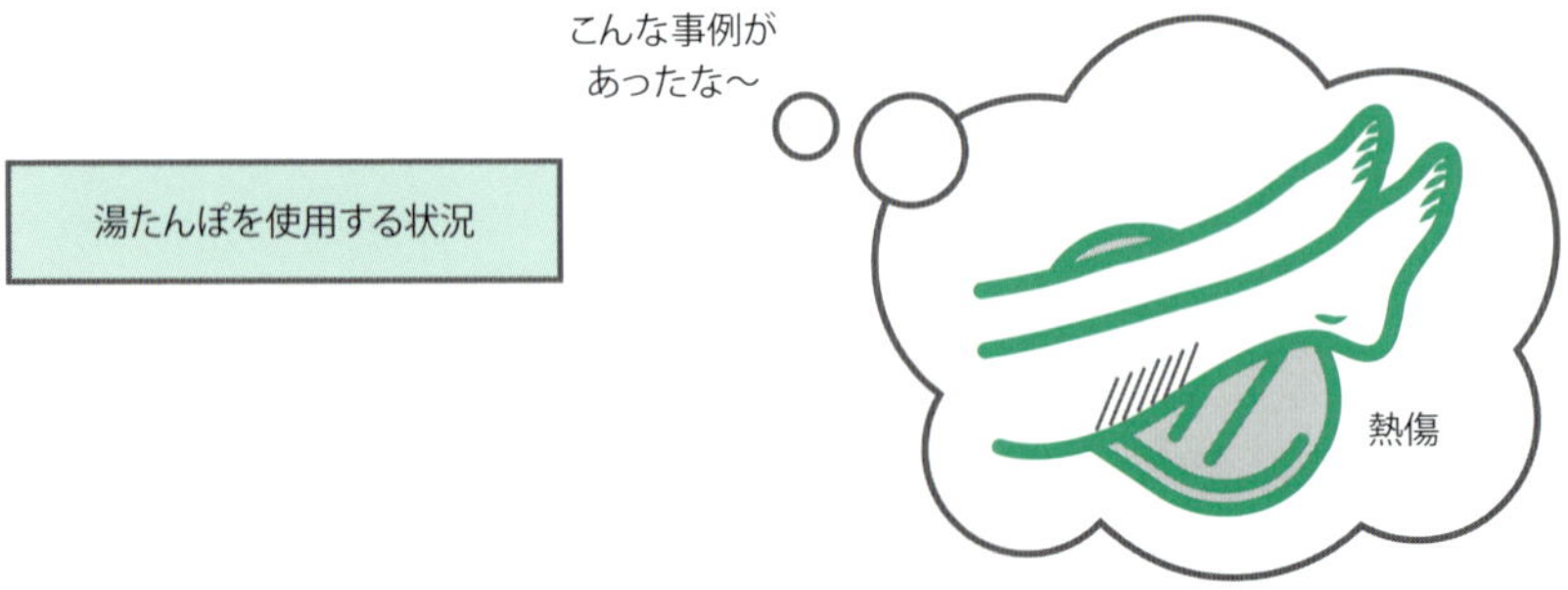

対策の効果

(1) エラー発生状況パターンが意識の中に潜在的に記憶され、自分が同じような状況に置かれたとき、エラーの発生を予測できるようになる

(2) 日常のルーチンワークが「なんとなく気になる」というのは、その仕事がいつものとは異なった場合が多い。そのようなときは確認するという行動に結びつけることが期待できる。「虫が知らせた」という表現もよく聞かれる。

残留リスク

(1) 初めて遭遇する場合は効果が期待できない

(2) パターンの学習には個人差が大きい

ヒューマンエラー対策シート

事例-35

時間軸での発想手順	段階	STEP	発想手順	対象
	発生防止	I	1. やめる（なくす）	環境
		II	2. できないようにする 3. わかりやすくする 4. やりやすくする	環境
		III	5. 知覚させる 6. 認知・予測させる 7. 安全を優先させる 8. 能力を持たせる	人
	拡大防止		9. 自分で気づかせる 10.検出する	環境
		IV	11.備える	環境

タイトル

緊急手順の確認

事例

患者は胸にしこりがあり、MRI で検査することになった。まず、造影剤なしで検査が行われ、さらに脳への転移などの確認のために造影剤が注入された。その直後、患者は呼吸困難に陥り、自ら異常を訴え、そのまま意識を失い心肺停止状態になった。その場にいた医師や技師たちは、直ちに救急チームに連絡するとともに、救急カートを持って来て蘇生処置を開始した。やがて到着した救急チームに引き継がれ ICU に搬送された。低体温療法が行われ、2 日後意識が戻った。患者への影響はほとんどなく、しばらく入院したのち無事退院した。

問題点と対策の考え方

ガドリニウム造影剤によるアナフィラキシーショックは滅多に起こらないとされている。この病院の MRI 検査チームは、緊急時対応訓練をこの事象の発生する 1 週間ほど前に実施していた。仕事に入る前に、患者の急変時対応の手順を復習することが極めて重要であるということが示された。

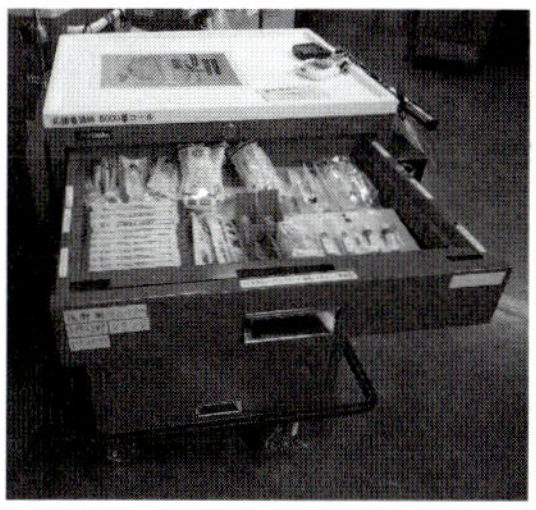

定期的な対応訓練は
極めて有効である

アナフィアヒシーショック時の対応の流れ

造影剤・抗がん剤・抗生剤の薬剤や輸血の投与中、アレルギー食材摂取後に即時型アレルギー反応が疑われる場合は、速やかに以下の手順で対応する

症状出現
呼吸困難、不安感、口唇のしびれ、悪心、嘔吐、腹痛、尿意、便意、発赤、掻痒感、蕁麻疹、血管運動性浮腫など。
皮膚症状のみの場合でも、最低 6 時間は経過観察。
尿意や便意はプレショックの症状である。

▼ 直ちに造影剤・薬剤投与を停止

▼ バイタルサインの確認と一時救命措置
意識がなければ、直ちにスタッフを招集・○○○○番コール

▼ アナフィラキシーの治療開始

▼
・下肢挙上ショック体位をとる
・血管確保し生理食塩水を投与

心肺停止時
▼ 心肺蘇生の実施

対策の効果

(1) 危険を危険と気付く感受性を鋭くすることを目的としているので、効果が期待できる
(2) グループで実施すると、他の人の経験を共有化でききる
(3) グループで行う訓練なので、チームワークを高める

残留リスク

(1) 人の意識への対策のため限界がある
(2) 個人によって危険感受性が異なる

ヒューマンエラー対策シート

事例-36

時間軸での発想手順	段階	STEP	発想手順	対象
	発生防止	I	1. やめる（なくす）	環境
		II	2. できないようにする 3. わかりやすくする 4. やりやすくする	
		III	5. 知覚させる 6. 認知・予測させる 7. 安全を優先させる 8. 能力を持たせる	人
	拡大防止		9. 自分で気づかせる 10.検出する	環境
		IV	11.備える	

タイトル

職業的正直（Professional Honesty）の実践

事例

看護師Aに医師から「患者にジャクソンリースを装着してください」と指示が出た。看護師Aは、ジャクソンリースを実際に使ったことがなかった。以前習ったような記憶があったが、ほとんど忘れていた。しかし、患者が装着しているのを見たことがあった。それらの記憶と経験を頼りに自分ひとりで取り付け、自信がなかったので、そばにいた看護師Bに「これでいいのかな？」と尋ねた。看護師Bは「いいんじゃない」と答えた。しばらくして指示を出した医師が患者のところにいくと、ジャクソンリースの出口バルブがしっかりと閉められていた。発見が早かったので問題はなかった。

問題点と対策の考え方

プロとしての職業的正直（professional honesty）は必須であり、安全の立場から「わからないことはわからない」と言う勇気が必要である。ある作業を実施する場合、先輩として、あるいは上司として知らないと恥なので、無理をしてしまうなどということは、絶対に避けなければならない。このために、自分自身の能力を理解しておくことも重要なポイントである。自分はこの作業を本当に実施できるのか、もし能力が不足している場合は最善の方法は何かをプロの視点で理解しておき、それに従って行動するという習慣が重要である。

安全のために、わからないときは、「わからない」、できないときは「できない」と勇気を持って言う態度

▼

聞かれて知らないときは「知らない」と言わなければならない

パイロット仲間では「臆病者と言われる勇気を持て!」という言葉があり，管制官の間では、「『できない』と言えるようになったら一人前」という言葉がある。

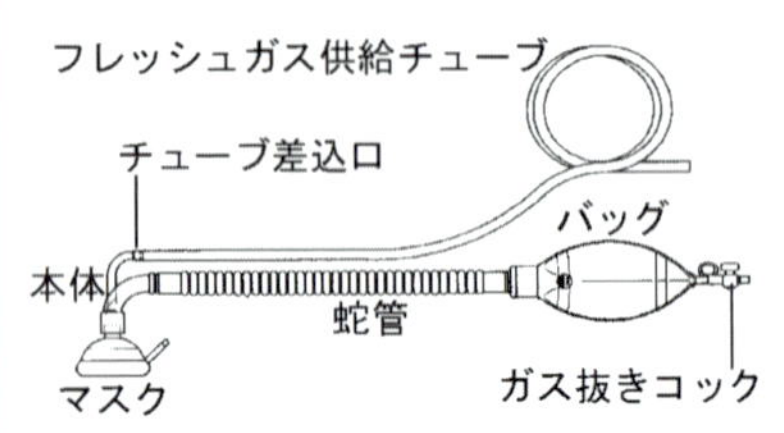

対策の効果

（1）当事者の意識に頼る対策であるが、病院全体で実行できれば効果が期待できる
（2）病院全体の安全文化醸成のレベルに依存する
（3）安全を最優先するという意識が浸透すれば、職業的正直の実行は難しくない

残留リスク

（1）当事者の意識に頼る対策であるので、意識が低ければ効果は期待できない
（2）知らないとバカにされる、知らないと恥ずかしい、という気持ちがあると実行されない
（3）能力のないことをバカにする態度を示す職員がいると、実行は極めて困難となる

ヒューマンエラー対策シート

事例-37

時間軸での発想手順	段階	STEP	発想手順	対象
	発生防止	I	1. やめる（なくす）	環境
		II	2. できないようにする 3. わかりやすくする 4. やりやすくする	
		III	5. 知覚させる 6. 認知・予測させる 7. 安全を優先させる 8. 能力を持たせる	人
	拡大防止		9. 自分で気づかせる 10.検出する	環境
		IV	11.備える	

タイトル

行動で示す

事例

1 年目の看護師 A は、患者 X に配るべき薬剤を患者 Y に配ってしまった。幸い患者 Y に重大な影響はなかった。病院の医療安全管理者が看護師 A に聴取りをしたところ、看護師 A が患者確認の基本手順である名前の確認を行っていなかったことがわかった。看護師 A は、患者確認のルールは知っていた。働き始めたころは上司の指導もありきちんと実行していたが、慣れてくるとときどき省略するようになったということであった。さらに調べてみると、先輩看護師も決められたとおりに実行していないという実態が明らかになった。

問題点と対策の考え方

新人が決められたことを実行しないで省略するという行動の背景には、日常の勤務において、① 新人のルール違反が注意されていない、② 先輩もルールを守っていないという場合が多い。組織全体が安全を重視するためには例外をつくってはならない。ベテランだから、医師だから、と例外を認めてはならない。とくに組織の最高責任者は、安全大会や安全会議に積極的に参加し、安全を重視していることを日ごろから行動で示すことが大切である。部下は上司の行動を見ている。その人が何を重視しているかは行動に現れる。

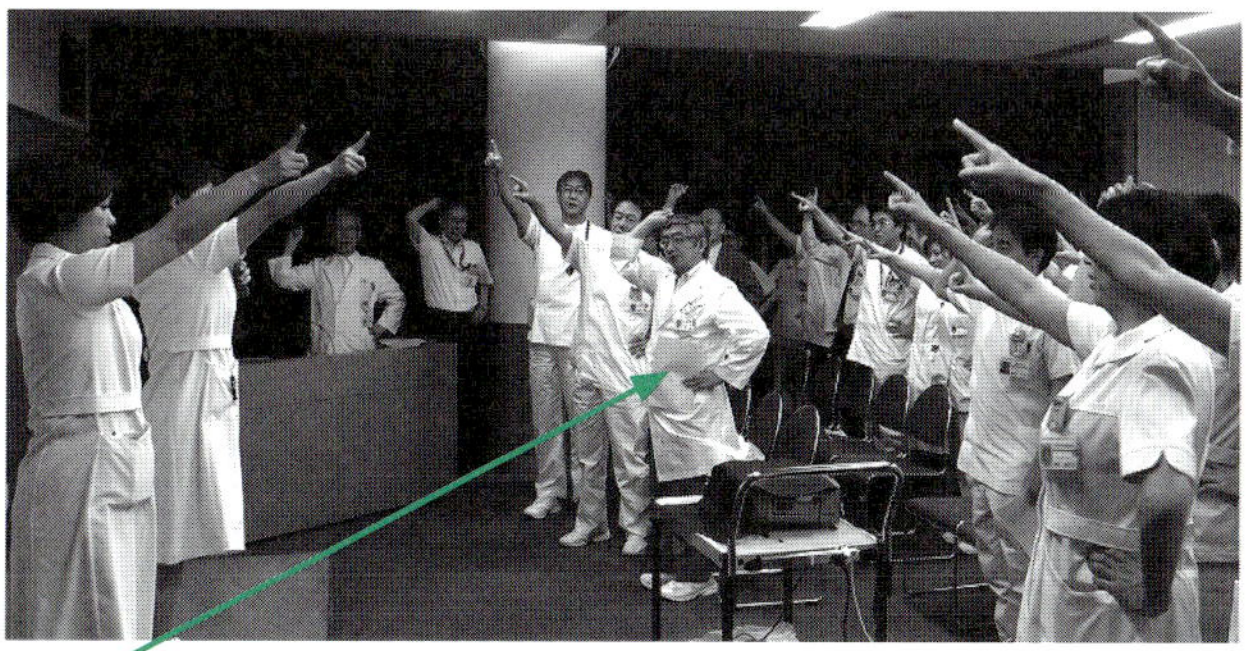

大阪市立豊中病院提供

病院長自らが行動で示す

対策の効果

(1) 先輩や上司が行動で示せば、それを見ていた後輩はやらざるを得ないので効果が期待できる
(2) 日常業務において小さな違反を見逃さないことが重要である

残留リスク

(1) 先輩や上司が手を抜けば、後輩はそれをまねる
(2) 複数の先輩や上司がいて、ルールを守る先輩や上司と守らない先輩や上司がいる場合、一般に安易な方に流れやすい

ヒューマンエラー対策シート

事例-38

時間軸での発想手順 段階	STEP	発想手順	対象
発生防止	I	1. やめる（なくす）	環境
発生防止	II	2. できないようにする 3. わかりやすくする 4. やりやすくする	環境
発生防止	III	5. 知覚させる 6. 認知・予測させる 7. 安全を優先させる（○） 8. 能力を持たせる	人
拡大防止		9. 自分で気づかせる 10.検出する	環境
拡大防止	IV	11.備える	環境

タイトル

納得できるまで食い下がれ

事例

研修医 A が内服薬を点滴投与するように指示を出した。看護師 B は「内服薬を点滴投与するという指示はこれまで受けたことはありません」と疑問を伝えた。すると研修医 A は、「そのようにしろ、と指導医 C に言われた」と答えた。研修医 A は「看護師は指示どおりにやればいいんだ」という態度を見せた。看護師 B は納得できなかったため、指導医 C に直接問い合わせた。すると、内服薬ではない別の薬を点滴投与するように研修医 A に言ったことがわかった。

問題点と対策の考え方

第一に考えることは患者の安全である。納得できない指示の場合は、患者の安全のために勇気を出して繰返し問い合わせるという態度が重要である。医療のチームトレーニング手法である TeamSTEPPS では、Two Challenge Rule を推奨している。 これは疑問があるときや納得できる返答が得られなかったとき、納得できるまで問い合わせることを推奨するコミュニケーションスキルである。

看護師：患者 A の呼吸の様子がおかしいのですが…
医　師：いつものことだよ

↓

ここであきらめずに
（Two Challenge Rule）

↓

看護師：いつもの呼吸と違って、
浅く早いように思います

一度無視されても
2 回は伝える努力をする

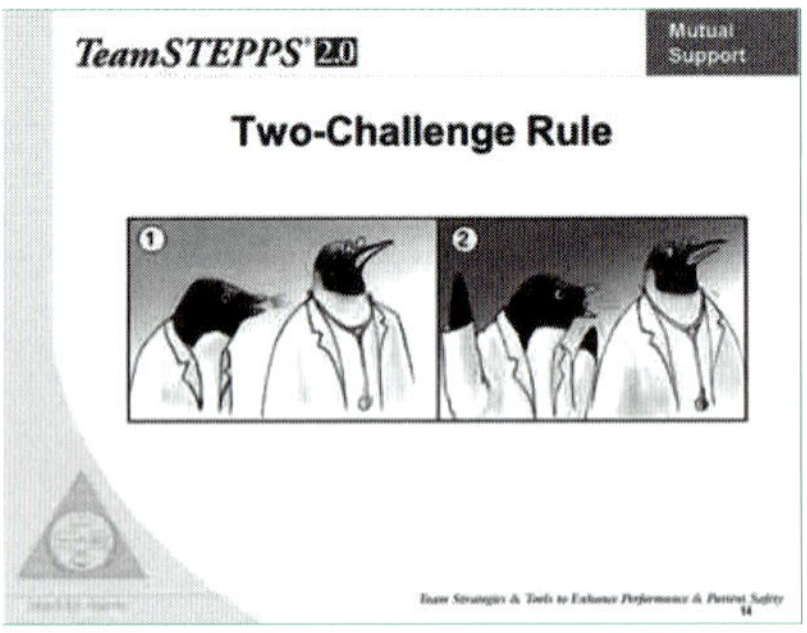

Department of Defense (DoD) Patient Safety Program
Agency for Healthcare Research and Quality (AHRQ)

対策の効果

(1) 患者の安全を第一に考えるという考え方が浸透していれば言いやすいので、リスク低減が期待できる
(2) この方法の成否は受ける側の態度の影響が大きい。受ける側が「二度言うことは何かある」と疑問を持つと効果が期待できる

残留リスク

(1) 権威勾配が大きく、疑問を持った側が遠慮するとうまくいかない
(2) 受ける側の否定する態度が強いと、さらに食い下がることは困難である

ヒューマンエラー対策シート

事例-39

時間軸での発想手順

段階	STEP	発想手順	対象
発生防止	Ⅰ	1. やめる（なくす）	環境
発生防止	Ⅱ	2. できないようにする 3. わかりやすくする 4. やりやすくする	環境
発生防止	Ⅲ	5. 知覚させる 6. 認知・予測させる 7. 安全を優先させる 8. 能力を持たせる	人
拡大防止	Ⅲ	9. 自分で気づかせる 10.検出する	環境
拡大防止	Ⅳ	11.備える	環境

タイトル

「何かおかしい」と感じたらストップ

事例

手術室において、いくつかの「おかしいな」と思われた事象があった。医師Aは患者の髪の長さが、金曜日に会ったときと比べて短いことに気がついた。また、肺動脈圧、肺動脈楔入圧の値は術前のものとは異なり正常だった。さらに、経食道エコーを観察すると、左房の拡張がみられず、僧帽弁逆流は軽度だった。これらの疑問について、短い髪の毛には「土日の間に散髪をしたため」と解釈し、「肺動脈圧、肺動脈楔入圧が下がったのは麻酔薬により末梢血管が開いたため」と考え、「末梢血管の拡張により僧帽弁の逆流も改善し、肺動脈圧が正常化した」と考えた。エコーの所見には、医師たちは「まれにではあるが、前回の検査と今回の検査との間に病状が変化したもの」と解釈した。

B大学附属病院事故調査報告書

問題点と対策の考え方

一般に、人間はいろいろな情報を集めて、その集まった情報が自分の持っているものと異なったり、情報そのものがお互いにつじつまの合わないものがあったりすると不安になる。そこで不安低減のために、それらの情報を都合のよいように解釈して、うまく全体が説明できるような「物語」をつくり、安心する傾向がある。さらに、人間は一度納得のできる解釈をしてしまうと、それ以上の原因追求をしなくなる傾向もある。これをこじつけ解釈（story building strategy）という。作業中に疑問を感じたときは、とりあえず作業をストップして疑問個所を確認することが重要である。

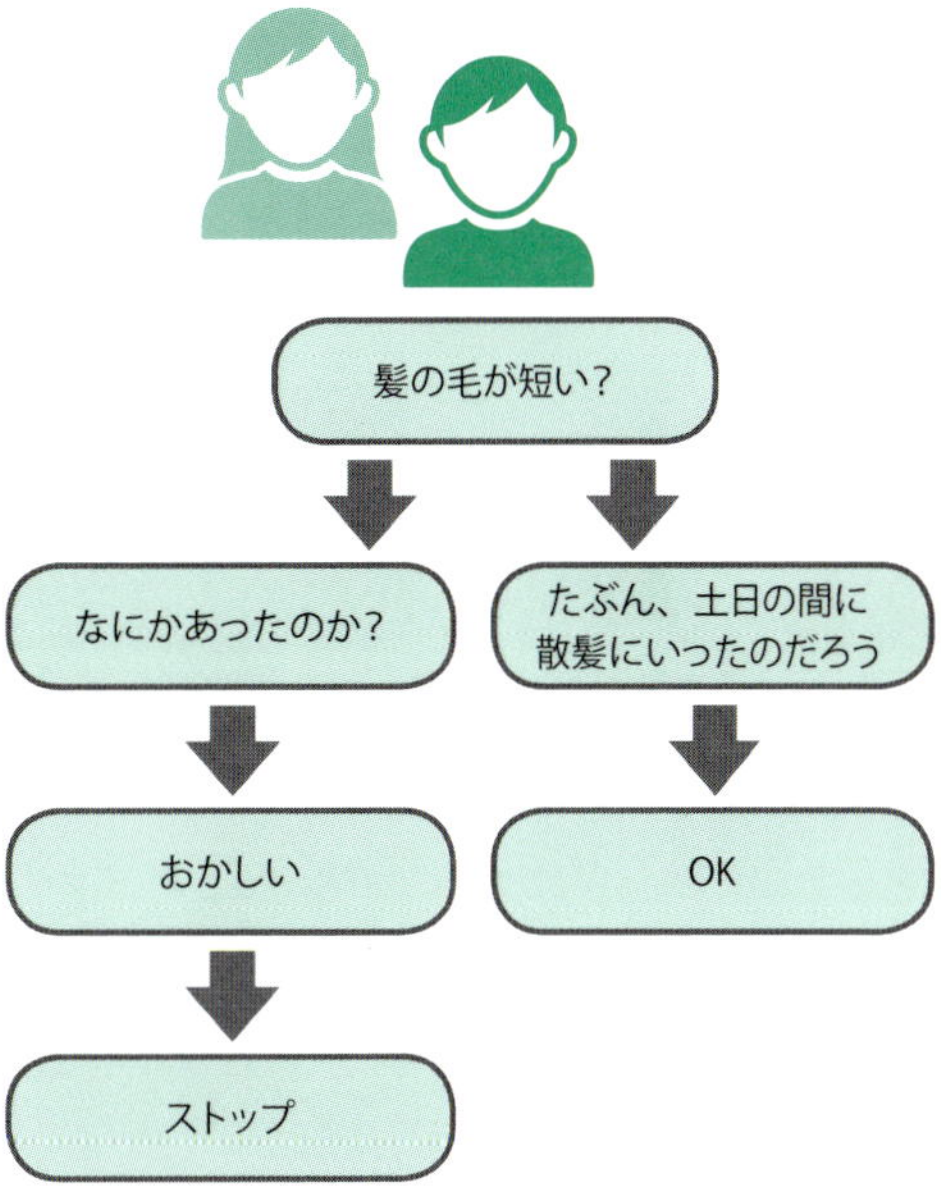

対策の効果

(1) 人には「こじつけ解釈」という特性がある、という理解により、自分が今、もしかするとこじつけた解釈をしているかもしれないと気付かせることができる
(2) ストップして、新しい情報を入手する環境があればこの方法は有効に働く

残留リスク

(1) 「こじつけ解釈」防止は人間の意識に依存する対策なので、効果には限界がある
(2) 時間がないとか、チームでやる作業で自分がストップすると他の人に迷惑をかけるなどの環境要因が悪い影響を与える

ヒューマンエラー対策シート

事例-40

時間軸での発想手順	段階	STEP	発想手順	対象
	発生防止	I	1. やめる（なくす）	環境
		II	2. できないようにする 3. わかりやすくする 4. やりやすくする	
		III	5. 知覚させる 6. 認知・予測させる 7. 安全を優先させる 8. 能力を持たせる	人
	拡大防止		9. 自分で気づかせる 10.検出する	環境
		IV	11.備える	

タイトル

ルールを守る者は ルールに守られる

事例

外来での診察の際、医師が患者Aを診察室に呼び入れ、フルネームで確認したところ、患者Bが「はい」と答えた。診察終了後、看護師が次の診察患者Bを呼び入れると、患者Aとして診察した患者が再び入ってきたため、患者を取り違えたことに気付いた。

医療安全情報　No.25 2008年12月

問題点と対策の考え方

「患者は常に『はい』と返事をする」ということを徹底的に頭に入れておくべきである。さらに、決められたことは毎回、確実に実行することである。わかっているのに何度も尋ねるのは患者に対して失礼だと思うかもしれないが、逆に患者の安全を守るために実行しているという理解が医療者側に必要である。たとえ、患者側から何度も名前を確認することについてクレームを言われても、「当病院はそれがルールになっています」と言わなければならない。病院のいたるところに「当院は、患者さんの安全のために、何度も何度もお名前を確認させていただきます。ご協力をお願いします」というポスターを貼るとよい。

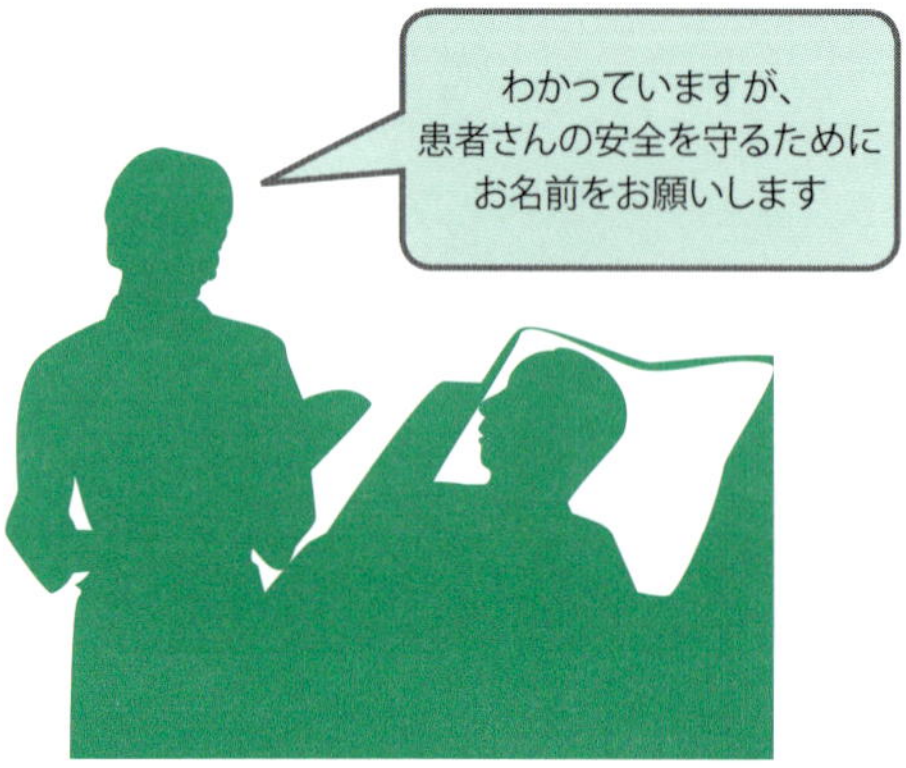
わかっていますが、
患者さんの安全を守るために
お名前をお願いします

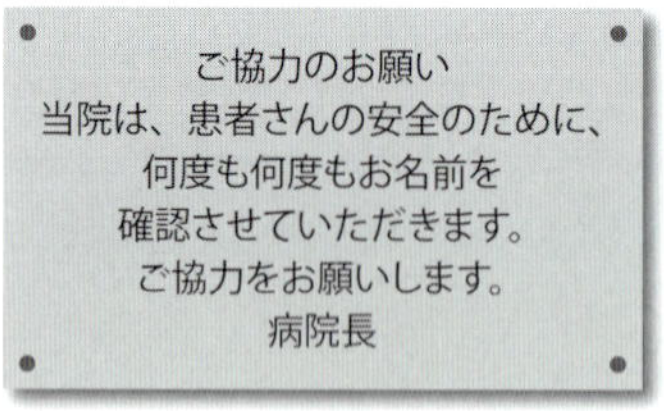

掲示物

ルールを守る者はルールに守られる

対策の効果

（1）全員が実施すれば違和感なく患者は受け入れる
（2）例外をつくらない
（3）患者のクレームについては、組織として対応するとよい
（4）医師が守れば他の病院職員は守るようになる

残留リスク

（1）ベテランが守らない傾向がある
（2）フルネームで名乗ってもらっても、手元の名前と照合しなければ効果はない

ヒューマンエラー対策シート

事例-41

時間軸での発想手順 段階	STEP	発想手順	対象
発生防止	Ⅰ	1. やめる（なくす）	環境
	Ⅱ	2. できないようにする 3. わかりやすくする 4. やりやすくする	環境
	Ⅲ	5. 知覚させる 6. 認知・予測させる 7. 安全を優先させる 8. 能力を持たせる	人
拡大防止		9. 自分で気づかせる 10.検出する	環境
	Ⅳ	11.備える	環境

タイトル

定期的健康診断

事例

ある病院で、医師が結核にかかっていることがわかった。本人は体の調子があまりよくないことを自覚していたが、たぶん大丈夫だろうと自己判断していた。このことが発覚して、病院は直ちに当該医師の関係した患者のカルテをチェックした。感染の可能性のある患者に連絡し、検査を受けるように依頼するとともに、患者の状態をしばらく観察してフォローすることにした。結果的に病院は多大な労力と時間を費やすこととなった。ちなみに、日本では雇用主に、従業員の定期的な健康診断を義務付けている。

問題点と対策の考え方

定期的な健康診断を行い、医療従事者が感染していないことをチェックしなければならない。少なくとも医療従事者自身が感染源となることは、プロとして避けなければならない。医療従事者は感染のリスクが常にあるので、まず感染しないようにすること、感染したときにはそれが拡散しないようにすることが重要で、さらに自覚がない場合があるので、定期的なチェックが必要である。また、感染の危険性を医療者が正しく理解することも重要である。

正常化の偏見：元々は災害心理学用語で、
目の前に危険が迫ってくるまで、
その危険を認めようとしない人間の心理的傾向のこと

↓

この心理は、危険を無視することで
心理的バランスを保とうとする
一種の自我防衛機能と解説される

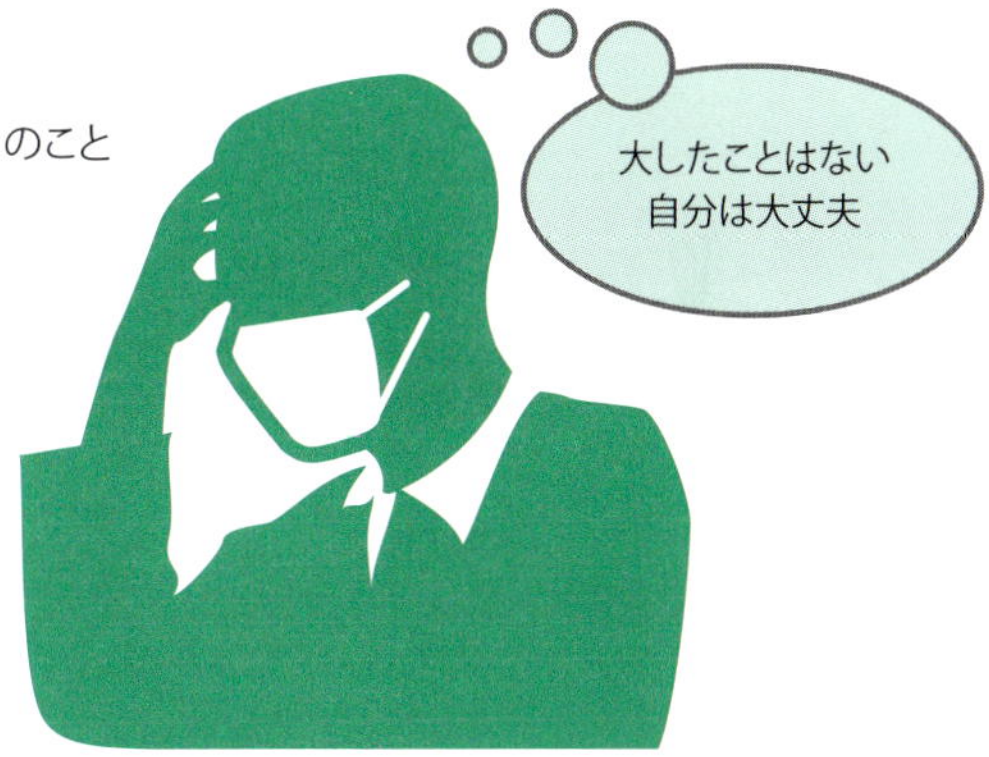

対策の効果

（1）自覚症状がなくても、定期的な検査は感染や疾患の可能性を見つけ出すことができる
（2）事前の兆候を本人に自覚させるための知識や情報を与えることが、自主的な感染や疾患の可能性を意識させる

残留リスク

（1）もともと人間には「正常化の偏見（normalcy bias）」があるので、大丈夫だと思いたいという心理が働き、発見が遅れる可能性がある
（2）定期的にチェックしないと把握できない

ヒューマンエラー対策シート

事例-42

時間軸での発想手順 段階	STEP	発想手順	対象
発生防止	Ⅰ	1. やめる（なくす）	環境
発生防止	Ⅱ	2. できないようにする 3. わかりやすくする 4. やりやすくする	環境
発生防止	Ⅲ	5. 知覚させる 6. 認知・予測させる 7. 安全を優先させる 8. 能力を持たせる	人
拡大防止		9. 自分で気づかせる 10.検出する	環境
拡大防止	Ⅳ	11.備える	環境

タイトル

基準をつくって、合格した者だけをその業務に就かせる

事例

患者の高カロリー輸液を更新した際、流量を入力するところ予定量を入力した。使用した輸液ポンプ（テルフュージョン輸液ポンプ TE-171（平成 11 年購入））は、医療事故防止対策適合品マークが付いていない機種であり、流量と予定量の設定を同じスイッチで切り替えて入力する構造であった。1 時間後、患者の呼吸状態が悪化し、高カロリー輸液が全量投与されているのを発見した。確認すると、輸液ポンプの流量設定が 30mL/h のところ 900mL/h となっていた。患者はけいれん発作、呼吸停止があり、血糖値は 976mg/dL であった。

医療安全報告　No.75 2013 年 2 月

問題点と対策の考え方

この事例の輸液ポンプは古い機種であるが、医療機器を使って正しい処置をするためには、正しい知識と技術がなければ不可能である。ポンプの取扱説明書には「熟練したもの以外は機器を使用しないこと」という注意書きがある。すなわち、ある一定の能力のある人以外は機器を使ってはいけないという意味である。したがって、当該医療機器を扱うのに必要な能力を定めて、それに合格した者だけが使用できるという運用をしなければならない。

東京女子医大看護部の取組み

筆記試験及び実技試験

↓

合格者のみ使用可

輸液ポンプ・シリンジポンプライセンス制度
154 ページ参照

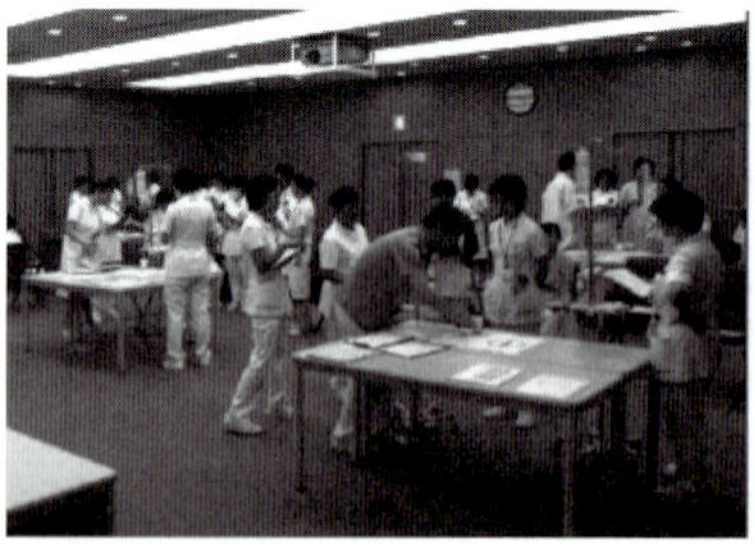

実技試験の様子
東京女子医科大学病院提供

対策の効果

（1）正しい知識と技術が保証されるので、正しく実施されることが期待できる。したがって、リスクが低減する
（2）受講者だけでなく、インストラクターの能力が管理されるので、リスクが低減する

残留リスク

（1）時間と手間がかかるので、人、モノ、金の不足している医療の現場では、やがて実施されなくなる可能性がある
（2）能力管理そのものに手間がかかる
（3）医療機器の種類が増えると、試験問題の作成や技術基準の制定などが非常に面倒となる

ヒューマンエラー対策シート

事例-43

時間軸での発想手順 段階	STEP	発想手順	対象
発生防止	I	1. やめる（なくす）	環境
発生防止	II	2. できないようにする 3. わかりやすくする 4. やりやすくする	環境
発生防止	III	5. 知覚させる 6. 認知・予測させる 7. 安全を優先させる 8. 能力を持たせる	人
拡大防止		9. 自分で気づかせる 10.検出する	環境
拡大防止	IV	11.備える	環境

タイトル

シミュレーション教育

事例

A 医師は、腹腔鏡下肝切除術の導入にあたって、学会や研究会への参加や他施設の手術見学、トレーニングボックスやミニブタを用いた手術実習などを行って、「ムリがないように段階を追って手術導入してきた」とヒアリングで述べている。しかし、典型的な「ラーニングカーブ」が発生したという結果からみると、十分な経験を持つ医師の指導なしに A 医師が高難度手術を実施するには、そうした準備だけでは不十分であった可能性が高いと思われる。

B 大学医学部附属病院　医療事故調査委員会報告書

問題点と対策の考え方

最初から十分な技術力を持った人はいない。いろいろな失敗をしながら技術力が向上する。問題は、技術力を向上させる場合、患者を犠牲として自分の技術力を向上させるのではあまりに損失が大きいことである。この解決方法の1つがシミュレータを使って実際に近い状況の中で教育訓練することである。

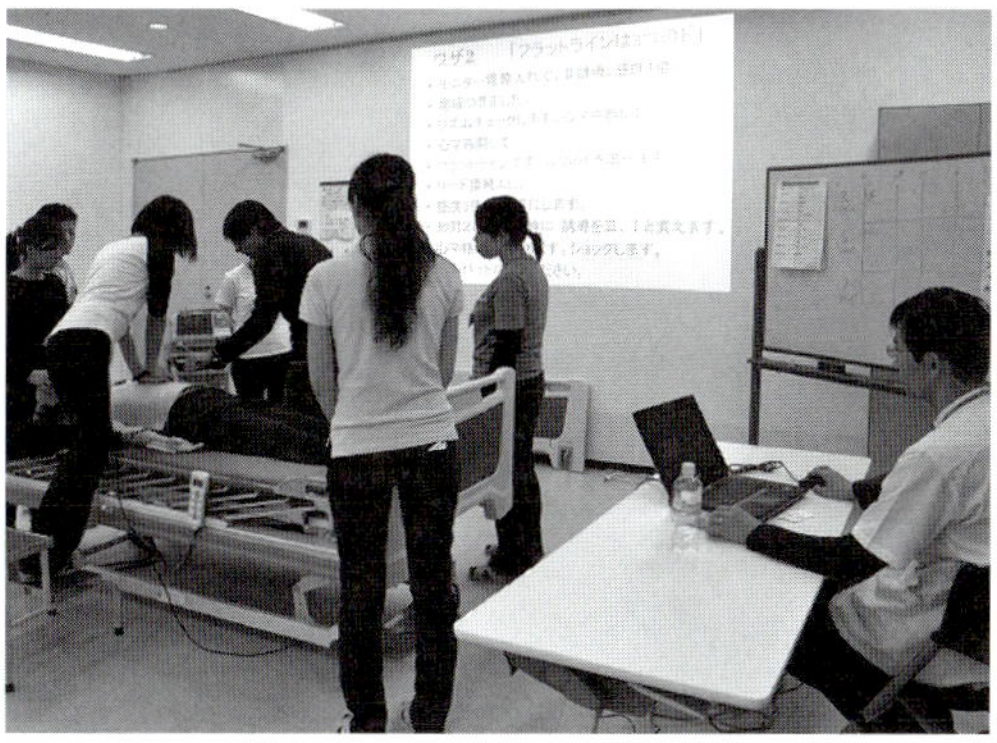

シミュレータを使った緊急時蘇生訓練
自治医科大学附属病院提供

対策の効果

(1) 実物に近いシミュレータを利用し、知識や技術基準を決めて、合格した人だけが当該医療行為をできるようにすれば、リスク低減は期待できる
(2) 臨床の現場ではめったに遭遇しない症例であっても、シミュレータを使えば疑似体験することができる
(3) 定期的なシミュレーショントレーニングにより、能力の品質が保証される
(4) 繰返し何度も疑似体験できる
(5) 実際には結果を得るのに時間がかかる場合でも、時間を短縮して体験することができる

残留リスク

(1) 医療用シミュレータは高価であり、また、壊れやすい
(2) 利用するには、準備と片付けに時間がかかる
(3) 相互の医療用シミュレータはリアリティが低く、受講者のモチベーションが低下する

ヒューマンエラー対策シート

事例-44

タイトル

ルールの意味の教育

時間軸での発想手順	段階	STEP	発想手順	対象
	発生防止	I	1. やめる（なくす）	環境
		II	2. できないようにする 3. わかりやすくする 4. やりやすくする	
		III	5. 知覚させる 6. 認知・予測させる 7. 安全を優先させる 8. 能力を持たせる	人
	拡大防止		9. 自分で気づかせる 10.検出する	環境
		IV	11.備える	

事例

トイレにおいて、立位でグリセリン浣腸を施行した。その後、患者は軽度の腹痛と肛門周辺からの出血があったため、内視鏡検査を実施した結果、直腸の裂傷や穿孔とその周辺に凝血塊を認めた。また、損傷部位から血中に混入したグリセリンに起因すると考えられる溶血および腎機能の低下を認めた。

医療安全情報　No.3a 2007 年 2 月

問題点と対策の考え方

ルールでは、「左側臥位」となっている。なぜこのルールとなっていのるかという理由を説明することが重要であり、根拠を理解すると知識が深くなり、応用力が身に付つく。とくに、解剖学的構造に関する知識があると、「左側臥位」ができない場合、何をするとリスクが高くなるかがわかり、目の前の処置に対してリスクを上げることなく処置することができる。

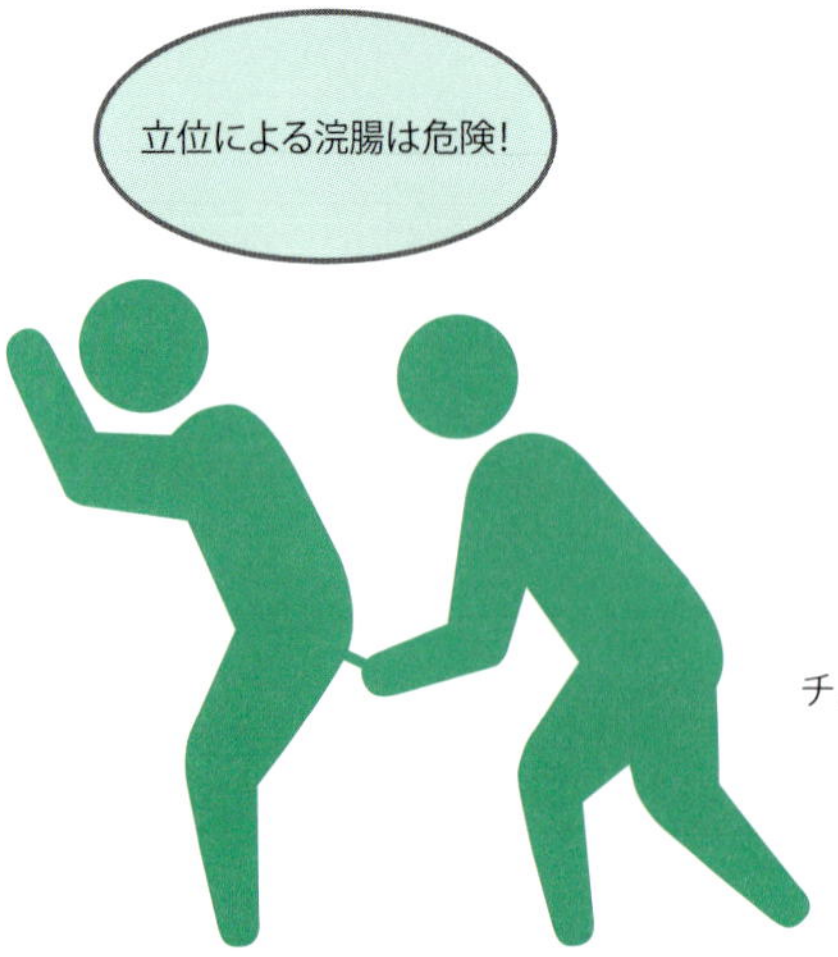

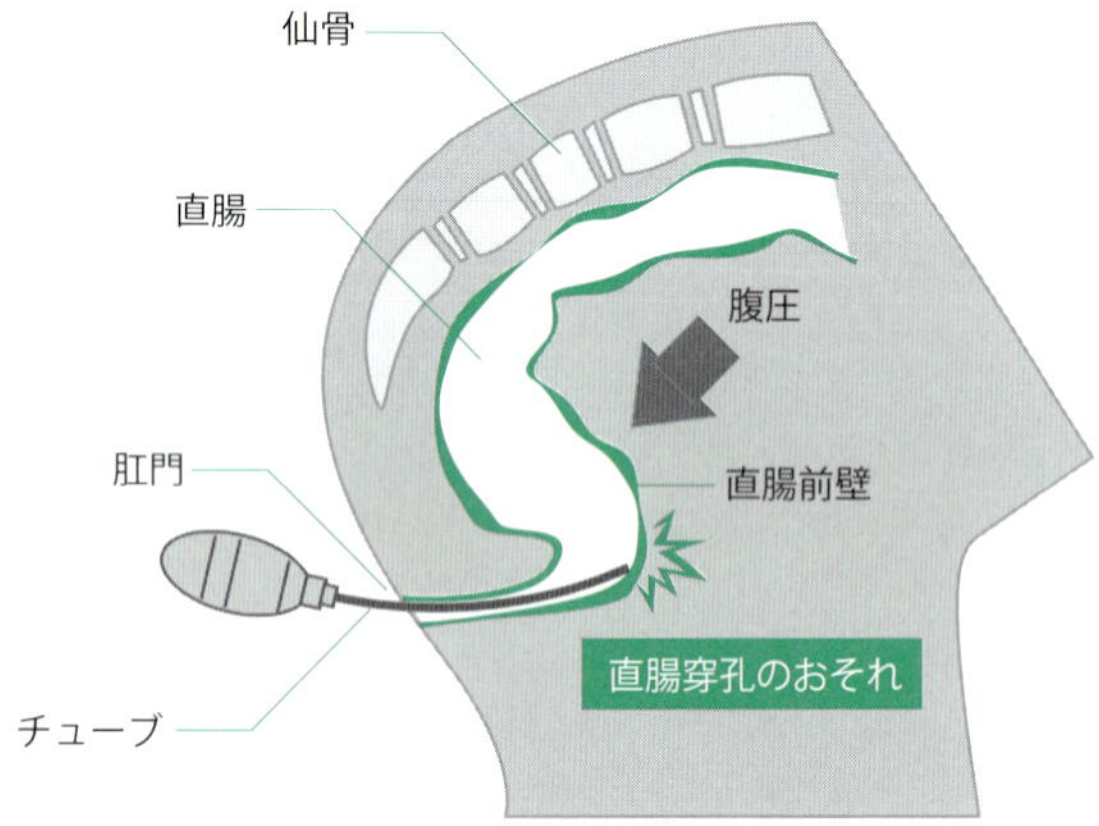

対策の効果

(1) ルールの根拠が理解できれば、ルールからの逸脱の危険性を理解することができるので、ルールを守る行動が期待できる
(2) ルールの根拠が理解できれば、リスクを回避するための別の処置をすることができる

残留リスク

(1) ルールの根拠が理解できなければ、効果は期待できない
(2) ルールの根拠が理解できなければ、リスクを回避するための別の処置をすることができない
(3) ときどき知識をリフレッシュしないと忘れてしまう

ヒューマンエラー対策シート

事例-45

時間軸での発想手順	段階	STEP	発想手順	対象
	発生防止	I	1. やめる（なくす）	環境
		II	2. できないようにする 3. わかりやすくする 4. やりやすくする	
		III	5. 知覚させる 6. 認知・予測させる 7. 安全を優先させる 8. 能力を持たせる	人
	拡大防止		9. 自分で気づかせる 10.検出する	環境
		IV	11.備える	

タイトル

ライセンス制度

事例

進行癌化学療法中に播種性血管内凝固症候群を併発した患者。意思疎通困難。死因は、頚部血腫による窒息。Ai 有、解剖無。全身状態改善の輸液目的で、プレスキャンをした上で右内頚静脈より中心静脈カテーテルの挿入を試みたが、頚動脈を穿刺し圧迫止血。その後、リアルタイム超音波ガイド下に、左内頚静脈に穿刺を試みたがカテーテルが進まず、抜去したところ血腫を形成し圧迫止血した。手技終了 10 分後より呼吸狭窄音が出現し、さらに 50 分後に胸部 X 線で気管の右側偏位を確認した直後に、呼吸音減弱、血圧測定不能となり死亡した。

医療事故調査・支援センター：中心静脈穿刺合併症に係る死亡の分析

問題点と対策の考え方

どれだけ優秀な医師でも、十分な知識と技術がなければ適切な挿入を行うことはできない。そこで中心静脈カテーテル挿入の講習を受けた人でなければ、当該手技を認めないことを制度として実施する。さらに、人間の能力は変化するので、能力がある一定以上にあることを保証するために、定期的なチェックをすることが望ましい。

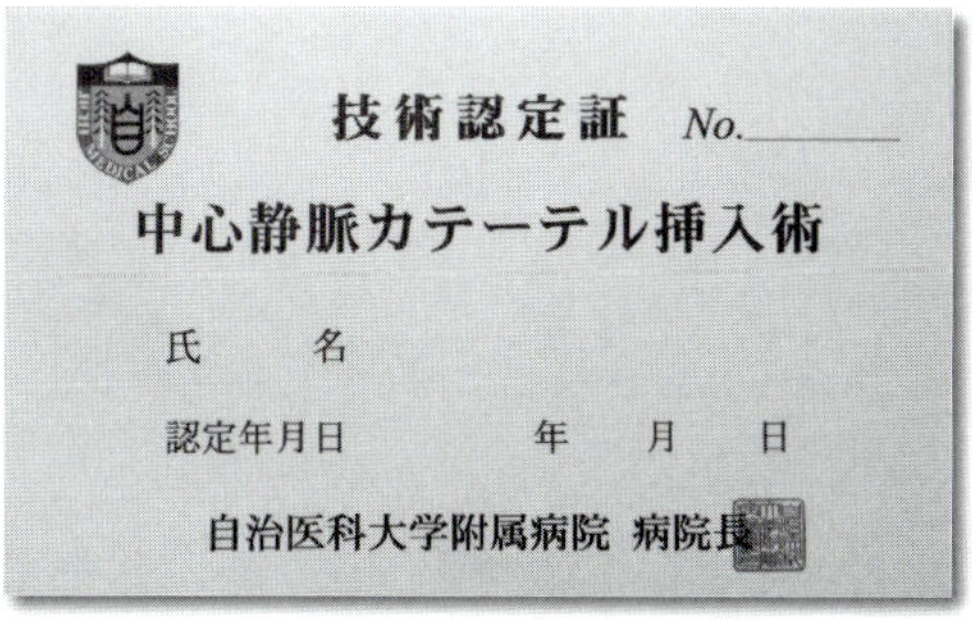
技術認定証 No.
中心静脈カテーテル挿入術
氏　名
認定年月日　年　月　日
自治医科大学附属病院 病院長

自治医科大学附属病院提供

穿刺者認定制度

自治医科大学附属病院で単独で中心静脈穿刺を行う医師は、『技術認定証』の発行を受ける必要がある。技術認定を受けていない医師は、認定医師の直接指導下に穿刺を行わなければならない（PICC：末梢挿入型中心静脈カテーテルついては、この限りではない）。
2015 年度から、認定制度を 3 年ごとの更新制度とする。更新には、e-learning によるテストを受けて合格する必要がある。

中心静脈穿刺時にはエコーガイド下の穿刺を原則とする

対策の効果

（1）十分な知識と技術があればリスク低減が期待できる
（2）定期的なライセンスの更新制度も能力管理には有効である

残留リスク

（1）緊急時にはやむを得ない場合がある
（2）ライセンスの更新制度が徹底されなければ能力の保証ができない

ヒューマンエラー対策シート

事例-46

時間軸での発想手順	段階	STEP	発想手順	対象
	発生防止	Ⅰ	1. やめる（なくす）	環境
		Ⅱ	2. できないようにする 3. わかりやすくする 4. やりやすくする	
		Ⅲ	5. 知覚させる 6. 認知・予測させる 7. 安全を優先させる 8. 能力を持たせる	人
	拡大防止		9. 自分で気づかせる 10.検出する	環境
		Ⅳ	11.備える	

タイトル

リチェック

事例

患者には、中心静脈カテーテルとPTCDドレーンが留置され、腹部の中央部にそれぞれガーゼに包まれて固定されていた。看護師Aは、輸液に鎮静剤を混合し接続したが、滴下する前に患者は眠ってしまったため滴下せず、接続したままにした。この時点で、実際には輸液をPTCDドレーンに接続していた。1時間後、患者より眠れないと訴えがあり、看護師Bは接続されていた輸液を刺入部の確認を行わずに滴下した。その後、看護師Bが患者の排泄介助をする際に、中心静脈カテーテルに接続したと思った輸液が、間違ってPTCDドレーンに接続していたことに気付いた。PTCDドレーンには、洗浄に注射器を使用するため三方括栓を接続していた。

医療安全情報　No.14a 2008年1月

問題点と対策の考え方

カテーテルやドレーンがあり、他のカテーテルやドレーンを接続する場合には、刺入部と接続部をたどって確認すれば正しく接続できる可能性がある事例が多い。このように、刺入部と接続部をたどって確認する行為は、カテーテルやドレーンの接続間違いを防止するために有用な対策である。また、チェックする場合、反対側からやる（時間があれば）、時間をおいてやるなどという、確認を確実にするための工夫がある。同じ視点ではなく、可能な限り異なった視点でチェックするという工夫を取り入れると効果が期待できる。

1回目：
上からチェックする
点滴バッグ側からラインを追っていく

2回目：
下からチェックする
刺入部の状態を確認して、
上にラインを辿っていく

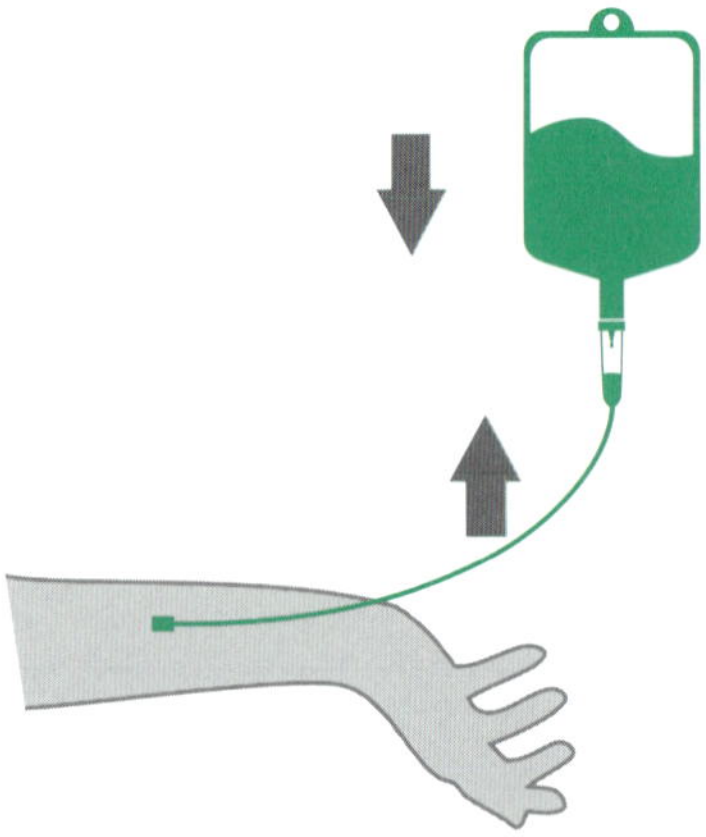

対策の効果

(1) リチェックのポイントは、同じ視点ではなく、可能な限り異なった視点でチェックするとエラーを発見できる可能性が高い
(2) 指差呼称も一緒に実施すると、エラーの発生可能性をさらに低減できる

残留リスク

(1) 一度チェックすれば大丈夫と考え、リチェックをやらない、というリスクが考えられる
(2) 一度チェックしたので、リチェックをいい加減にやってしまうことが考えられる
(3) チェックの方向が同じであれば見方が同じであるので、同じところで同じようにチェックが抜けることがある

ヒューマンエラー対策シート

事例-47

時間軸での発想手順 段階	STEP	発想手順	対象
発生防止	I	1. やめる（なくす）	環境
	II	2. できないようにする 3. わかりやすくする 4. やりやすくする	環境
	III	5. 知覚させる 6. 認知・予測させる 7. 安全を優先させる 8. 能力を持たせる	人
拡大防止		9. 自分で気づかせる 10.検出する	環境
	IV	11.備える	環境

タイトル

エラー対策のABC

事例

人工呼吸器（ニューポート E200）にディスポ回路を接続していた。看護師は、ディスポ回路のウォータートラップのカップを外して水を抜き、再びカップを取り付けた。4 時間後、患者の呼吸状態が悪化したため、人工呼吸器の回路を確認し、ウォータートラップのカップを接続し直すと、患者の呼吸状態が改善した。ウォータートラップのカップは接続が不完全であっても外観上わかりにくく、また、エアリークによる気道内圧の低下は、人工呼吸器のアラームがすぐに動作する圧ではなかった。そのため、看護師はウォータートラップのカップが不完全であることに気付かなかった。

医療安全情報　No.32a 2009 年 7 月

問題点と対策の考え方

エラー対策には、エラーの発生防止とエラーの拡大防止がある。まず、エラーが発生しないようにするためには、カップを外して水を抜いた後、再びカップを取り付けたときに、基本手順に基づき、指差呼称して確実に接続されているかを確認することである。さらに定期的・積極的に患者を観察し、異常があれば直ちに対応処置をするというエラーの拡大防止もある。この一連の対応行動を促すために、「事故防止の ABC」と表現されて用いられている。たとえば「当たり前のことを、ぼやっとしないで、ちゃんとやれ」とか、「積極的観察 Active observation の A、基本手順 Basic procedure の B、多重確認 Confirm after confirmation の C 」などがある。

事故防止の ABC
A　当たり前のことを
B　ぼやっとしないで
C　ちゃんとやれ

エラー対策の ABC
Active observation（積極的観察）
Basic procedure（基本手順）
Confirm after confirmation（多重確認）

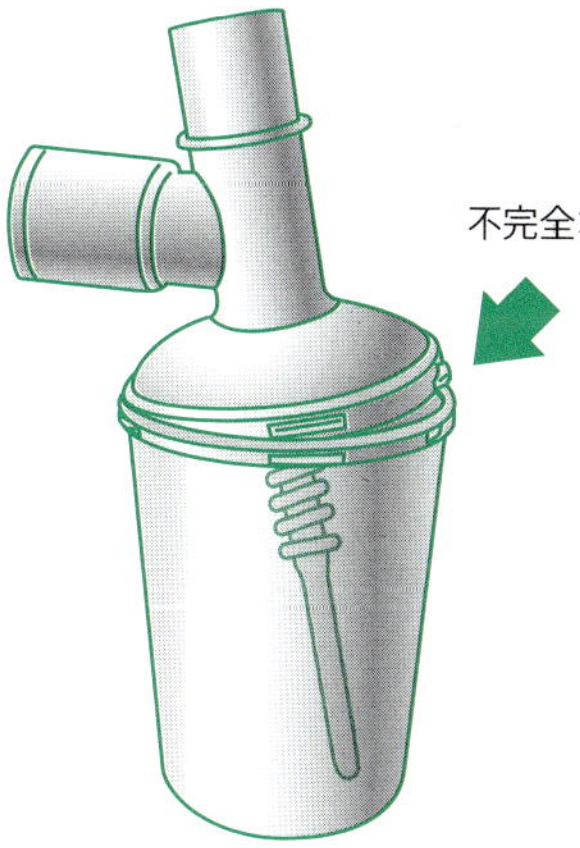

対策の効果

（1）十分な知識と技術があればリスク低減が期待できる
（2）定期的なライセンスの更新制度も能力管理には有効である

残留リスク

（1）緊急時にはやむを得ない場合がある
（2）ライセンスの更新制度が徹底されなければ能力の保証ができない

ヒューマンエラー対策シート

事例-48

時間軸での発想手順 段階	STEP	発想手順	対象
発生防止	I	1. やめる（なくす）	環境
	II	2. できないようにする 3. わかりやすくする 4. やりやすくする	
	III	5. 知覚させる 6. 認知・予測させる 7. 安全を優先させる 8. 能力を持たせる	人
拡大防止		9. 自分で気づかせる	環境
		10.検出する	
	IV	11.備える	

タイトル

指差呼称

事例

事例 1：患者に、ノルバスクの錠剤 5mg を処方する予定であった。オーダリングの処方入力の画面では、「ノルバスク錠 5mg」と表示され、単位の初期設定は「錠」であった。医師はそのことに気づかず、「5」と入力したため、誤って 5 錠（25mg）が処方された

事例 2：化学療法のため、患者にエクザール 5.5mg を処方する予定であった。オーダリングの処方入力の画面では、「エクザール 10mg」と表示され、単位の初期設定は「本」であった。医師は、そのことに気づかず、「5.5」と入力したため、誤って 5.5 本（55mg）が病棟に払い出された

医療安全情報　No.23 2008 年 10 月

問題点と対策の考え方

両事例とも画面には単位が表示されており、かつ入力後によく見れば発見できた。医師が処方するときは、必要量を「mg」で考えていることが多く、実際に「mg」でオーダーすることが多い。「mg」でオーダーすることが多くなると慣れが生じ、デフォルトの単位を見逃すことが発生する。そこで、画面に表示された対象を指で指しながら，声を出して確認すると注意が適切に配分されるので自分のエラーに気付く可能性が高くなる。

2011 年 8 月の 1 ヵ月間で、
「指差呼称」で発見した自分のエラー、
他の人のエラーを報告してもらった。

121 件 /8 月
(121 件 / 月× 12 ヵ月 = 1452 件 / 年の発見の可能性)

↓

（1）指差呼称は有効である
（2）医療はリスクが高い

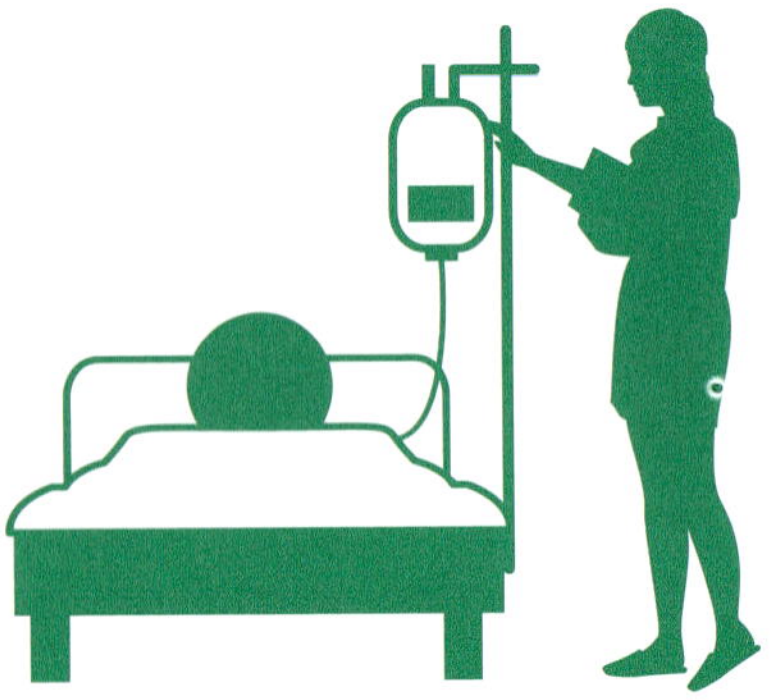

自治医科大学附属病院看護部の調査

対策の効果

（1）データが示しているように、実施されれば効果が期待できる
（2）「指差」だけでは効果が期待できない。指で差しながら、他のことを考えることができるので、注意が対象に向いていない
（3）「呼称」すると、実際に「読んで声を出す」ので、他のことを考えるのが難しくなる　→　そこに注意が向く

残留リスク

（1）忙しくなるとスキップされてしまう
（2）「指差」だけでは効果が期待できない。とくに、夜勤で巡視のときに患者への配慮で「呼称」をしなくなることが予想される。　→　小さな声で実施のこと

ヒューマンエラー対策シート

事例-49

時間軸での発想手順	段階	STEP	発想手順	対象
	発生防止	I	1. やめる（なくす）	環境
		II	2. できないようにする 3. わかりやすくする 4. やりやすくする	環境
		III	5. 知覚させる 6. 認知・予測させる 7. 安全を優先させる 8. 能力を持たせる	人
	拡大防止		9. 自分で気づかせる 10.検出する	環境
		IV	11.備える	環境

タイトル

ラインを追う

事例

事例 1：看護師は、人工呼吸器を組み立てる際、加湿器に吸気側の回路を接続すべきところ、呼気側の回路を接続し、患者に使用した。その結果、吸気が加湿されない状態で人工呼吸器を使用した

事例 2：看護師が患者の体位交換を行った際、人工呼吸器の吸気口に接続されていた回路が外れた。看護師は、誤って外れた回路を患者の呼気排出口に接続した

事例 3：手術で、麻酔科医が胃に空気を送ろうとした際、鼻から胃につながるチューブを使用すべきところ、右足から静脈につながる別のチューブに注射器で空気を送ってしまった

問題点と対策の考え方

ライン接続に関するエラーがたくさん発生している。正しいもの同士でなければつながらない（2. できないようにする）とか、どれとどれを接続するのかを色分けする（3. わかりやすくする）、さらにルートを接続したら必ず流れに沿ってラインを追う、あるいは、チェックするときは必ず手で触れながら行うと見落としを防ぐことができる。

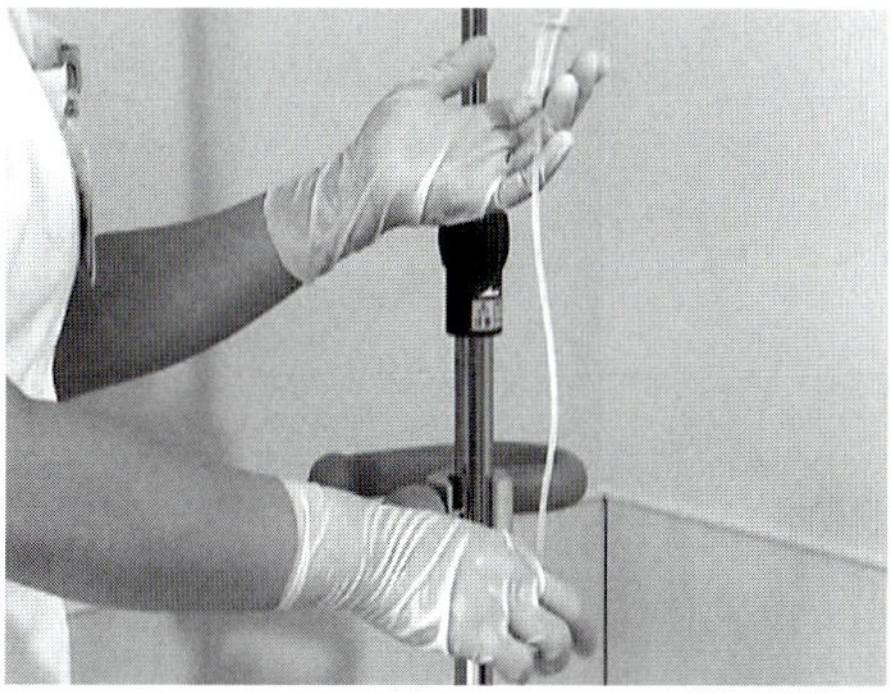

自治医科大学附属病院提供

対策の効果

(1) ライン接続に関するエラー防止対策の第一は、正しいもの同士でなければ「つながらないようにする」である。効果が大さい

(2) 色分けによってわかりやする対策は、同じ色どおしを接続する「照合」であれば効果が期待できる

(3) ルートを接続したら必ず流れに沿ってラインを追う、あるいは、チェックするときは必ず手で触れながら行うは、人間の行動に依存するが、実施すればリスク低減は期待できる

残留リスク

(1) ルートを接続したら必ず流れに沿ってラインを追う、あるいは、チェックするときは必ず手で触れながら行うことは、忙しくなるとスキップする可能性が高い

ヒューマンエラー対策シート

事例-50

時間軸での発想手順	段階	STEP	発想手順	対象
	発生防止	I	1. やめる（なくす）	環境
		II	2. できないようにする 3. わかりやすくする 4. やりやすくする	
		III	5. 知覚させる 6. 認知・予測させる 7. 安全を優先させる 8. 能力を持たせる	人
	拡大防止		9. 自分で気づかせる **10.検出する**	環境
		IV	11.備える	

タイトル

チームで検出

事例

発熱と左胸部痛を訴え時間外受診し入院した患者に対し、宿直医は「患者がアスピリン喘息であり、通常の解熱鎮痛剤では重症発作を起こす」ことから、解熱のため副腎皮質ホルモンの「サクシゾン」を処方しようと電子カルテで「サクシ」と入力し、画面に表示された筋弛緩剤「サクシン」を誤って処方した。看護師たちは「熱があるときに、よく知らないサクシンという抗生剤が処方された」という会話をした。その会話を当直医から「抗生剤とは違う」と指摘され、「抗生剤でないのならサクシンは何の薬か」という問いかけを躊躇してしまった。また、薬剤を見て「筋弛緩薬ってこんな使い方するのだ」と、こじつけ解釈をしてしまった。

問題点と対策の考え方

医師のエラーの発生防止が第一であるが、それでもエラーは発生することがある。「おかしいな」と思った場合は、その疑問の内容を具体的に問い合わせると、エラーの拡大防止になる。このためには、適度な権威勾配を保ちながら、日常のコミュニケーションをよくしておくことが重要である。さらに、「どんな優秀な人間も正しい情報がなければ正しい判断はできない」ので、メンバーの発言は最後まで耳を傾ける姿勢（Listen Up）が重要である。一方、メンバーは疑問に思ったことを具体的に声に出して（Speak Out）質問しなければならない。

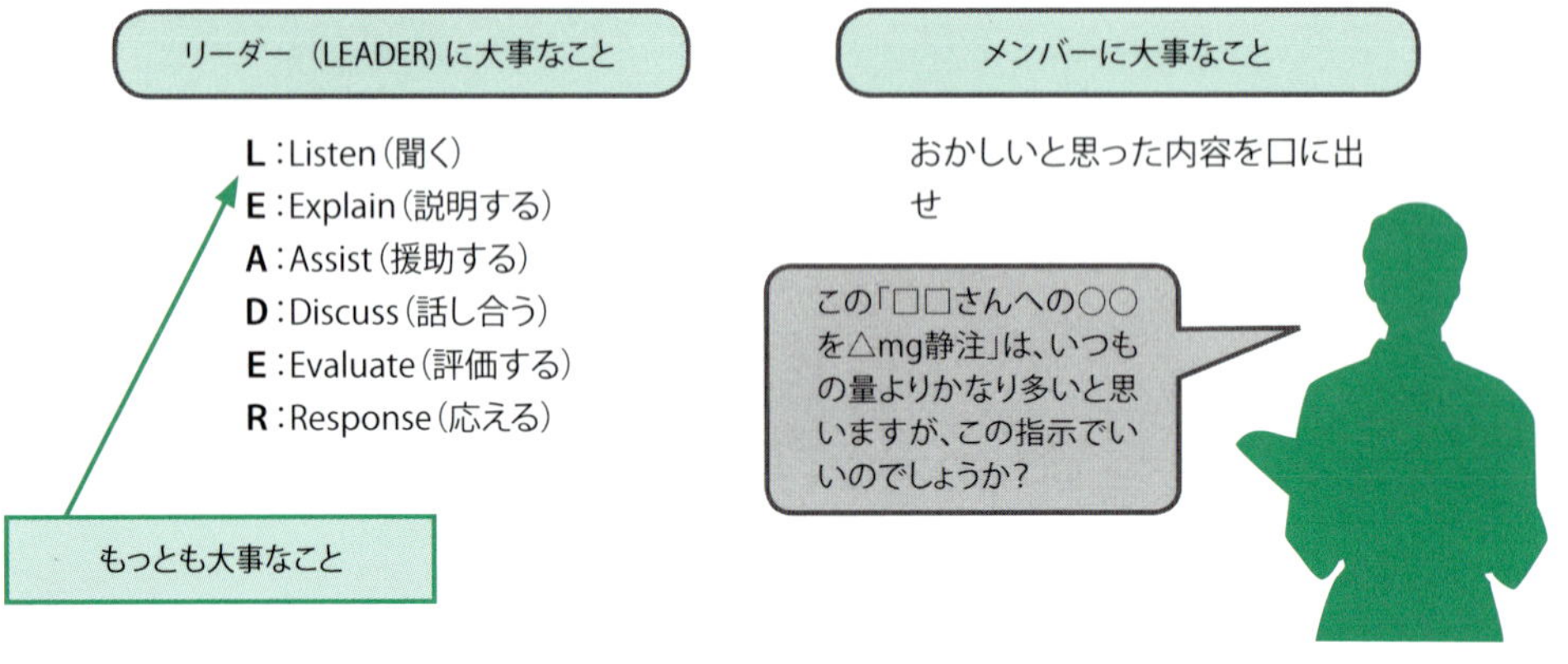

リーダー（LEADER）に大事なこと
L：Listen（聞く）
E：Explain（説明する）
A：Assist（援助する）
D：Discuss（話し合う）
E：Evaluate（評価する）
R：Response（応える）
もっとも大事なこと
メンバーに大事なこと
おかしいと思った内容を口に出せ
この「□□さんへの○○を△mg静注」は、いつもの量よりかなり多いと思いますが、この指示でいいのでしょうか？

対策の効果

(1) 日常のコミュニケーションをよくしておくと、お互いに注意し合うときに心理的抵抗が少なくなり、患者の安全第一という考えに基づけば効果が期待できる
(2) リーダー（上位者）の「人の意見を聞く」という態度で決まると言っても過言ではない

残留リスク

(1) 一般に、下位のものは上位者が不機嫌になることを恐れて、悪い情報をもっていかない
(2) 自分の持っている情報と目の前の情報に食い違いがあると、「たぶんこうだろう」というこじつけ解釈が起こりやすい

ヒューマンエラー対策シート

事例-51

時間軸での発想手順	段階	STEP	発想手順	対象
	発生防止	I	1. やめる（なくす）	環境
		II	2. できないようにする 3. わかりやすくする 4. やりやすくする	環境
		III	5. 知覚させる 6. 認知・予測させる 7. 安全を優先させる 8. 能力を持たせる	人
	拡大防止		9. 自分で気づかせる 10.検出する	環境
		IV	11.備える	環境

タイトル

姿置き

事例

道具箱の中に工具を入れておくと、使ったものがすべて箱に中に入っているかどうかわからない。

救急カートにはある一定の薬剤がなければならないので、定期的な点検が必要である。薬剤には使用期限があり、すべての薬剤の使用期限を点検をするのは時間と労力がかかる。

問題点と対策の考え方

あらかじめ道具の置き場所を決め、その場所に道具を縁取って書いておくと、返却されていない道具を簡単に発見することができる。

できるだけ簡単に点検するには、可能な限り手を煩わせなくても目的が達成することを考える。エンボス構造にしておけば、その形にぴったりはまるので、安定した状態にしておくことができる。

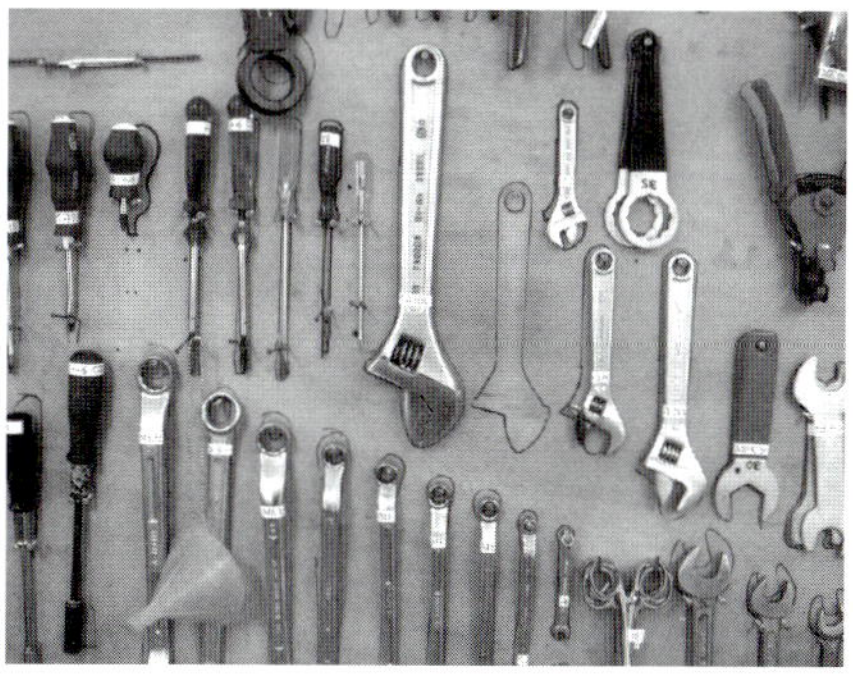

不足しているものが容易にわかる

武蔵野赤十字病院提供

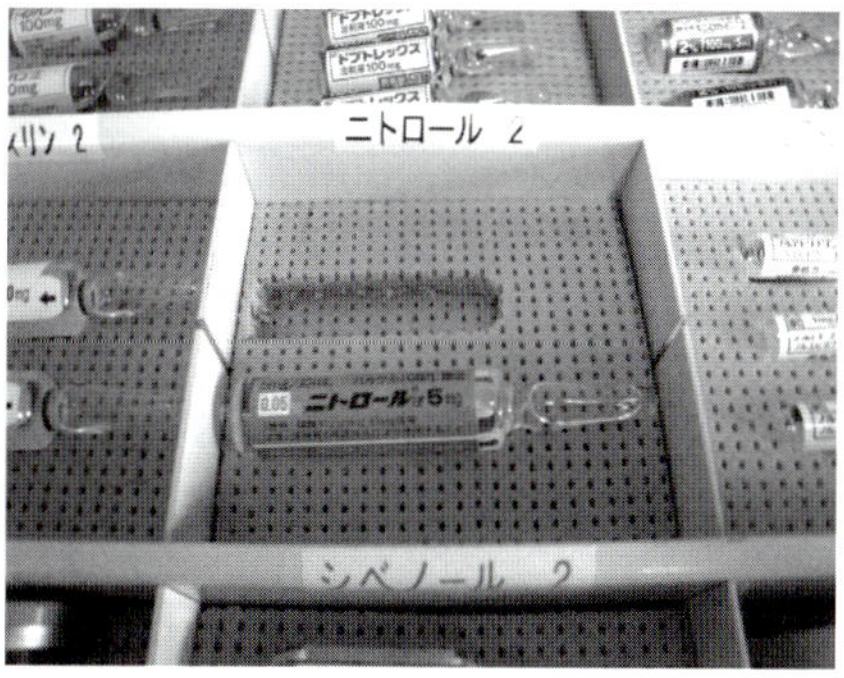

(1) 薬剤がコロコロと動かない
(2) 使用期限が薬剤に触らなくてもひと目でわかる

磐田市立総合病院提供

対策の効果

(1) 足りないものの検出、あるいは、返却するときにも容易に適切な場所を見つけ出すことができる
(2) 手を煩わせなくても必要な場所を見に行くことができる

残留リスク

(1) 道具が変更されると、それに応じて絵を変更しなければならない
(2) 薬剤の変更に応じてエンボスを変えなければならないので、変更時に手間がかかる

ヒューマンエラー対策シート

事例-52

時間軸での発想手順	段階	STEP	発想手順	対象
	発生防止	I	1. やめる（なくす）	環境
		II	2. できないようにする 3. わかりやすくする 4. やりやすくする	環境
		III	5. 知覚させる 6. 認知・予測させる 7. 安全を優先させる 8. 能力を持たせる	人
	拡大防止		9. 自分で気づかせる 10. 検出する	環境
		IV	11. 備える	環境

タイトル

機械による検出

事例

主治医は、患者 A の輸血用血液製剤実施の指示を出した。看護師は、輸血部から患者 A の輸血用血液製剤を持ってきた他の看護師とともに、ナースステーションで輸血用血液製剤と伝票の患者指名、血液型の照合を行った。その後、看護師は患者 B のベッドサイドに行き、その患者が患者 A であるかを照合せずに接続した。2 時間後、主治医が患者 B のベッドサイドに行き、指示していない輸血用血液製剤が接続されていることに気付いた。

医療安全情報　No.11 2007 年 10 月

問題点と対策の考え方

輸血の間違いなどのように極めて重大な結果をもたらす処置では、バーコードを利用することである。

最低にやるべき「医療現場の三点照合」

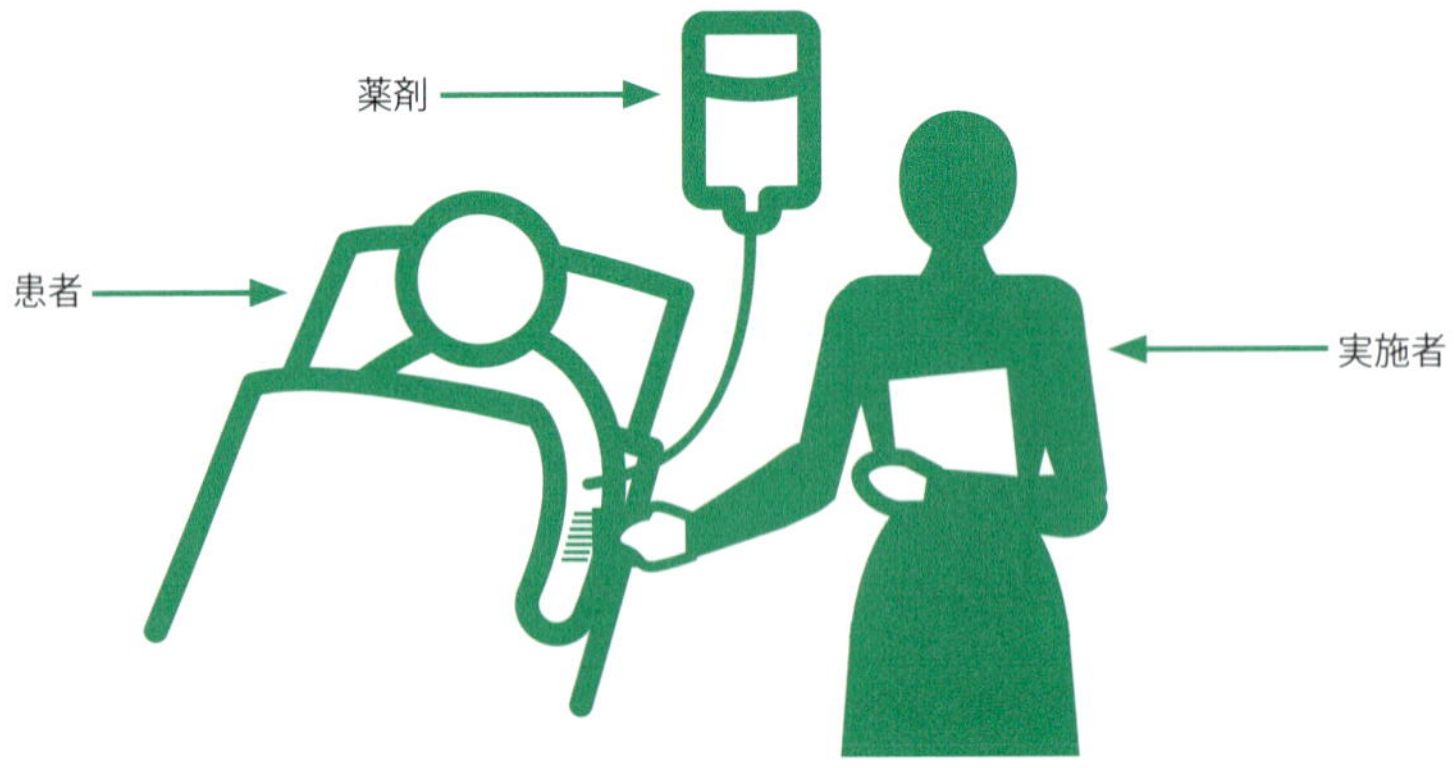

対策の効果

（1）決められたとおり、バーコードで照合して実施すればリスクは大幅に低減する

残留リスク

（1）決められたとおりバーコードで照合しなければ、リスク低減は期待できない
（2）バーコード照合で一致しなかったとき、「これは機械がおかしい」とこじつけ解釈してしまうと、リスクは大幅に高くなる。たとえば、バーコードの汚れ、破損などがある場合、こじつけ解釈が起こりやすい

ヒューマンエラー対策シート

事例-53

時間軸での発想手順 段階	STEP	発想手順	対象
発生防止	I	1. やめる（なくす）	環境
	II	2. できないようにする 3. わかりやすくする 4. やりやすくする	環境
	III	5. 知覚させる 6. 認知・予測させる 7. 安全を優先させる 8. 能力を持たせる	人
拡大防止		9. 自分で気づかせる 10.検出する	環境
	IV	11.備える	環境

タイトル

チェックリストの使用者条件

事例

人工呼吸器装着中。プロポフォール持続注射 6mL/h で持続投与中であった。11：30 スワンガンツカテーテルの薬剤、輸液ルートの交換を施行した。12：10 麻酔科医師は、プロポフォール持続注射の流量が 42mL で投与しているのを発見した。約 40 分間で、プロポフォールが 28mL 投与された。麻酔科医師の診察後、「プロポフォール持続注射 6mL/h のまま投与可」と指示あり。13：00 血圧は 90 ～ 100mmHg で経過した。他の業務が重なり、焦りがあった。ルートを整理しようと輸液ポンプを変更したときに、前のデータ（設定）を残したまま開始した。開始後 10 分の確認を怠った。声出し確認を怠った。 医療事故情報収集等事業 第 31 回報告書（2012 年 7 ～ 9 月）

問題点と対策の考え方

記憶に頼るのではなく、ポンプを設定後にチェックリストを使って確認し、確認したことを記録に残す（時間がない場合は、イニシャルのような個人を示す略語、それも時間がない場合はチェックマークなど）ようにすると、やらざるを得なくなる。

チェックリストを実行する場合は、チェックリストを使うことができるだけの能力を持っていることが前提である。たとえば、「発赤なし」のチェック項目があれば、発赤の有無を判断できる能力が保証されなければならない。

ポンプチェックリストの使用者条件

1.「もれ」という状態がわかること
2.「発赤」であることが見て判断できること
3.「折れ曲がりがない」ことが判断できること
4.・・・

など

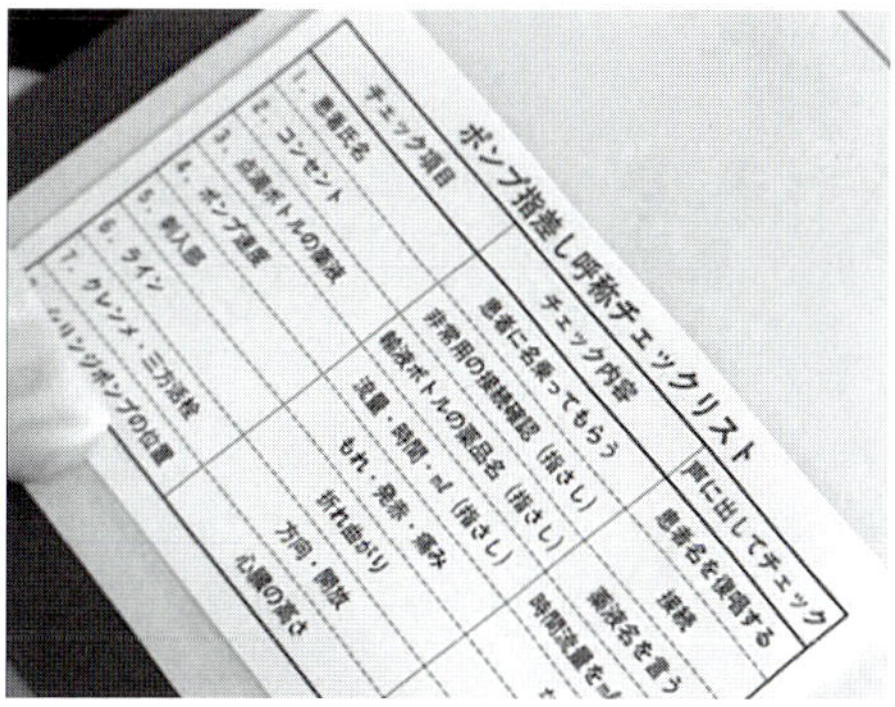

対策の効果

(1) チェックリストの使用により、抜けを防止することができる
(2) チェックリストの使用により、忘れることなく、確実に実施したという心理的安心が得られる

残留リスク

(1) チェックリストの使用は一手間かかるために、実施されない可能性がある
(2) チェックリストの数が増えると時間と労力がかかるために、忙しいと使われない可能性がある
(3) 判断できる能力を持つ医療従事者にとっては、単なるリストの読上げに終わってしまう可能性がある

ヒューマンエラー対策シート

事例-54

段階	STEP	発想手順	対象
発生防止	Ⅰ	1. やめる（なくす）	環境
	Ⅱ	2. できないようにする 3. わかりやすくする 4. やりやすくする	
	Ⅲ	5. 知覚させる 6. 認知・予測させる 7. 安全を優先させる 8. 能力を持たせる	人
拡大防止		9. 自分で気づかせる **10.検出する**	環境
	Ⅳ	11.備える	

時間軸での発想手順

タイトル

患者による検出

事例

通院中の患者が、胃検診で要精査の通知を持参した。医師は内視鏡検査を行い、病変部を生検し、次回の予約を入れた。その後、病理診断報告書が出ていたが、患者が来院しなかったため、カルテを一度も開くことがなく経過した。2 年後、患者は胃検診の結果が再度要精査であったため、受診した。その際、医師は 2 年前の病理診断報告書で「悪性」の所見が出ていたことに気付いた。

医療安全情報　No.71 2012 年 10 月

問題点と対策の考え方

本来は病院側が病理診断報告を読み、その結果を通知する義務がある。しかし現実は、病理検査が出ているにもかかわらず、検査オーダーした主治医がそれを見ていないという事態が発生している。病院側は病理診断報告書を検査オーダーした医師がすべて見るように、システムが読んだかどうかをチェックするプログラムをつくっている。一方、患者にも検査結果を聞きに来るように来院を促し、たとえオーダーした医師が見逃しても来院時に確認できるようにする。

- 患者参加の一環として外来部門で配布する
- 病理検査結果にかかわらず、患者から結果確認を求めてもらう際には適時使用する

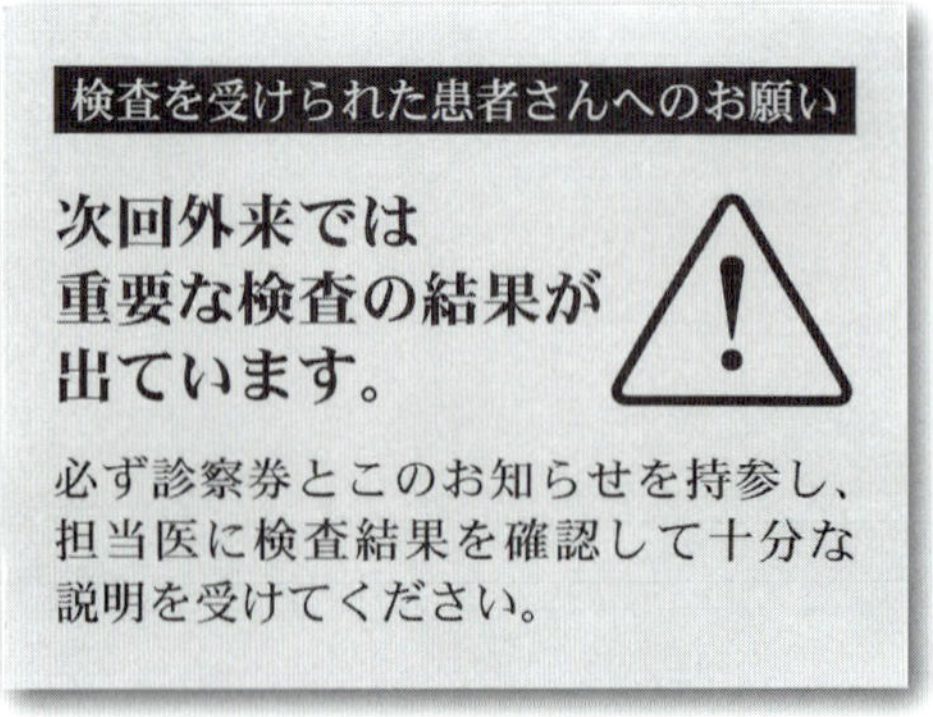

対策の効果

（1）基本的には、病院側が責任をもって病理検査を見て評価しなければならない。すでに検査の代金を患者から受け取っているので、結果を報告する義務がある
（2）検査結果にもっとも関心があるのは患者自身なので、病理結果の見落とし予防対策として効果が期待できる

残留リスク

（1）病院のオーダー医が見落とす可能性がある
（2）患者自身が重要性を理解していない、あるいは、忘れてしまう可能性がある

ヒューマンエラー対策シート

事例-55

時間軸での発想手順	段階	STEP	発想手順	対象
	発生防止	I	1. やめる（なくす）	環境
		II	2. できないようにする 3. わかりやすくする 4. やりやすくする	環境
		III	5. 知覚させる 6. 認知・予測させる 7. 安全を優先させる 8. 能力を持たせる	人
	拡大防止	III	9. 自分で気づかせる	人
		IV	10.検出する 11.備える	環境

タイトル

チェックリスト

事例

退院処方で抗生剤が処方されていた。抗生剤は注射室の薬を入れるカゴに入っていた。患者が退院する際、そのカゴの中を見なかったため患者に退院処方を渡し忘れてしまった。

問題点と対策の考え方

暗記に頼っていちばん恐いのは、記憶違いやある部分がスッポリと抜け落ちてしまうことである。同時作業中、作業の途中で割込みの仕事が入った、あるいは煩雑な操作のあとの緊張がとけたときなど、記憶しているある部分がスッポリと抜けることがある。この弱点を補うものの1つがチェックリストである

航空機のノーマルチェックリストの代表的ガイドライン

1. チェックリストの応答は単に「checked」や「set」ではなく、該当項目の具体的状態あるいは値によること
2. チェックリストの実施にあたっては、手や指で適切な制御装置、スイッチおよび表示部分に触れるようにすること
3. チェックリストの完了のコールをチェックリストの最終項目として書いておくこと。こうすれば全乗員がチェックリストを完了したことを確認でき、他の作業に意識を移すことができる
4. 長いチェックリストはコックピット内のシステムや機能に関連するより小さなタスクのチェックリストや区分に分けること
5. チェックリストの項目の順序はコックピット内の項目の配置構成に従うこと。また流れが理にかなっていること
6. チェックリストのもっとも重要な項目は、中断なく終了できるように可能な限りチェックリストのはじめにもってくること

Degani, A., & Wiener, E. L. (1990). Human factors of flight-deck checklists: The normal checklist (NASA Contractor Rep. 177549). Moffett Field, CA: NASA Ames Research Center.

対策の効果

(1) 記憶からの抜け落ちを防止することができるので、確実に実施されれば効果が期待できる
(2) 手術前などの最終確認に利用すると、エラー防止と確認したことによる心理的な安心感が得られる

残留リスク

(1) チェックリストの実施そのものが実行されない可能性がある
(2) チェック項目に判断の伴うものがある場合は、判断するだけの能力が必要であるので、もしなければ、項目を読むだけなので意味を持たない

ヒューマンエラー対策シート

事例-56

時間軸での発想手順 段階	STEP	発想手順	対象
発生防止	I	1. やめる（なくす）	環境
	II	2. できないようにする 3. わかりやすくする 4. やりやすくする	
	III	5. 知覚させる 6. 認知・予測させる 7. 安全を優先させる 8. 能力を持たせる	人
拡大防止		9. 自分で気づかせる 10. 検出する	環境
	IV	11. 備える	

タイトル

物理的エネルギー緩和

事例

ナースコールが鳴り、看護師が病室に行ったところ、患者はベッドを背にして床に座り込んでいた。左足を押さえていたので CT 撮影したところ、骨折していた。患者は看護師が到着する前に、トイレに行こうとして、ベッドから落ちた。

問題点と対策の考え方

発生防止：患者は看護師の到着前に自分で動けると判断したが、まず自分だけで動かないことを説明する必要がある。「自分で勝手にトイレに行くことは危ない」と判断させることである。自宅での環境と病院の環境の違いを理解してもらうことも重要である。患者は、自宅では体の右方向からベッドを降りていたが、病院では左から降りなければならなかった。
拡大防止：ベッドから落ちることを予想して、ベッドを低くすると、骨折を打撲に軽減できる可能性がある。

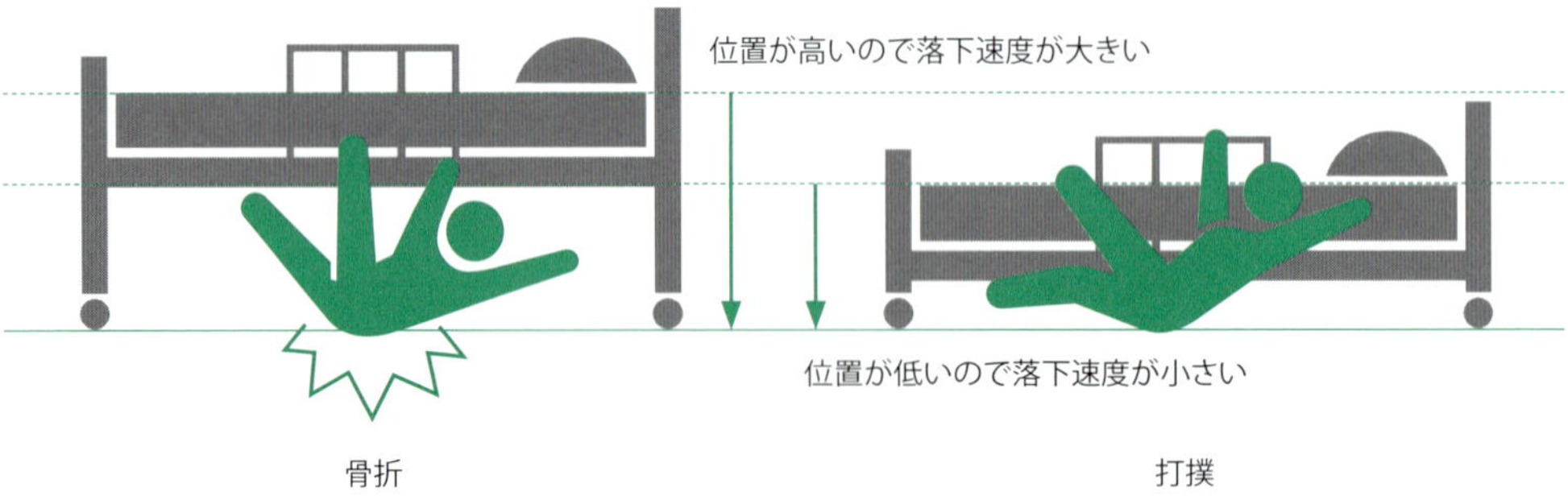

対策の効果

(1) 自分 1 人でトイレに行かないように指導し、理解してもらえれば効果が期待できる
(2) ベッドを低くすると位置エネルギーが小さくなるので、被害が小さくなる
(3) 自宅でのベッドの活用の有無や、ベッド柵使用の有無、降りる方向などを調査し、なるべく自宅の環境に合わせるなど居室環境を整える

残留リスク

(1)「1 人でトイレに行かない」という対策は患者の意識に依存するので限界がある
(2) ベッドを低くすると、作業姿勢によっては看護師が腰を悪くする可能性がある
(3) 自宅の環境と病院の環境を合わせるには限界がある

ヒューマンエラー対策シート

事例-57

時間軸での発想手順	段階	STEP	発想手順	対象
	発生防止	I	1. やめる（なくす）	環境
		II	2. できないようにする 3. わかりやすくする 4. やりやすくする	環境
		III	5. 知覚させる 6. 認知・予測させる 7. 安全を優先させる 8. 能力を持たせる	人
	拡大防止		9. 自分で気づかせる 10.検出する	環境
		IV	**11.備える**	環境

タイトル

代替手段の準備

事例

事故が発生したら、直後の状態をできる限り保存し、患者の周辺環境などを確認しておく。保存すべきものは、医療事故と関連する可能性がある物品や薬剤、また、医療行為を検証するための画像やモニター記録などである。事故発生直後の段階では事故との関連性が明確ではないことが多いため、保存できるものは極力広い範囲で保存しておく。また、関係者を招集する。

問題点と対策の考え方

まず、放送や電話による一斉連絡など、医師や看護師が現場へ急行できるシステムをつくっておくことである。緊急連絡先は、どこでも誰でもすぐにわかることが重要である。覚えやすい番号にすること、目に付く場所に大きく表示されていること、あるいは、常に身につけていること。リスクマネージャーは、病院長、施設長、事務部門などの緊急連絡先を常に持ち歩き、連絡が取れるようにしておくこと、病院幹部の大まかなスケジュールを把握することなどが必要である。緊急時の連絡が昼間、夜間、日曜、祭日にできるかがとくに重要である。

休日・夜間に緊急用携帯に医療事故の連絡が入った場合［チーム体制と連絡網］

- 休日・夜間における重大事例発生時に出勤する職員をチーム制にする(1〜3班で構成)。出勤当番担当は1ヵ月交代とする
- 休日・夜間に緊急連絡が入った場合、電話を受けた者は医療安全対策部長に報告、相談し、病院への出勤と当番部員の招集について判断する
- 招集する部員の人数は事例により判断する
- 第一報を受けた当番医が出勤できない場合は、次の当番医に連絡する
- 学会などで病院への出勤ができないことが事前にわかっているときは、班長はあらかじめ緊急携帯当番日を交代しておく。メンバーも出勤困難なことがわかっているときは、交代しておく
- 出勤できたメンバーの中からリーダーを決める
- 事例により、当番ではないメンバーの協力が必要になることがある。当番以外のメンバーの出勤を拒否するものではない

自治医科大学附属病院提供

対策の効果

(1) 対応ができない場合を想定して代わりの者が対応するルールの効果は期待できる
(2) 場合によっては交代者も対応できない場合があるので、交代者の次の対応者を決めておくとよい
(3) 通信手段が失敗したとき、緊急呼出し電話番号や無線の場合、周波数を事前に決めておく。さらに、連絡が失敗したときのために、時間と場所の指定を次の手段として決めておくなどがある

残留リスク

(1) 代わりとして指名されている者が、自分が対応しなければならないと理解していなければ、効果が期待できない
(2) 緊急時対応の全体像を把握しておくこと、連絡手段などのルールを理解し、可能ならばシミュレーションを行っておく

ヒューマンエラー対策シート

事例-58

時間軸での発想手順	段階	STEP	発想手順	対象
	発生防止	I	1. やめる（なくす）	環境
		II	2. できないようにする 3. わかりやすくする 4. やりやすくする	環境
		III	5. 知覚させる 6. 認知・予測させる 7. 安全を優先させる 8. 能力を持たせる	人
	拡大防止		9. 自分で気づかせる 10.検出する	環境
		IV	11.備える	環境

タイトル

バッテリーバックアップ

事例

今日の医療機器のほとんどは電気で駆動する。したがって、電源が切れるとその機能を維持することができない。多くの輸液ポンプやシリンジポンプは、主電源が切れてもバッテリーでしばらくの間機能を維持することができる。しかし、古いタイプの人工呼吸器のバッテリーはオプションとなっているものがある。人工呼吸器は数分以内に対応処置をしなければ、重篤な状況となる可能性がある。

問題点と対策の考え方

輸液ポンプやシリンジポンプのバッテリーによる駆動は、患者が検査や治療のためにポンプをつけたまま移動する可能性があるために付けられている。一方、人工呼吸器は病室から移動しないためにバッテリーによるバックアップは必ずしも必要ではない、あるいは、無停電電源プラグに接続されているので問題なしと考えられがちである。しかし、地震によって配電盤が破壊したり、ベッドが動いて電源プラグが抜けたりすると電力の供給ができなくなり、人工呼吸器が停止することが考えらえる。

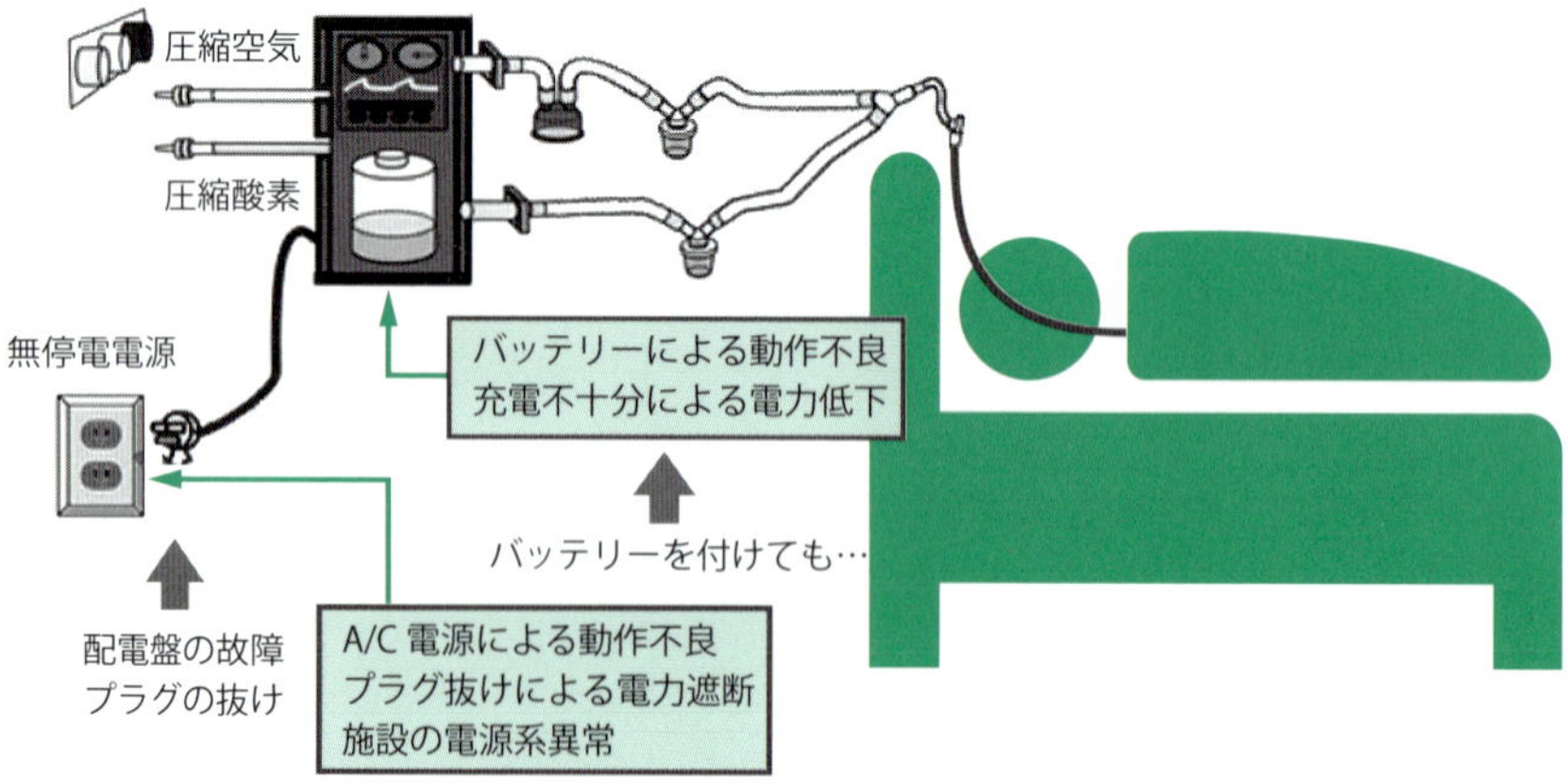

対策の効果

(1) バッテリーによる駆動がある一定の時間可能になるので、その間に対応できる
(2) 地震で電源が失われても、ある一定の時間は対応できる
(3) 配電工事による誤配線などの影響緩和

残留リスク

(1) バッテリーの容量には限界があるので、対応に時間がかかれば機能が失われる
(2) バッテリーが充電されていなければ、電力の供給はできない
(3) バッテリー性能の劣化によって、使用時間が短くなる

ヒューマンエラー対策シート

事例-59

時間軸での発想手順	段階	STEP	発想手順	対象
	発生防止	I	1. やめる（なくす）	環境
	発生防止	II	2. できないようにする 3. わかりやすくする 4. やりやすくする	環境
	発生防止	III	5. 知覚させる 6. 認知・予測させる 7. 安全を優先させる 8. 能力を持たせる	人
	拡大防止		9. 自分で気づかせる 10.検出する	環境
	拡大防止	IV	11.備える	環境

タイトル

救助体制の整備

事例

精神科病棟に入院中の患者がパンを口いっぱいに押し込み、呼吸困難になる緊急事態となった。

問題点と対策の考え方

一刻もはやく救急蘇生しなければならない。このとき、主治医やファーストコールに関係なく医師や看護師に集まってもらう必要がある。蘇生が必要なので、「とにかく手の空いてる医師は来てくれ!」という意味を伝えるために、全館に「コードブルー」を放送するという取り決めをしておく。そのほか、病院内で起こる緊急事態を知らせるという意味の総称として「スタットコール」がある。 多くの場合は、患者の急変や蘇生処置などで緊急に人手が必要な場合に使われ、手の空いている医師、看護師などは診療科や担当に関わらず、その現場に向かうという手はずになっている。

スタットコールの種類と意味の例

（注）病院によって異なる

スタットコール	病院内緊急招集の総称
コードブルー	患者の容体が急変
コードレッド	院内で火災発生
コードイエロー	不審者や暴言などのトラブル発生
コードグリーン	テロの発生、多くの死傷者が出る可能性

対策の効果

（1）原因がわらないので、いろいろな診療科の医師が集まることで適切な対応ができる可能性がある

（2）コードブルーを無視して行かなかった場合、行かなかったことを正当化する理由が求められることがあるので、とにかく一度は向かうという心理的効果が期待できる

（3）緊急時対応の全体像を把握しておくこと、連絡手段などのルールを理解し、可能ならばシミュレーションを行っておくと効果が期待できる

残留リスク

（1）代わりとして指名されている者が、自分が対応しなければならないと理解していなければ、効果が期待できない

ヒューマンエラー対策シート

事例-60

時間軸での発想手順	段階	STEP	発想手順	対象
	発生防止	I	1. やめる（なくす）	環境
		II	2. できないようにする 3. わかりやすくする 4. やりやすくする	
		III	5. 知覚させる 6. 認知・予測させる 7. 安全を優先させる 8. 能力を持たせる	人
	拡大防止		9. 自分で気づかせる 10.検出する	環境
		IV	11.備える	

タイトル

緊急連絡先を携行

事例

病院には理念、基本方針、処理手順、業務手順などたくさんの規定類がある。緊急手順も決められているが、緊急時は複数の部署に連絡しなければならないことが多い。連絡先を覚えておくことは非常に難しいので、目立つところに連絡先を掲示しておくという方法が広くとられている。ただし、すべての見える場所に掲示することは困難である。

問題点と対策の考え方

緊急事態が発生したとき、直ちにどこに連絡すればいいかを、わかりやすいフローチャートや具体的な連絡先を小冊子にして常に携行しておけばよい。 人間の特性上、緊急時になると記憶検索機能が著しく低下するので、連絡先の携行は有効である。さらに、もっとも重要な連絡先は小冊子の裏表紙に明示しておくと、直ちに参照できる

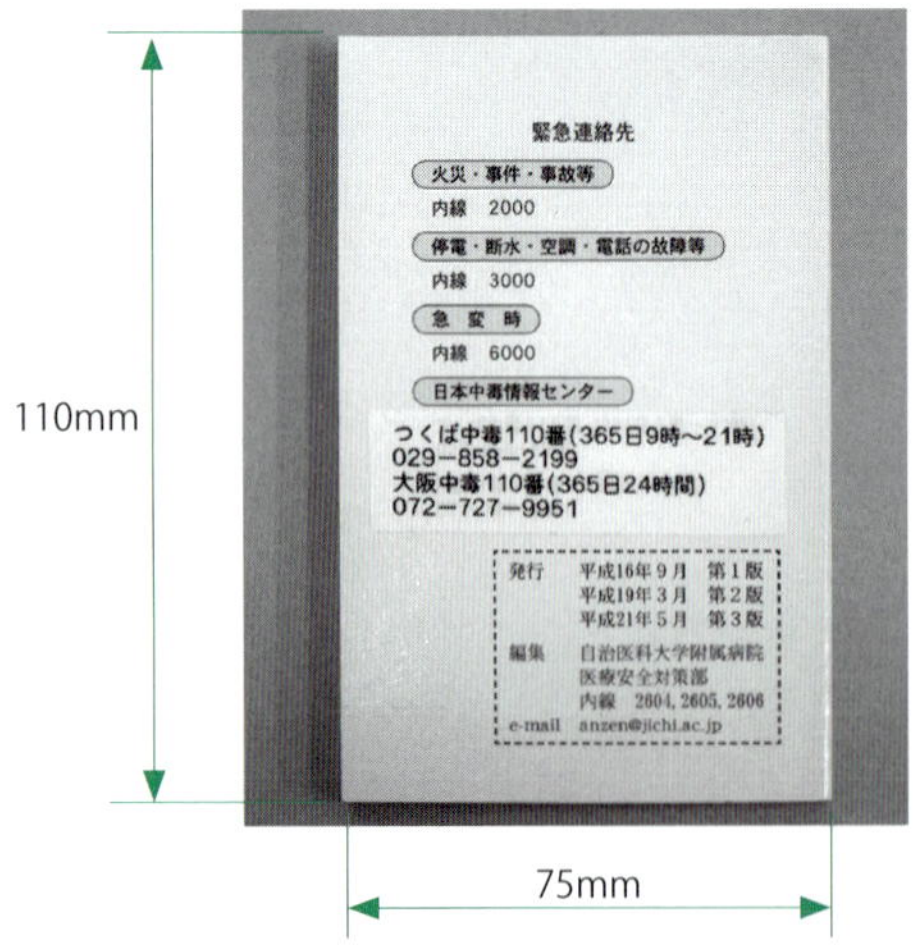

裏表紙に連絡先を表示

↓

連絡先を直ちに知ることができる

自治医科大学附属病院提供

対策の効果

(1) 具体的な連絡先を直ちに知ることができる
(2) 人間の特性上、緊急時になると記憶検索機能が著しく低下するので、連絡先の携行は有効である

残留リスク

(1) 常に最新の情報にアップデートしておくこと。古い連絡先は逆に混乱する
(2) 小冊子に記載されることが多くなると、必要な個所へのアクセスに時間がかかる
(3) 携行を忘れると、効果は期待できない

ヒューマンエラー対策シート

事例-61

時間軸での発想手順 段階	STEP	発想手順	対象
発生防止	I	1. やめる（なくす）	環境
	II	2. できないようにする 3. わかりやすくする 4. やりやすくする	
	III	5. 知覚させる 6. 認知・予測させる 7. 安全を優先させる 8. 能力を持たせる	人
拡大防止		9. 自分で気づかせる 10.検出する	環境
	IV	11.備える	

タイトル

患者の協力を得る

事例

病室で「あっ」という声がしたため、看護師が訪室すると、患者がベッドサイドに座り込んでいた。窓際に置いてあった寝衣を取ろうとしてベッドから降りるときに、ベッドから落ちたとのことだった。

問題点と対策の考え方

意識のハッキリしている患者が、ナースコールをせず、自分でやろうとして転倒転落するケースが多い。認知症でない患者が看護師を呼ばないのは、「看護師が忙しそうだから手を煩わせるのは申し訳ない」「この程度なら自分でもできる」と考えている場合が多い。そこで、入院時に、転倒転落の可能性があることを、十分に理解してもらうことが重要である。職員が直接説明するだけでなく、わかりやすく解説したパンフレットを渡し、繰り返し読み、十分に理解してもらうとよい。

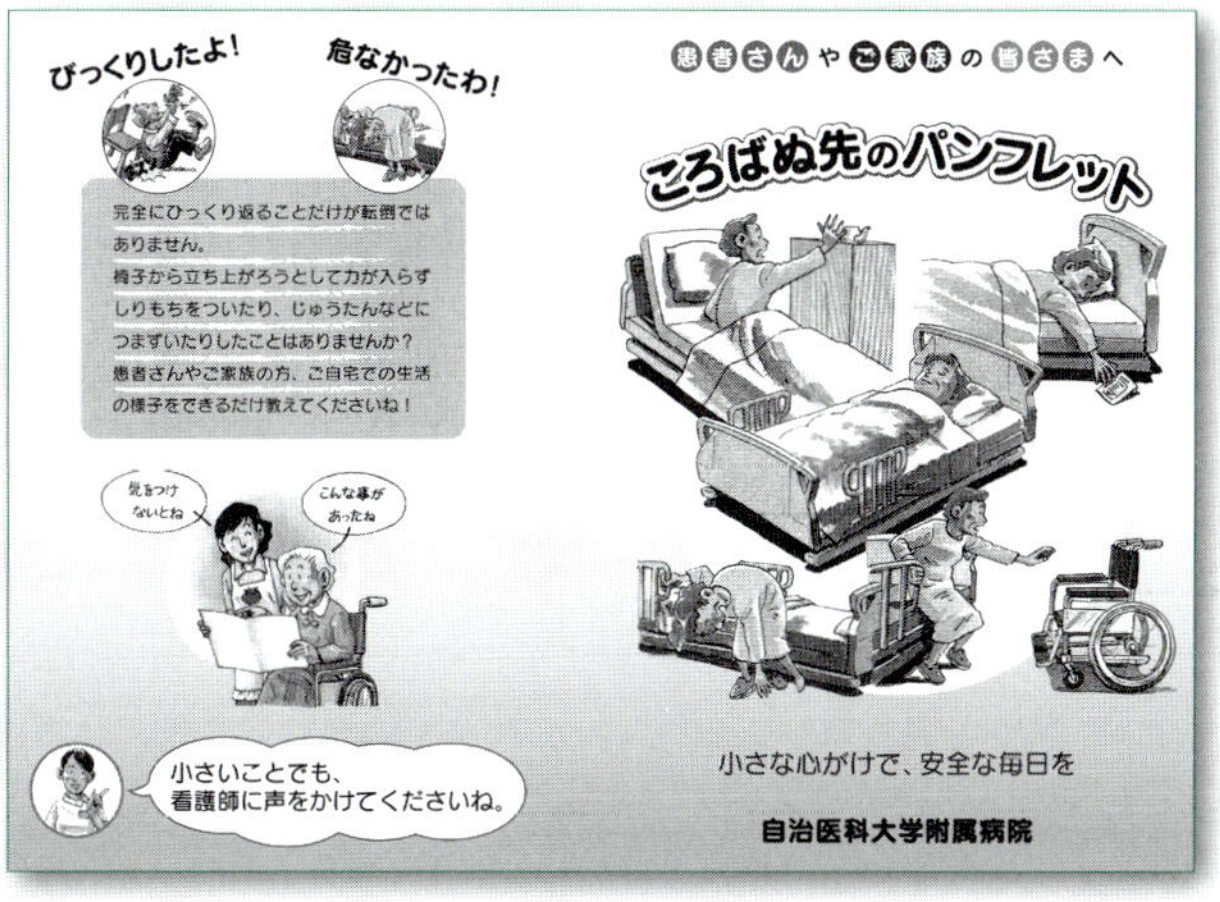

自治医大転倒転落防止ワーキンググループ編

対策の効果

(1) 転倒転落の可能性のある場面をイラストで示すと、直観的でわかりやすい
(2) 手元に置いておけば、何度でも読むことができる
(3) 病院職員が直接説明しなくてもよいので、労力が削減できる

残留リスク

(1) 患者の判断と行動に依存した対策なので、理解されなければ効果が期待できない
(2) パンフレットの内容が患者に理解されないと、期待した行動は期待できない

Column

患者は常に「ハイ」と返事をする

世間の常識は通用しない

平成11年1月11日（月）、横浜市立大学医学部附属病院手術室において、患者を取り違え、それぞれ本来行うべき手術とは異なる手術、すなわち肺手術の予定の患者A氏は心臓の手術を受け、心臓手術予定のB氏が肺手術を受けるという患者取り違え手術事故が発生しました。

事故報告書[1]によると、患者の取り違えは手術室交換ホールで発生したとあります。患者が別な患者の名前に対して返事をしたことがそのきっかけでした。しかし、それ以外にも、患者は別の患者の名前で返事をしていたのです。

患者が返事をした部分を要約して紹介すると（図を参照）、

①病棟看護師CはA氏をハッチウェイに乗せて手術室側に送りました。

②手術室看護師Dが、A氏に対し「金曜日におうかがいしたDです。Bさんよく眠れましたか」と声をかけたところ、A氏は「はい」と応えました。B氏の手術担当看護師は2人の患者とは面識がなく、Dが「Bさん」と話しかけたことからA氏をB氏であると判断し、12番手術室に移送しました。

③次に病棟看護師CはB氏をハッチウェイに乗せて手術室側に送り、A氏の手術担当看護師はB氏を3番手術室に移送しました。手術担当看護師がB氏に「Aさん寒くないですか」と問いかけたところ、B氏は「暑くはないね」と応えました。

④B氏が運ばれた3番手術室で、手術担当看護師が「Aさん、心電図のシールを貼って血圧計を巻きますよ」と声をかけたところ、B氏は「はい」と答えました。その後、麻酔科医Mが「Aさんですか。おはようございます。」と声をかけたときB氏はうなずきました。

⑤手術後、A氏とB氏がそれぞれICUに入室。ICUの看護師が患者B氏の体重を測定し、その結果を見てICUの医師が疑いを持

図●手術室交換ホールでの患者の受け渡し状況

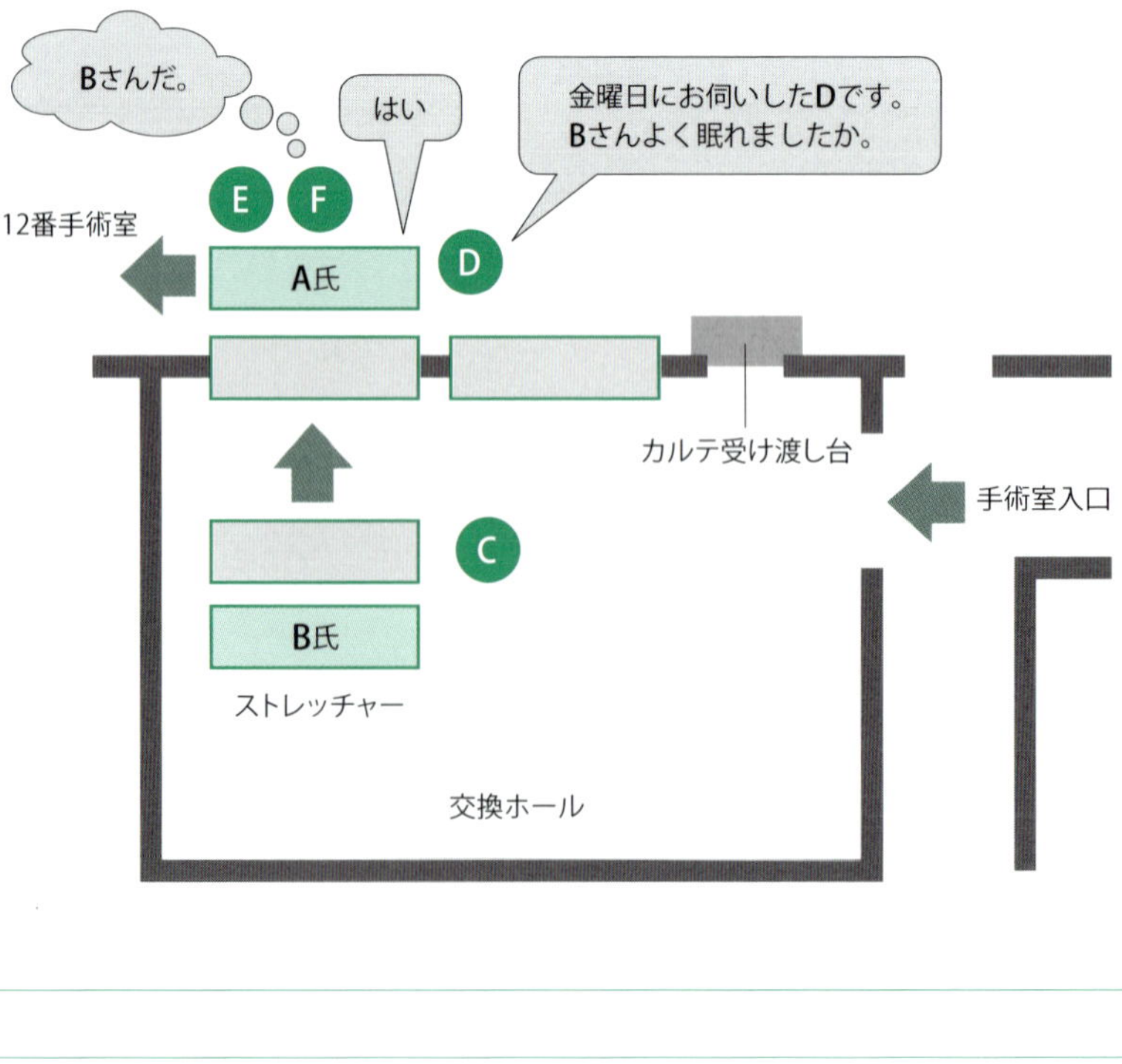

ちました。

⑥医師が患者に「Bさん」と呼びかけると、「はい」との答えがありましたが、「お名前は何ですか?」と続けて聞いたところ、「Aです」との答えが返ってきたため、患者が入れ替わっていたことが確認されました。

この事例からの教訓は、①患者は常に「はい」と返事をするということ、②患者を識別するもっとも手軽で強力な手段は「お名前は何ですか?」という質問であるということです。

この事故を教訓として、たくさんの病院が患者識別の方法の手段として「お名前をおっしゃってください」という方法を導入するようになりました。ところが、この方法が守られていないという実態があり、そのための患者誤認のインシデントが多数報告されています。

10年以上前に、患者を確実に識別する方法は明らかになっています。愚直に決められたことを守ることが、逆に医療従事者をエラーから守ってくれるのです。

参考文献
[1] 横浜市立大学医学部附属病院の医療事故に関する事故調査委員会報告書、平成11年3月

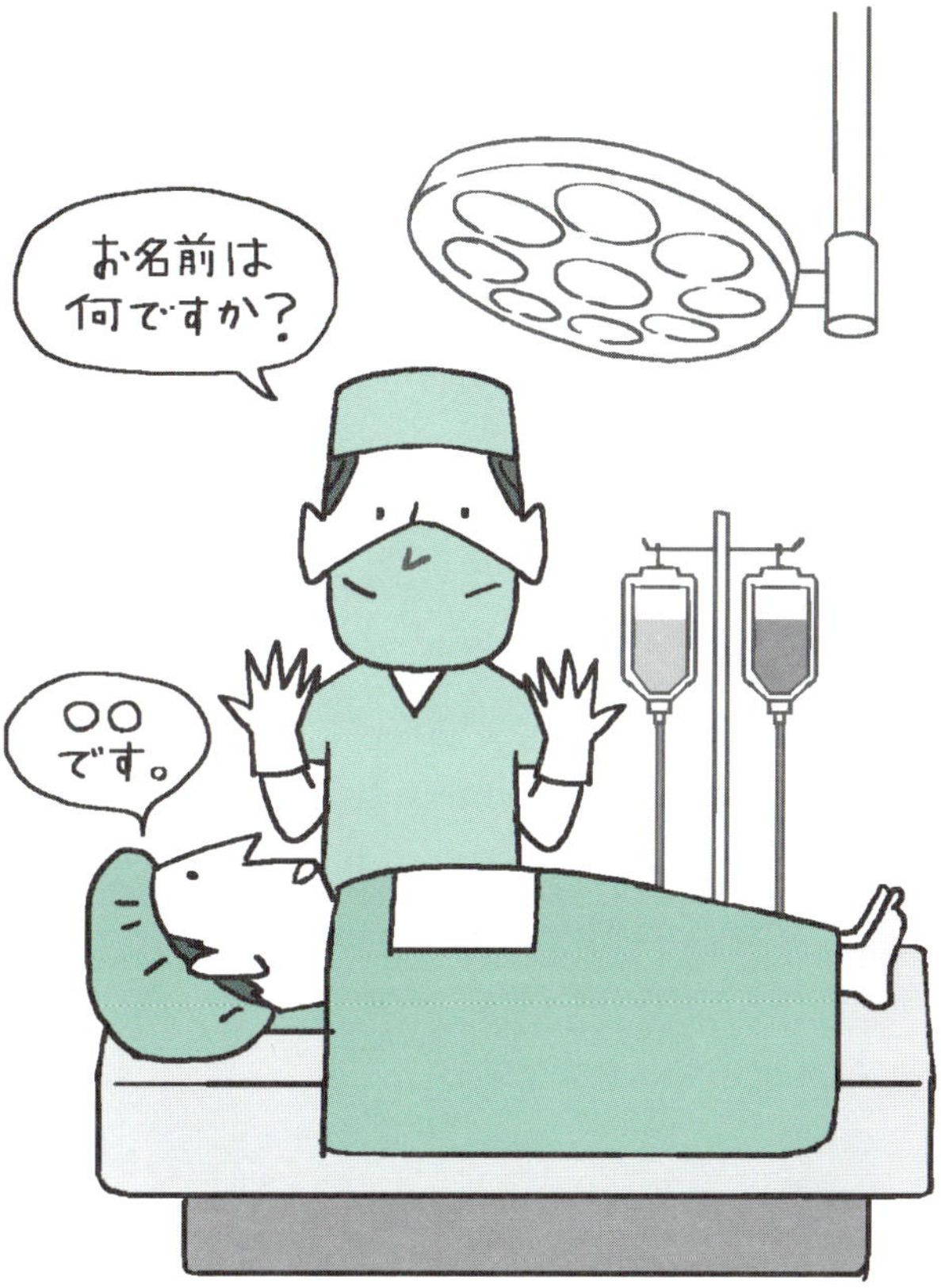

医療現場インタビュー

患者と看護師の「安心」「安全」を守るためにできること!

宮崎 歌津枝

東京女子医科大学病院
医療安全推進部 看護師長

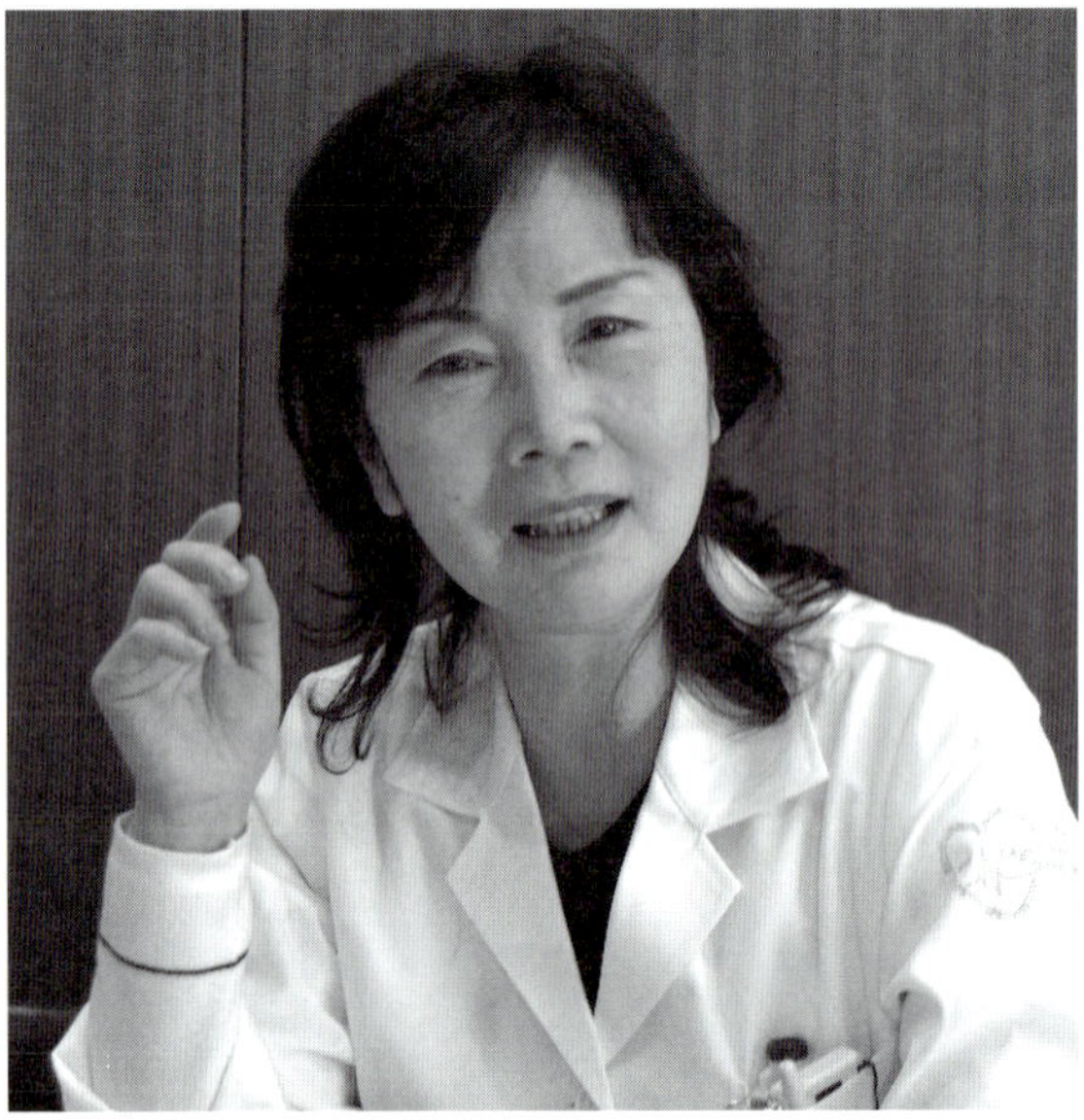

宮崎歌津枝(みやざき・かずえ):
大阪医科大学附属看護専門学校を卒業し、東京女子医科大学病院に勤務。循環器をベースに小児科、放射線科、救命救急の看護を経験する。看護師長兼リスクマネージャーとして、2011年から院内の輸液ポンプ・シリンジポンプライセンス制度の導入・運営やインストラクター養成に携わっている。

ひとつの部署から始まった

──東京女子医科大学病院で推進されているポンプのライセンス制度について教えてください。

宮崎 ポンプとは、輸液ポンプとシリンジポンプを指します。この2種類のポンプを扱う看護師全員に試験を受けてもらい、その合格者にライセンスを付与するという制度です。実際の医療業務で使用する看護師全員を対象とする資格と、指導的な役割を担うインストラクターの資格、2つに分かれています。

──そもそも、なぜこうした制度が生まれたのでしょう。

宮崎 ポンプの扱い自体は特別難しいものではありません。従来は、先輩の看護師から手順だけを教わりながら取り扱っていました。しかし、ポンプは患者さんの生命に直結する重要な機器です。それだけに、取扱いだけでなく、原理・原則、トラブルシューティングなどの知識も兼ね備えていなければ、正確に安心して看護の仕事はできません。そこで、現場の全員に正しい知識と技術を持ってもらいたいという思いから、自部署で独自に始めた教育がライセンス制度のきっかけとなりました。

――当時を振り返ってください。

宮崎　ポンプの取扱いは確かに問題を抱えてはいたのですが、その問題すら認識されていませんでした。危機感はあってもどうすればよいのか、考えてもみなかった状態でした。

そんなとき、河野龍太郎先生と出会ったことがきっかけとなりました。「ポンプを扱えるのはどういう人か」「その基準とは何か」「取扱い説明書は熟読しているのか」と問われてはじめて、ことの重要性に気付いたのです。

その危機感から今の制度の原型が生まれてきました。

――実際に、どのような取組みをしたのでしょう。

宮崎　まずは制度の概略を企画書にまとめてみたのですが、その時点で周囲の反対がありました。そこで3、4人の仲間を巻き込むことから始めました。試験問題や合格基準を作成しながら周囲を説得して、部署のみんなに試験を受けてもらいました。

あらためてやってみると、想像以上にポンプの知識・技能が身についていなかったことを痛感しました。そしてわかったのは、試験に合格しても、学んだ知識は時間とともにうやむやになってしまうということです。知識を確実に身につけるには、常に学び続けることが重要です。そこで、全員が毎年1回受験するという形を取ることにしました。

――毎年受けるのですか？

宮崎　そうです。資格の取得ではなく、学び続けるというのが目的ですから。みんな文句をいいながらも、協力してくれました。

そして5年ほど経った頃でしょうか。アクシデントが減って、明らかに職場が変わってきたことが実感できました。アンケートを取ってみると「安心して仕事に取り組めるようになった」という声が多く、職場全体がひとつレベルアップしたように感じました。

自信を持って仕事に取り組めると、ストレスがなくなって職場が明るくなるんですね。だからこそ、変わったことを実感できたのだと思います。

院内全体に広げる

――その後このライセンス制度は、院内全体に広がっていきます。具体的にどう進めたのですか？

宮崎　女子医大では、院内全体のリスクマネージャー会議というのがあって、月1回開催されています。そこではテーマごとに小グループが組織されていて、ここに「医療機器ライセンスチーム」をつくってもらうよう働きかけたのです。

活動自体は「いいことだ」と誰もが賛同してくれたのですが、組織として活動がスタートするには時間がかかりました。でも、あきらめたら院内へ広げることができないと考え、ライセンスチームの重要性を説き続けました。私、いったん決めるとしつこいんですよ。そしてついに2010年、リスクマネージャーである医師、臨床工学技士、看護師長から構成されるリスクマネージャー会小グループが結成され、このチームが母体となって、2011年に「輸液・シリンジポンプライセンス制度」が病院全体の看護職を対象に導入されました。

――実際に、どういった試験を行うのですか？

宮崎　試験は、筆記と実技に分かれています。筆記試験は、輸液ポンプとシリンジポンプについて、各50問、計100問の問題を解いてもらいます。次に実技試験は、取り扱う際に必須で重要な、正しい手順を知っているか、アラーム対応を身につけているか、ポンプの原理を理解しているかという点を中心に見ていきます。落とす試験ではありませんが、患者の生命に関わるものですから、曖昧な点があれば不合格としました。

――現在の資格保有者はどれだけいますか？

宮崎　第1回目の試験では合格者が51人でした。いまでは、院内に600人の資格保有者がいます。全体が1100人ほどですから、保有率は約5割というところです。

　今年から、リスクマネージャー会の「医療機器ライセンス制度のチーム」から「院内資格のワーキンググループ」ができて「患者に関わる院内の看護師全員が資格の取得をする」ことが決定したので、これからさらに広がっていくと思います。

――もうひとつ、インストラクターの資格もありますね。

宮崎　そう、これが女子医大の取組みの特徴だと思っています。目的は、各部署の若手にポンプの取扱いを教え広める伝道師をつくろうということです。まず、各部署の主任クラスにインストラクターになってもらって、そこを核としてライセンスを広げていこうと考えました。

　インストラクターには、ライセンス試験の試験官として指導できるように、必要な知識・技術を身につけてもらわなければなりません。そして各部署で自らが中心となって直接的に指導をしたり、スタッフの能力査定を行って、ライセンス制度を運営する役割があります。

　そこで、主体的に熱意を持って実践してもらうことを期待しています。「人を指導する際に何が必要か」、インストラクターに求められる資質をもっとも重視しています。

　試験の準備に際しては、多職種（医師、看護師、臨床工学技士など）に参画してもらいました。実技・学科の実際の試験問題だけでなく、受験の準備講座も開催しています。当然そのテキストや動画DVDなど、学習するための資料も必要です。多職種が共同してやる多面的な活動となりました。

　これまでに120人ほどのインストラクターを養成しましたが、人事異動や退職などで、現在は80人ほどのインストラクターが活躍しています。

手段でしかないが、今できるベストのこと

――病院全体を変えるには、長い時間が必要なのですね。

宮崎　そうですね。「患者と看護師の安心・安全を守る」という大きな目標があって、その実現のために何をするかですからね。ライセンス制度はあくまでひとつの手段ですから、「安心・安全」が確保できれば他の方法でも良いのです。ですが、結局ライセンス制度にたどり着いたのは、現時点では、これがベストだと思うからです。すべては「安心・安全」を守るためにあります。

　2004年にスタートした活動は今年でもう13年になります。自部署だけでも5年かかったのですから、全体を変えるには10年以上かかるのは当然です。その間、ひたすら継続して突っ走ってきたという感じです。長い活動ですから、必死にやるところとおざなりなところでは、差が歴然として現れます。継続することの重要性を、最近とくに感じています。

――とくに、医療機関は専門家の集団ですから、組織の壁も強いでしょうしね。

宮崎　そうですね。しかし、いまや専門性だけで病院運営はできないと言われています。多職種によるチーム医療の重要性が叫ばれているのです。そのチームには、私たちスタッフだけでなく、患者さんも含まれているんですよ。全員が協調して最善を尽くす、壁なんてことは言っていられません。

——自部署でやるのと病院全体に広げること、難しさの次元がまったく違うのでしょうが、広げるコツとは何ですか？

宮崎　自部署ならば協力も得られやすいし、やってみて問題があれば、すぐに修正することができます。しかし、全体となると、進め方はまったく変わってきます。キーワードは成功するまであきらめないことです。そこで、私たちが気をつけたのは、

①良いと信じたことは広げることを考えること
②最初から一気に広がりはしないことを肝に銘じること
③何度も足を運んで説得すること
④コミュニケーションを大切にすること
⑤常にオブザーバーに相談してアドバイスをもらうこと

振り返ってみると、この5点に集約されます。手探りの状態で見つけ出したコツですが、たぶん大きく外れてはいないように思います。それをどれだけ愚直にやっていけるかではないでしょうか。

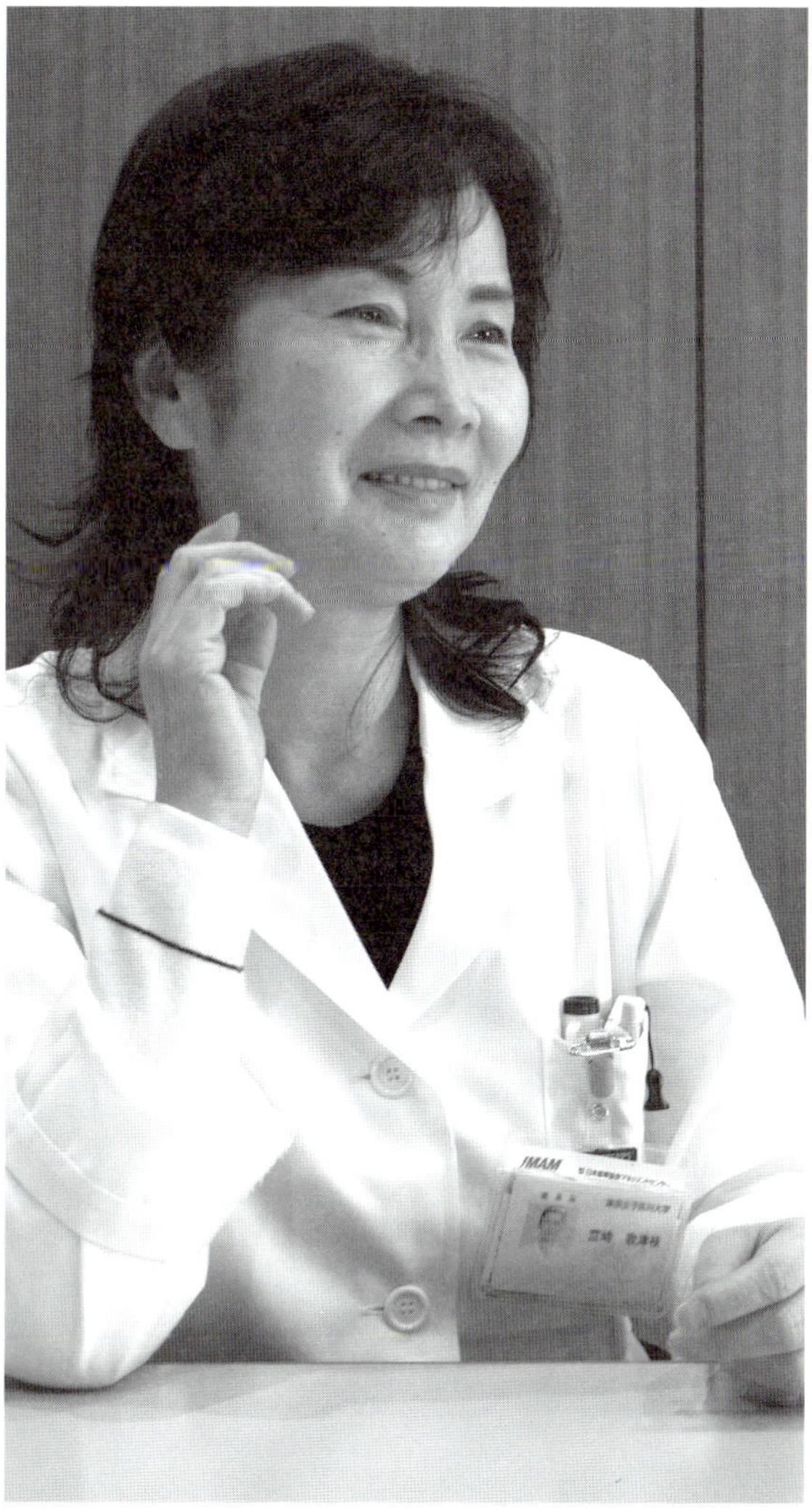

——次に目指すのは何ですか？

宮崎　ポンプについても道半ばではありますが、次の医療機器は「人工呼吸器」と「心電図モニター」の管理です。これについては、次の世代が担ってくれるといいなぁと思っています。

——他の医療機関でもできますか？

宮崎　どの病院も、大なり小なり同じ悩みを持っていて、なんとかしたいと思っている人は多いはずです。だけど、「小さい病院だから」「大学病院ではないから」などという声を耳にします。できない理由から考えてしまうと、その時点で前には進めません。私たちの場合も、確かにさまざまなしがらみがありました。そして、立ち向かう前から諦めてしまいそうになることも多かったように思います。だからこそ諦めずに、一歩踏み込んでいってほしいと思っています。

終わりに

筆者がもっとも主張したいことは、「エラー対策は科学的な根拠に基づいたものでなければならない」ということです。このためには、まずヒューマンエラーとは何かを科学に基づいて理解しなければなりません。自分の経験だけの理解や、単なる直感に頼った思いつきの対策などでは不十分なのです。

まず、「ヒューマンエラーは当事者の行動の結果が、ある範囲から逸脱したものである」という理解が重要です。したがって、「ヒューマンエラーは、原因ではなく結果である」という見方・考え方をしなければなりません。

人間の行動を理解するために、まず、レヴィンの行動モデルB＝f（P、E）を紹介しました。このモデルを中心に、コフカの心理的空間に基づく人間の行動モデル、意思決定の天秤モデルなどを紹介しました。これらは非常に重要な考え方で、これを理解していれば、人間関係の改善にも、日常業務の改善にも、さらに、リーダシップの教育や実践でも応用できます。

対策は、結果的にヒューマンエラーとなってしまった行動を当事者の視座で理解し、人間特性を考慮した理に適ったものでなければなりません。この理に適ったとは、本来人間が生まれながらに持っている基本特性を考慮しているという意味です。多くの人間特性は変えることが不可能か、あるいは変えられる部分は限られています。したがって、人間の持つ能力の限界を超えた対策は効果がないだけでなく、害になることもあります。ただし、だからと言って居直って、「自分が間違ったのは環境が悪かったのだ」というのもおかしな話です。「ルールを守らなかったのは忙しかったからだ」と言い訳をするのも許容はできません。

最近、基本的な部分が守られていないという声があがり、ガバナンスの重要性が叫ばれています。筆者はもちろんそれを否定している訳ではありませんが、外圧による行動規制ではなく、やはりその中心は、人として正しい生き方をすることが重要だと思います。つまり、安全を支えるのは、決められたことをきちんと守る、あるいは、判断に迷ったときに「人として正しく行動する」ことを基盤にする必要があると確信しています。

今回はエラーメカニズムを理解し、そのメカニズムを考慮したエラー対策を紹介しました。ヒューマンエラー対策を可能な限り体系付けたつもりですが、まだまだ不完全です。これからも実践的な対策を具体的に提案していきたいと思います。

最後に、本書を作成するにあたり、株式会社日本能率協会マネジメントセンターの渡辺敏郎氏、デザイナーの土屋章氏、東京女子医科大学病院医療安全推進部の宮崎歌津枝師長、自治医科大学医学部附属病院医療の質向上・安全推進センター、ImSAFER研究会のメンバー、その他多くの医療の現場で働く医療従事者の協力を得ることができました。心から感謝いたします。

(株)安全推進研究所 代表取締役所長 **河野龍太郎**

■著者紹介

河野龍太郎（かわの・りゅうたろう）

株式会社安全推進研究所 代表取締役所長、学校法人東京女子医科大学 理事長特別補佐（医療安全・危機管理担当）。防衛大学校（航空要員、電気工学）を卒業し、航空局東京航空交通管制部で12年間、航空管制官として勤務。その業務中に航空機を衝突コースに誘導するというエラーを経験し、エラー防止を目的に心理学を専攻。その後、東京電力（株）技術開発本部で原子力発電プラントのヒューマンファクターを研究。偶然、ある医療事故の関係者と出会い、医療が安全に関して極めて問題の多いことを認識。その後、医療安全の問題に本格的に取り組むため、2007年に自治医科大学医学部メディカルシミュレーションセンターに勤務（センター長、医療安全学教授）。2018年3月に退職し4月から現職。一貫して航空、原子力、医療、交通、製造システムなどのリスク管理および事故におけるヒューマンファクターの問題を研究し続けている。ヒューマンファクター工学をベースにした体系的なヒューマンエラー事象分析手法や対策立案の方法を提案している。日本心理学会、日本人間工学会、医療の質・安全学会などの会員。日本人間工学認定人間工学専門家、博士（心理学）、自治医科大学名誉教授。

医療現場のヒューマンエラー対策ブック

2018年6月10日　初版第1刷発行

著　者　河野龍太郎

発行者　長谷川隆
発行所　日本能率協会マネジメントセンター
〒103-6009 東京都中央区日本橋2-7-1 東京日本橋タワー
TEL 03(6362)4339(編集)／03(6362)4558(販売)
FAX 03(3272)8128(編集)／03(3272)8127(販売)
http://www.jmam.co.jp/

装　丁　土屋章
本文DTP　土屋デザイン室
イラスト　エダりつこ
印刷・製本　三松堂株式会社

ISBN 978-4-8207-2660-9 C3047
落丁・乱丁はおとりかえします。
PRINTED IN JAPAN